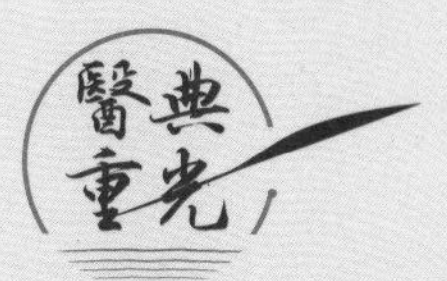

珍版海外中醫古籍善本叢書

醫學統宗

明·何柬　補遺續撰
鄭金生　整理

人民衛生出版社
·北京·

圖書在版編目（CIP）數據

醫學統宗 /（明）何柬補遺纘撰；鄭金生整理．— 北京：人民衛生出版社，2024.3
（醫典重光：珍版海外中醫古籍善本叢書）
ISBN 978-7-117-34626-9

Ⅰ. ①醫… Ⅱ. ①何… ②鄭… Ⅲ. ①中國醫藥學 — 中國 — 明代 Ⅳ. ①R2

中國國家版本館 CIP 數據核字（2023）第 189166 號

醫典重光——珍版海外中醫古籍善本叢書

醫 學 統 宗

Yidian Chongguang——Zhenban Haiwai Zhongyi Guji Shanben Congshu

Yixue Tongzong

補遺纘撰：明・何　柬
整　　理：鄭金生
出版發行：人民衛生出版社（中繼綫 010-59780011）
地　　址：北京市朝陽區潘家園南里 19 號
郵　　編：100021
E - mail：pmph @ pmph.com
購書熱綫：010-59787592　010-59787584　010-65264830
印　　刷：北京雅昌藝術印刷有限公司
經　　銷：新華書店
開　　本：889 × 1194　1/16　**印張**：36.25　**插頁**：1
字　　數：309 千字
版　　次：2024 年 3 月第 1 版
印　　次：2024 年 3 月第 1 次印刷
標準書號：ISBN 978-7-117-34626-9
定　　價：489.00 元
打擊盜版舉報電話：010-59787491　E-mail：WQ @ pmph.com
質量問題聯系電話：010-59787234　E-mail：zhiliang @ pmph.com
數字融合服務電話：4001118166　E-mail：zengzhi @ pmph.com

醫典重光

珍版海外中醫古籍善本叢書

叢書顧問

王永炎

真柳誠［日］

文樹德 (Paul Ulrich Unschuld)［德］

叢書總主編

鄭金生

張志斌

叢書整理凡例

一、本叢書旨在收載複制回歸的海外珍稀中醫古籍。子書的書名一般以扉頁名稱爲準。無書扉頁者，以其卷首所題書名爲準，但『新刊』『新編』『校正』之類的修飾詞不放進書名。

二、每種古醫籍之前有『提要』，主要介紹作者（朝代、姓名字號、籍貫、生活時間、簡要生平、業績、撰寫此書的宗旨等），書籍名稱，卷數，影印底本的基本形制、刊刻年代、堂號、序跋題識等，主要內容與特色，以及書目著録與底本流傳簡况。

三、叢書中的每種子書均依據影印本的實際標題層次編制目録。卷數與卷名爲一級，篇名爲二級。必要時出示三級目録。其中本草書的藥名爲最後一級。單純醫方書收方甚多者以歸納方劑的方式（如病名、功效等）爲最後一級目録，收方不多者可以方名爲最後一級目録。凡新擬篇目名均用六角符號『〔〕』括注。

四、影印本對原書内容不删節、不改編，盡力保持原書面貌，因此原書可能存在的某些封建迷信内容，以及当今不合時宜的藥物（如瀕臨滅絶的動植物等）不便删除，請讀者注意甄别，切勿盲目襲用。

五、本叢書采用影印形式，最大限度地保留原書信息，如眉批、句讀、圈點、補注、批語、印章、墨丁等，并保持古籍筒子頁甲面、乙面的對照關係，以及一切對版本鑒定、學術研究有價值的重要信息。在此基礎上，本叢書爲體現影印本的文獻價值和應用價值，將仔細檢查有無錯簡、缺頁現象，若有則盡力予以調整、補缺，并在不損傷原書文字的前提下，盡力消除污髒殘損痕迹，以利閲覽。

提要

醫學統宗爲個人醫學叢書，含子書七種，明何柬補遺續撰于嘉靖二十八年（1549）。

何柬，字文選，號一陽子（簡稱一陽），海陵（今江苏泰州）人。其自述稱：『予先年精力時，以醫隨師徵南，歷剖賊腹，考驗臟腑』。可見其曾爲軍醫，熟諳解剖。據載何柬中年時曾與嘉靖間名醫潘弼（號西泉居士）友善，曾共同尋繹素問精義。針灸世家李松稱『何公久得針法之正傳』，可見何柬亦以精於針灸而聞名。何氏服膺其同里鄉賢劉純（宗厚）所撰醫經小學，謂可『以式後學』『誠入道之門，積學之基，衛生之先務』。在經絡、脉學等方面尤推崇元代名醫滑壽，故其書醫學統宗，本滑壽診家樞要之言：『天下之事，統之有宗，會之有元，言簡而盡，事覈而當，斯爲至矣。』故將『統宗』二字作爲此叢書的書名，以示該書所集乃醫家當遵的簡要主旨。

醫學統宗的子書中，首爲難經本義補遺。難經本義爲滑壽著，何柬爲之補遺，即補充注釋闡發，其見解冠以『一陽曰』。

其二爲治病鍼法，書前有兩引言。其一爲嘉靖己酉年（1549）李松撰，其二爲何柬撰。李松云其曾祖李玉本『子午八法，取六摽由之旨，著爲詩章』，代代相傳。此針灸詩章傳至李松，李松『托一陽公鋟梓』。何柬則謂針灸當『尋絡正經，根本上做工夫』，遂在李氏家傳針灸詩章後再續編鍼治心法一冊，其中輯錄難經九針十二原十四經發揮醫經小學等書中的經絡穴位歌訣多種。

其三爲滑壽診家樞要，乃脉學專著，何柬將此書收入醫學統宗，卻無任何闡發注釋。

其四爲醫書大略統體，乃何柬所撰醫書評論集。該集共評述醫書四十五部，其中有後世稀見之張潔古藥注脉訣劉張心法掌中金名公醫萃本草詩集藥性要略等書。何氏評書直抒胸臆，然偶有偏頗之處。

其五滑氏伯仁卮言，乃元滑壽晚年讀書隨筆彙編，罕見流傳，何氏爲之校正，且收入其書，以存真續絶。

其六爲附録，名爲雜録，乃何柬所撰論文。其中有南畿督學文院試卷二篇，泗州按院試一篇，此均爲考察明嘉靖間醫學教育的重要參考文獻。另有何氏『文院題試外撰呈進』的痰火鬱病源形症脉治一篇，并附主方用藥。

其七亦爲附録，名爲試論，收何柬論文九篇，既有傷寒傳變等理論探討，也有二陳湯、四物湯等臨證用藥辨析。何氏論文中多針砭時弊，有一定的參考價值。

本次校點所用底本乃明隆慶三年（1569）刻本。日本京都大學圖書館藏。原書五册書號：01 い 13。版框約高 19.6 釐米，寬 13.6 釐米。每半葉十行，行二十二字。白口，上黑魚尾，左右雙邊。除其中子書治病鍼法書前有小引外，其餘諸子書均無序跋。刊行者不明。

該書首見於明殷仲春醫藏書目[1]散聖函著録，但誤將作者寫作『何柬

[1] 醫藏書目一書由群聯出版社 1955 年影印出版。

父』。此後諸家書目未見著錄，醫書中亦未見引用，可見明以後該書在中國業已失傳。今日本京都大學圖書館所藏隆慶刻本乃舉世孤本。其書前有『百百復太郎寄贈』及『京大圖民贈明治三七・八・一』朱印，可知此書乃公元 1904 年百百復太郎捐贈京都大學之書。今複制回歸并予以影印，以饗讀者。

目錄

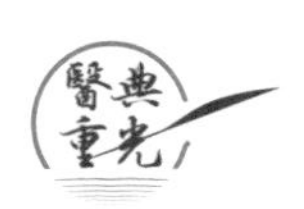

醫學統宗難經本義補遺卷上

盧國扁鵲秦越人　述

許昌攖寧生滑壽伯仁集註

海陵一陽子何東文選補遺

一難曰：十二經皆有動脉，獨取寸口，以決五藏六府死生吉凶之法，何謂也？一難至二十一難皆言脉

滑氏曰：十二經，謂手足三陰三陽，合爲十二經也。手經則太陰肺、陽明大腸、少陰心、太陽小腸、厥陰心包絡、少陽三焦也；足經則太陰脾、陽明胃、少陰腎、太陽膀胱、厥陰肝、少陽膽也。皆有動脉者，如手太陰脉動中府、雲門、天府、俠白，手陽明脉動合谷、陽谿，手少陰脉動極泉，手

太陽脈動天窓手厥陰脈動勞宮手少陽脈動和髎足太陰脈動箕門衝門足陽明脈動衝陽大迎人迎氣衝足少陰脈動太谿陰谷足太陽脈動委中足厥陰脈動太冲五里陰廉足少陽脈動下關聽會之類也謂之經者以榮衛之流行經常不息者而言謂之脈者以血理之分衺行體者而言也故經者徑也脈者陌也越人之意蓋謂凡此十二經經皆有動脈如上文所云者今置不取乃獨取寸口以決藏府死生吉凶何耶

一陽曰內經論三部九候上部天兩額之動脈在額兩傍動應於手足少陽脈氣所行也上部地兩頰之動脈在鼻孔下兩傍近於巨髎之分動應於手

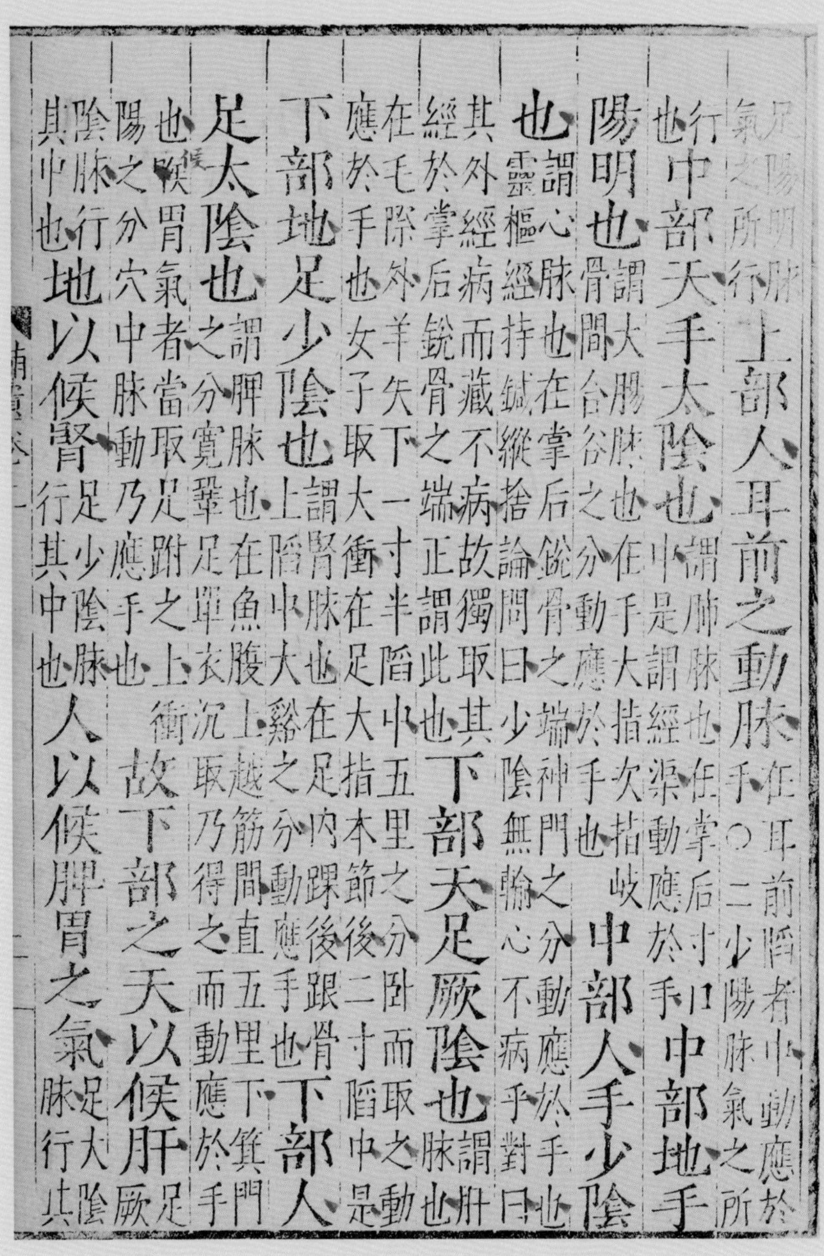

足陽明脈氣之所行上部人耳前之動脈在耳前陷者中動應於手○二少陽脈氣之所行也中部天手太陰也謂肺脈也在掌后寸口中是謂經渠動應於手中部地手陽明也謂大腸脈也在手大指次指歧骨間合谷之分動應於手也中部人手少陰也謂心脈也在掌后銳骨之端神門之分動應於手也靈樞經持鍼縱捨論問曰少陰無輸心不病乎對曰其外經病而藏不病故獨取其經於掌后銳骨之端正謂此也下部天足厥陰也謂肝脈也在毛際外羊矢下一寸半陷中五里之分卧而取之動應於手也女子取大衝在足大指本節後二寸陷中是下部地足少陰也謂腎脈也在足內踝後跟骨上陷中大谿之分動應手也下部人足太陰也謂脾脈也在魚腹上越筋間直五里下箕門之分寬鞏足單衣沉取乃得之而動應於手也候胃氣者當取足趺之上衝陽之分穴中脈動乃應手也故下部之天以候肝足厥陰脈行其中也地以候腎足少陰脈行其中也人以候脾胃之氣足太陰脈行其

中也脾藏與胃以膜相連故以候脾兼候胃也帝曰中部之候奈何岐伯曰亦有天亦有地亦有人天以候肺手太陰脉當其處也地以候胸中之氣手陽明脉當其處也經云腸胃同候故以候胸中也人以候心手少陰脉當其處也帝曰上部以何候之岐伯曰亦有天亦有地亦有人天以候頭角之氣位在頭角之分故以候頭角之氣也地以候口齒之氣位近口齒故以候之人以候耳目之氣以位當耳前脉抵於目外眥故以候之三部者各有天各有地各有人

一陽曰天地不出一陰一陽越人開手便有陰陽兩字正所謂一陰一陽之謂道此一章言診左寸口脉應漏百刻周於身復會寸口人肖天地陰陽造化之體贊三

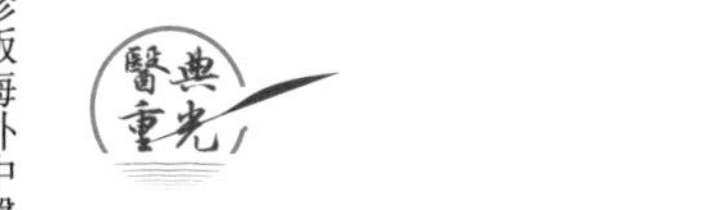

才而爲用者也按十二經動脉論其所在據寸口爲手太陰之脉動乃太淵經渠之所太淵爲俞經渠爲經大抵不出井滎俞經合五穴之內纔穩當下文越人云寸口者脉之大會手太陰之脉動也滑氏謂手太陰動脉中府雲門天府俠白似未穩當哲者再考

十二經動脉 一陽子補註

肺太淵經渠　　大腸三間合谷陽谿

胃衝陽解谿人迎大迎亦通　　脾太白商丘

心神門靈道　　小腸后谿腕骨

膀胱束骨京骨　　腎太谿復溜

心包太陵間使　三焦中渚陽池

膽臨泣丘墟　肝太冲中封

外歳氣又有五穴

金肺尺澤　相火天府　木肝太冲　水腎太谿

火心神門　土脾衝陽

歳氣先時取化源又有五穴

木太冲　火太陵　土太白　金太淵

水太谿

然寸口者脉之大會手太陰之脉動也（然者答辭諸篇準此）

滑氏曰此一篇之大指下文乃詳言之寸口謂氣口也

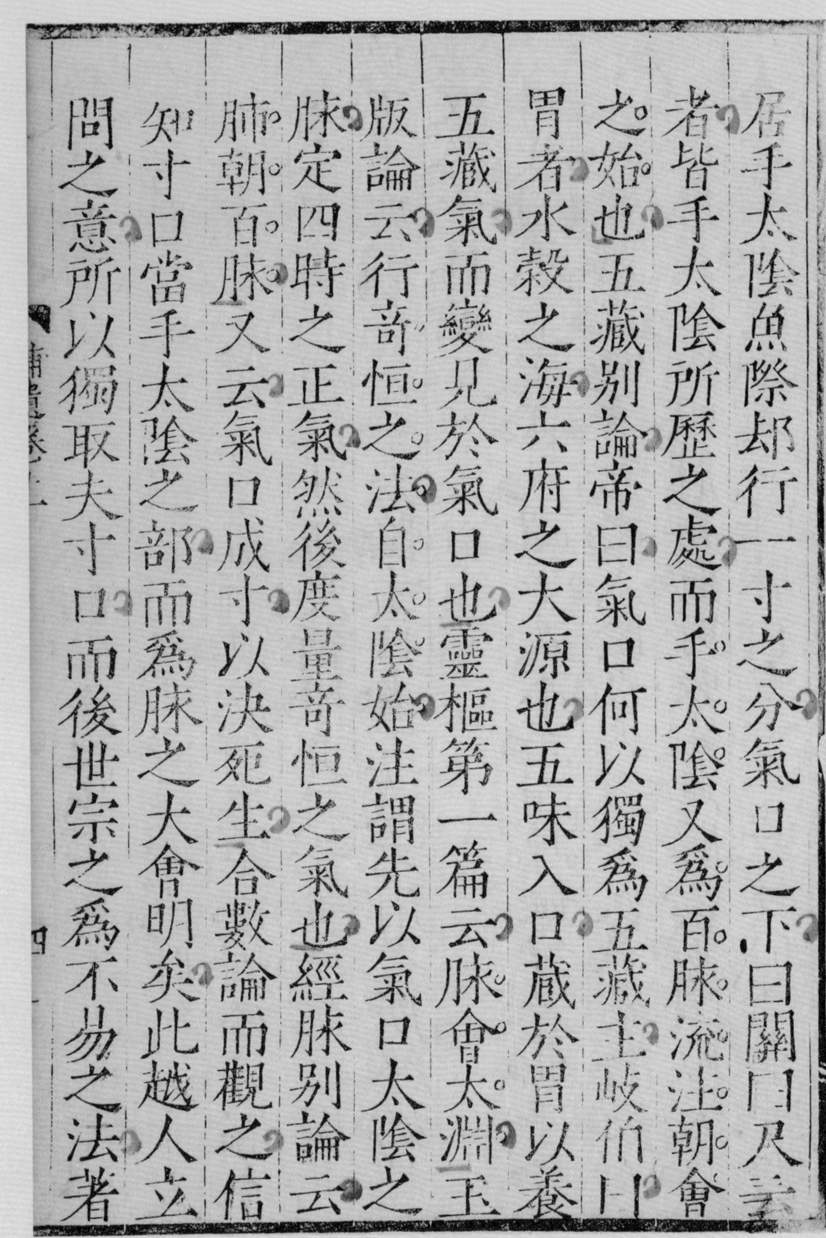

居手太陰魚際却行一寸之分氣口之下曰關曰尺云者皆手太陰所歷之處而手太陰又爲百脉流注朝會之始也五藏別論帝曰氣口何以獨爲五藏主岐伯曰胃者水穀之海六府之大源也五味入口藏於胃以養五藏氣而變見於氣口也靈樞第一篇云脉會太淵玉版論云行奇恒之法自太陰始注謂先以氣口太陰之脉定四時之正氣然後度量奇恒之氣也經脉別論云肺朝百脉又云氣口成寸以決死生合數論而觀之信知寸口當手太陰之部而爲脉之大會明矣此越人立問之意所以獨取夫寸口而後世宗之爲不易之法著

之篇首乃開卷第一義也學者詳之

人一呼脉行三寸一吸脉行三寸呼吸定息脉行六寸人一日一夜凡一萬三千五百息脉行五十度周於身漏水下百刻榮衛行陽二十五度行陰亦二十五度爲一周也故五十度復會於手太陰寸口者五藏六府之所終始故法取於寸口也

滑氏曰承上文言人謂平人不病而息數勻者也呼者氣之出陽也吸者氣之入陰也内經平人氣象論云人一呼脉再動一吸脉再動呼吸定息脉五動閏以太息命曰平人故平人一呼脉行三寸一吸脉行三寸呼吸

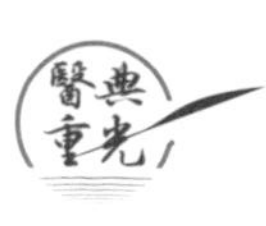

定息脉行六寸以呼吸之數言之一日一夜凡一萬三千五百息以脉行之數言之則五十度周於身而榮衛之行於陽者二十五度行於陰者亦二十五度出入陰陽參交互注無少間斷五十度畢適當漏下百刻為一晬時又明日之平旦矣廼復會於手太陰此寸口所以為五藏六府之所終始而法有取於是焉蓋以榮衛始於中焦注手太陰陽明陽明注足陽明太陰太陰注手少陰太陽太陽注足太陽少陰少陰注手心主少陽少陽注足少陽厥陰計呼吸二百七十息脉行一十六丈二尺漏下二刻為一周身於是復還注手太陰積而盈

之人一呼一吸爲一息每刻一百三十五息每時八刻計一千八十息十二時九十六刻計一萬二千九百六十息刻之餘分得五百四十息合一萬三千五百息也一息脉行六寸每二刻二百七十息脉行一十六丈二尺每時八刻脉行六十四丈八尺榮衛四周於身十二時計九十六刻脉行七百七十七丈六尺爲四十八周身刻之餘分行二周身得三十二丈四尺總之爲五十度周身脉得八百一十丈也此呼吸之息脉行之數周身之度合晝夜百刻之詳也行陽行陰謂行晝行夜也

〔陽曰〕呼吸兩字生生不窮往過來續天地不出一呼

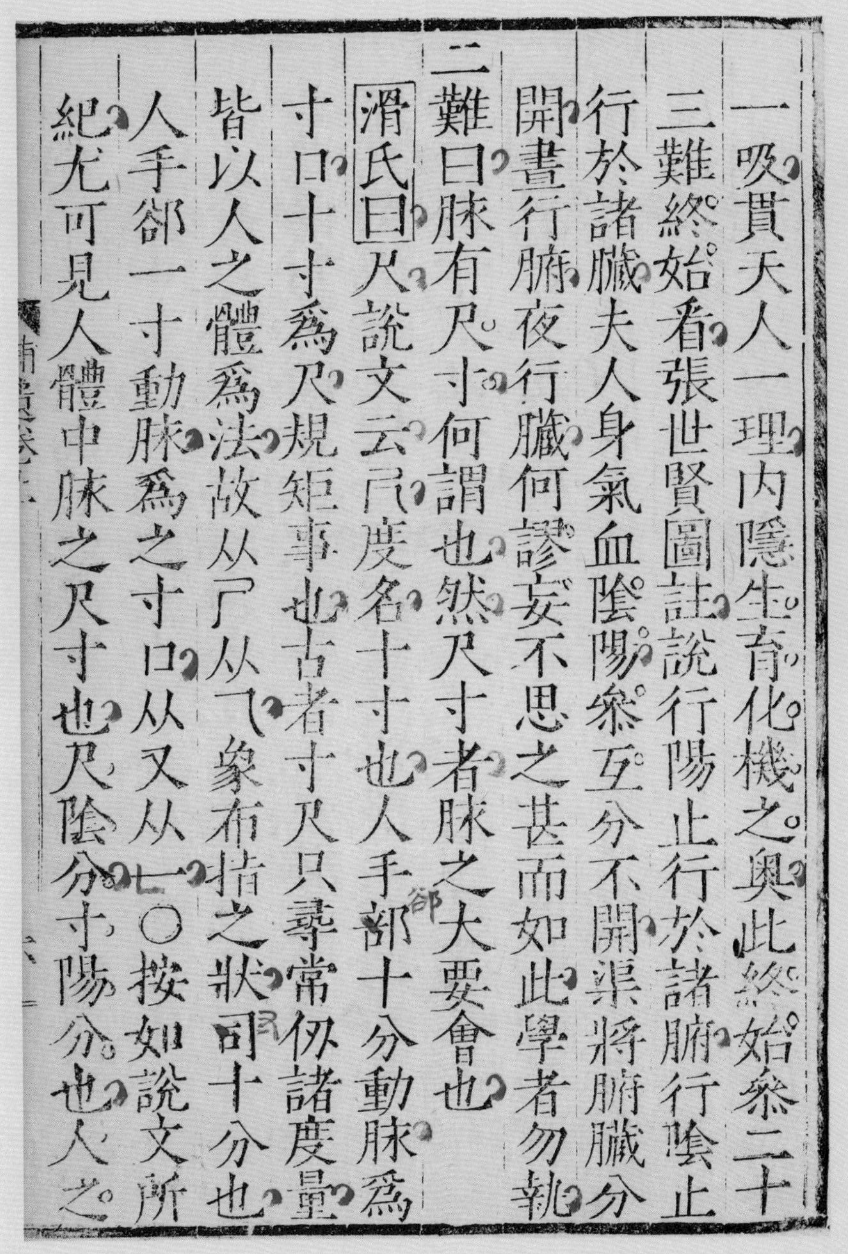

一吸貫天人一理内隱生育化機之奧此終始參二十三難終始看張世賢圖註說行陽止行於諸腑行陰止行於諸臟夫人身氣血陰陽參互分不開渠將腑臟分開晝行腑夜行臟何謬妄不思之甚而如此學者勿執

二難曰脉有尺寸何謂也然尺寸者脉之大要會也

滑氏曰尺說文云尺度名十寸也人手卻十分動脉爲寸口十寸爲尺規矩事也古者寸尺只尋常仞諸度量皆以人之體爲法故从尸从乁象布指之狀司十分也人手卻一寸動脉爲之寸口从又从一〇按如說文所紀尤可見人體中脉之尺寸也尺陰分寸陽分也人之

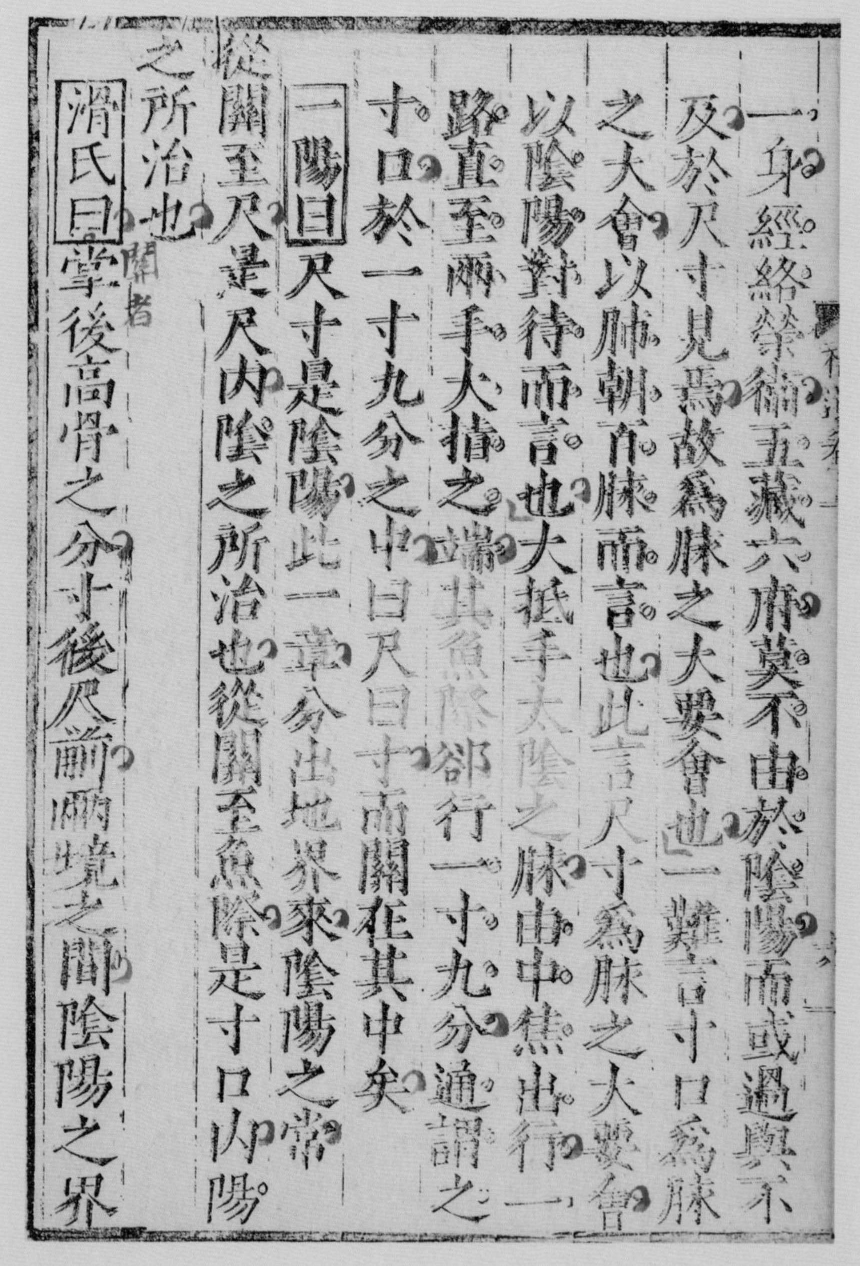

一身經絡榮衛五藏六府莫不由於陰陽而或過與不及於尺寸見焉故爲脉之大要會也一難言寸口爲脉之大會以肺朝百脉而言也此言尺寸爲脉之大要會以陰陽對待而言也大抵手太陰之脉由中焦出行一路直至兩手大指之端其魚際卻行一寸九分通謂之寸口於一寸九分之中曰尺曰寸而關在其中矣

一陽曰尺寸是陰陽此一章分出地界來陰陽之常從關至尺是尺內陰之所治也從關至魚際是寸口內陽之所治也關者

滑氏曰掌後高骨之分寸後尺前兩境之間陰陽之界

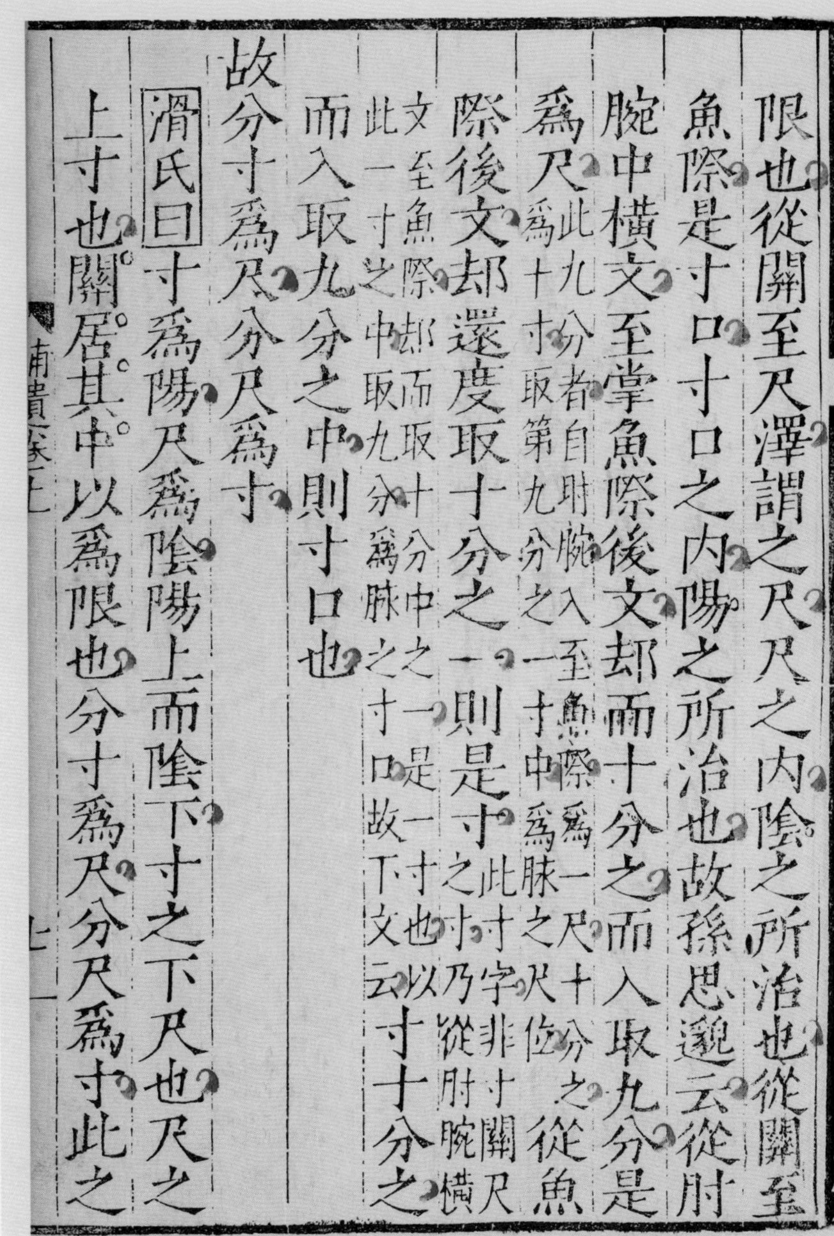

限也從關至尺澤謂之尺尺之内陰之所治也從關至魚際是寸口寸口之内陽之所治也故孫思邈云從肘腕中横文至掌魚際後文却而十分之而入取九分是爲尺（此九分者自肘腕入至魚際爲一尺十分之爲十寸取第九分之一寸中爲脉之尺位）從魚際後文却還度取十分之一則是寸（此寸字非寸關尺之寸乃從肘腕横文至魚際却而取十分中之一是一寸也此一寸之中取九分爲脉之寸口故下文云）以寸十分之而入取九分之中則寸口也

故分寸爲尺分尺爲寸

【滑氏曰】寸爲陽尺爲陰陽上而陰下寸之下尺也尺之上寸也關居其中以爲限也分寸爲尺分尺爲寸此之

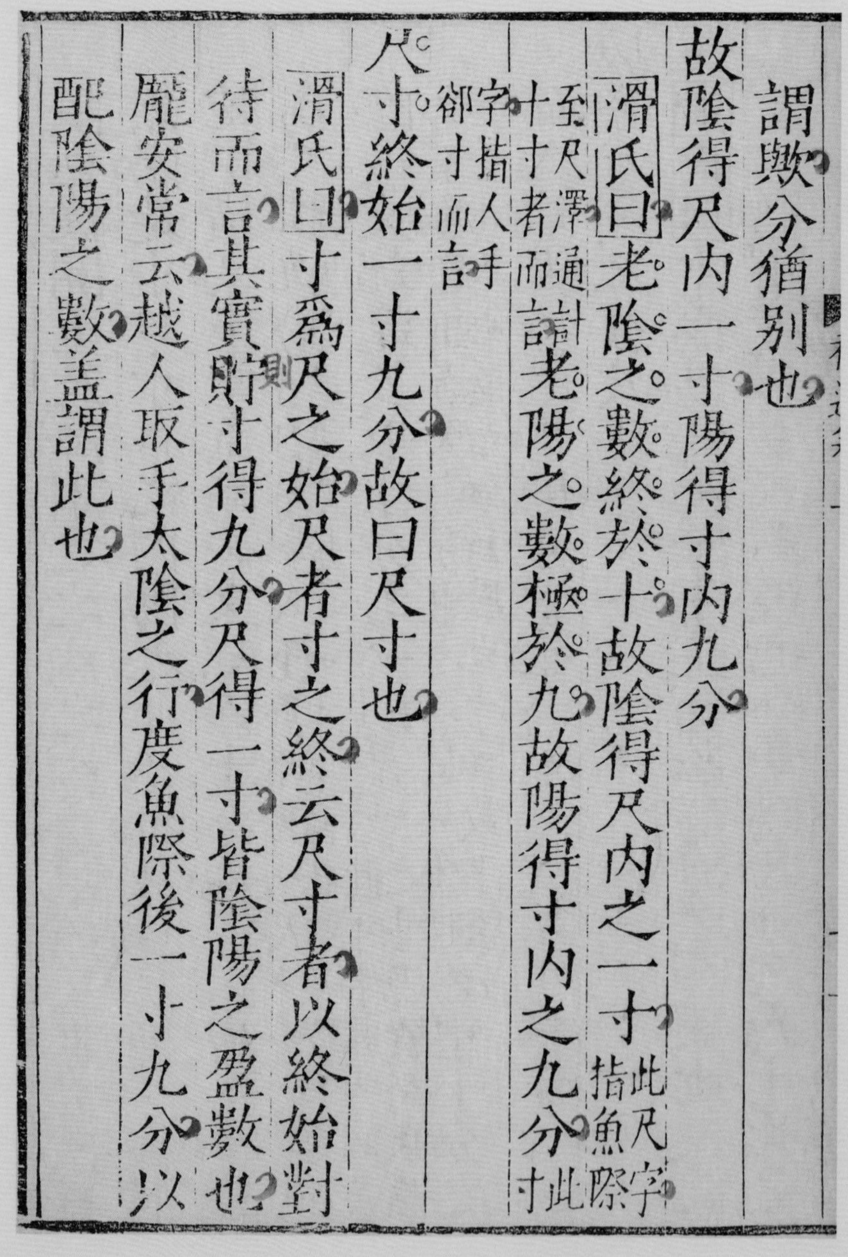

謂歟分猶別也

故陰得尺內一寸陽得寸內九分

滑氏曰老陰之數終於十故陰得尺內之一寸此尺字指魚際至尺澤通十寸者而謂老陽之數極於九故陽得寸內之九分此寸字指人手卻寸而言

尺寸終始一寸九分故曰尺寸也

滑氏曰寸爲尺之始尺者寸之終云尺寸者以終始對待而言其實則寸得九分尺得一寸皆陰陽之盈數也龎安常云越人取手太陰之行度魚際後一寸九分以配陰陽之數蓋謂此也

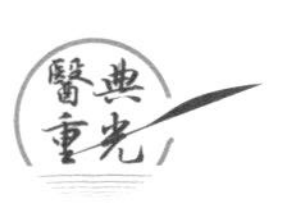

三難曰：脉有太過，有不及，有陰陽相乘，有覆，有溢，有關，有格，何謂也？（有圖）

滑氏曰：太過不及，病脉也；關格覆溢，死脉也。關格之說，素問六節藏象論及靈樞第九篇、第四十九篇皆主氣口人迎，以陽經取決於人迎，陰經取決於氣口也。今越人乃以關前關後言者，以寸爲陽而尺爲陰也。

一陽曰：此一章言地界上太過不及，正是陰陽變處，此太過不及在陰陽相乘上說，與十五難太過不及不同。

然。關之前者，陽之動也，脉當見九分而浮。過者，法曰太過；減者，法曰不及。

一作無迴旋之生意似是

滑氏曰關前爲陽寸脉所動之位脉見九分而浮九陽數寸之位浮陽脉是其常也過謂過於本位過於常脉不及謂不及本位不及常脉是皆病脉也

一陽曰四難才言浮沉此三難先説出浮沉兩字

遂上魚爲溢爲外關内格此陰乘之脉也

滑氏曰遂者遂也徑行而直前也謝氏謂遂者直上直下殊無迴生之意甚有旨哉經曰陰氣太盛則陽氣不得相營也以陽氣不得營於陰陰遂上出而溢於魚際之分爲外關内格也外關内格謂陽外閉而不下陰從而内出以格拒之此陰乘陽位之脉也

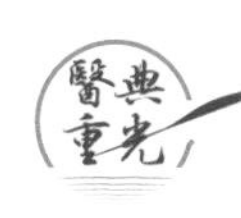

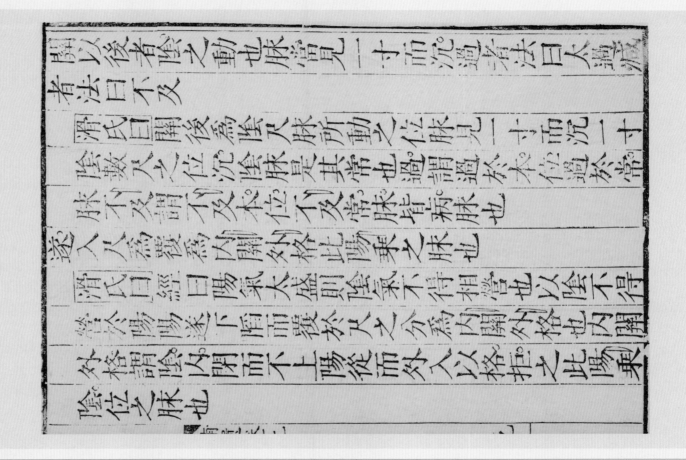

關以後者陰之動也脉當見一寸而沉過者法曰太過減者法曰不及

滑氏曰關後爲陰尺脉所動之位脉見一寸而沉一寸陰數尺之位沉陰脉是其常也過謂過於本位過於常脉不及謂不及本位不及常脉皆病脉也

遂入尺爲覆爲內關外格此陽乘之脉也

滑氏曰經曰陽氣太盛則陰氣不得相營也以陰不得營於陽陽遂下陷而覆於尺之分爲內關外格也內關外格謂陰內閉而不上陽從而外入以格拒之此陽乘陰位之脉也

故曰覆溢

滑氏曰覆如物之覆由上而傾於下也溢如水之溢由內而出乎外也

是其真藏之脉人不病而死也

滑氏曰覆溢之脉乃孤陰獨陽上下相離之訴故曰真藏之脉謂無胃氣以和之也凡人得此脉雖不病猶死也〇此篇言陰陽之太過不及雖爲病脉猶未至危殆若遂上魚入尺而爲覆溢則死脉也此遂字最爲切緊蓋承上起下之要言不然則太過不及陰陽相乘關格覆溢渾爲一意漫無輕重矣或問此篇之陰陽相乘與

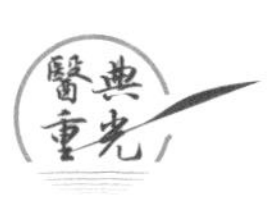

二十篇之説同異曰此篇乃陰陽相乘之極而爲覆溢二十篇則陰陽更相乘而伏匿也更之一字與此篇遂字大有逕庭更者更互之更遂者直遂之遂而覆溢與伏匿又不能無辨蓋覆溢爲死脉伏匿爲病脉故不可同日語也〇此書首三篇乃越人開卷第一義也一難言寸口統陰陽關尺而言二難言尺寸以陰陽始終對待而言關亦在其中矣三難之覆溢以陰陽關格而言尤見關爲津要之所合而觀之三部之義備矣一二難言陰陽之常三難言陰陽之變

一陽曰與二十難三十七難第三條互看

四難曰脉有陰陽之法何謂也然呼出心與肺吸入腎與肝呼吸之間脾受穀味也其脉在中

滑氏曰呼出爲陽吸入爲陰心肺爲陽腎肝爲陰各以部位之高下而應之也一呼再動心肺主之一吸再動腎肝主之呼吸定息脉五動閏以太息脾之候也故曰呼吸之間脾受穀味也其脉在中在中者在陰陽呼吸之中則以脾受穀味灌溉諸藏諸藏皆受氣於脾土主中宫之義也

一陽曰此一章診脉之要辯陰陽之法一定準繩不可易者也五難準此

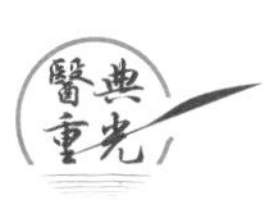

浮者陽也沉者陰也故曰陰陽也

滑氏曰浮爲陽沉爲陰此承上文而起下文之義

一陽曰前三難預言陽脉陰脉浮沉

心肺俱浮何以別之然浮而大散者心也浮而短濇者肺也腎肝俱沉何以別之然牢而長者肝也按之濡舉指來實者腎也脾者中州故其脉在中是陰陽之法也

滑氏曰心肺俱浮而有別也心爲陽中之陽故其脉浮而大散肺爲陽中之陰其脉浮而短濇肝腎俱沉而有別也肝爲陰中之陽其脉牢而長腎爲陰中之陰其脉按之濡舉指來實古益袁氏謂腎屬水脉按之濡舉指

來實外柔內剛水之象也脾說見前

一陽曰 此是五藏脉的總法十五難春弦夏鈎秋毛冬石亦不離此爲主脉在中的中字四臟各各之中即滑氏在陰陽呼吸之中也

脉有一陰一陽一陰二陽一陰三陽有一陽一陰一陽二陰一陽三陰如此之言寸口有六脉俱動邪然此言者非有六脉俱動也謂浮沉長短滑濇也浮者陽也滑者陽也長者陽也沉者陰也短者陰也濇者陰也所謂一陰一陽者謂脉來沉而滑也一陰二陽者謂脉來沉滑而長也一陰三陽者謂脉來浮滑而長時一沉也所言一陽一陰者

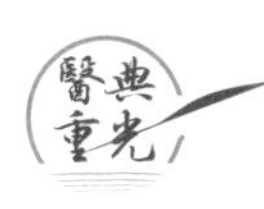

通疑過字誤

謂脉來浮而濇也一陽二陰者謂脉來長而沉濇也一陽三陰者謂脉來沉濇而短時一浮也各以其經所在名病逆順也

滑氏曰又設問答以明陰陽脉見於三部者不單至也惟其不單至故有此六脉相兼而見浮者輕手得之長者通度本位滑者往來流利皆陽脉也沉者重手得之短者不及本位濇者往來凝滯皆陰脉也惟其相兼故有一陰一陽又一陽一陰如是之不一也夫脉之所至病之所在也以脉與病及經絡藏府參之某爲宜某爲不宜四時相應不相應以名病之逆順也

一陽曰六脉重在浮沉兩字此言經卽俞經之經上十二經動脉獨不在經過之處以驗之乎下文五難至十難以後叅看便是各以其經所在名病逆順也逆順二字隱生尅制化奧理玄哉

五難曰脉有輕重何謂也然初持脉如三菽之重與皮毛相得者肺部也如六菽之重與血脉相得者心部也如九菽之重與肌肉相得者脾部也如十二菽之重與筋平者肝部也按之至骨舉指來疾者腎部也故曰輕重也

滑氏曰肺最居上主候皮毛故其脉如三菽之重心在肺下主血脉故其脉如六菽之重脾在心下主肌肉故

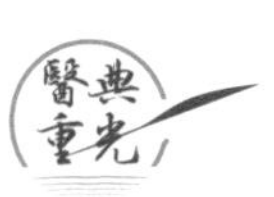

其脉如九菽之重肝在脚下主筋故其脉如十二菽之重腎在肝下主骨故其脉按之至骨舉指來實腎不言菽以類推之當如十五菽之重今按此法以輕重言之即浮中沉之意也然於樞素無所見將古脉法而有所授受邪抑越人自得之見邪廬陵謝氏曰此寸關尺所主藏府各有分位而一部之中脉又自有輕重因舉陵陽虞氏説云假令左手寸口如三菽之重得之乃知肺氣之至如六菽之重得之知本經之至餘以類求之夫如是乃知五藏之氣更相溉灌六脉因兹亦有准繩可以定吉凶言疾病矣關尺皆然如十難中十變脉例而

消息之也

一陽曰 此篇輕重便是陰陽應上文心肺俱浮何以別之肝腎俱沉何以別之叅看此一章指法之輕重以知陰陽灌溉之相乘也越人云菽大抵是箇約摸的法見輕重有箇差等非真如菽之重也如肥人肌肉堅厚指下十數兩重方切着肺脉所以越人先說菽及到腎部便云按之至骨一箇骨字隨你下指多重尋之便說得停當滑氏註云故其脉如三菽如六菽似背此不若添一診字診其肺如三菽如六菽方合本經得字意

六難曰脉有陰盛陽虛陽盛陰虛何謂也然浮之損小沉

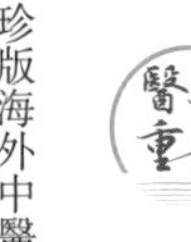

之實大故曰陰盛陽虛沉之損小浮之實大故曰陽盛陰虛是陰陽虛實之意也

滑氏曰浮沉以下指輕重言盛虛以陰陽盈虧言輕手取之而見減小重手取之而見實大知其爲陰盛陽虛也重手取之而見損小輕手取之而見實大知其爲陽盛陰虛也大抵輕手取之陽之分重手取之陰之分不拘何部率以是推之

三陽曰四箇之字是下指輕重消息切脉的法上文脉有輕重說五臟部位此浮沉即是輕重說陰陽虛實一節診家緊要關節

七難曰：經言少陽之至，乍大乍小，乍短乍長；陽明之至，浮大而短；太陽之至，洪大而長；太陰之至，緊大而長；少陰之至，緊細而微；厥陰之至，沉短而敦。此六者，是平脉耶？將病脉耶？然：皆王脉也。

滑氏曰：六者之王，說見下文。

其氣以何月各王幾日？然：冬至之後得甲子少陽王，復得甲子陽明王，復得甲子太陽王，復得甲子太陰王，復得甲子少陰王，復得甲子厥陰王。王各六十日，六六三百六十日以成一歲。此三陽三陰之王時日大要也。

滑氏曰：上文言三陽三陰之王脉，此言三陽三陰之王

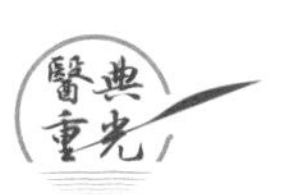

時當其時則見其脈也曆家之說以上古十一月甲子合朔冬至爲曆元蓋取夫氣朔之分齊也然天度之運與日月之行遲速不一歲各有差越人所謂冬至之後得甲子亦以此歟是故氣朔之不齊節候之早晚不能常也故丁氏注謂冬至之後得甲子或在小寒之初或在大寒之後少陽之至始於此餘經各以次繼之紀氏亦謂自冬至之日一陽始生於冬至之後得甲子少陽脈王也若原其本始以十一月甲子合朔冬至常例推之則少陽之王便當從此日始至正月中餘經各以次繼之少陽之至陽氣尚微故其脈乍大乍小乍短乍長

陽明之至猶有陰也故其脉浮大而短太陽之至陽盛
而極也故其脉洪大而長陽盛極則變而之陰矣故夏
至後爲三陰用事之始而太陰之至陰氣尚微故其脉
緊大而長少陰之至陰漸盛也故其脉緊細而微厥陰
之至陰盛而極也故其脉沉短以敦陰盛極則變而之
陽仍三陽用事之始也此則三陽三陰之王脉所以周
六甲而循四時率皆從微以至乎著自漸而趨於極各
有其序也袁氏曰春温而夏暑秋凉而冬寒故人六經
之脉亦隨四時陰陽消長迭運而至也○劉温舒曰至
真要論云厥陰之至其脉弦短少陰之至其脉鈎太陰

之至其脈沉少陽之至大而浮陽明之至短而濇太陽之至大而長亦隨天地之氣卷舒也如春弦夏洪秋毛冬石之類則五運六氣四時亦皆應之而見於脈爾若平人氣象論太陽脈至洪大而長少陽脈至乍數乍踈乍短乍長陽明脈至浮大而短難經引之以論三陰三陽之脈者以陰陽始生之淺深而言之也○篇首稱經言二字攷之樞素無所見平人氣象論雖略有其說而不詳豈越人之時別有所謂上古文字耶將内經有之而後世脱簡耶是不可知也後凡言經言而無所攷者義皆倣此

一陽曰此篇經言無所考即十六難六十首註云亦無所考此四時平人王脉越人舉其常而言若南北二政主客加臨五運六氣淫復於外七情六欝撓雜於中又不拘於此矣在學者知其大槩以意而消息明理者自不固執也越人時日大要意味無窮則南北二政勝復之脉皆在大要之中矣正所謂句句皆理字字可法

八難曰寸口脉平而死者何謂也然諸十二經脉者皆係於生氣之原所謂生氣之原者謂十二經之根本也謂腎間動氣也此五藏六府之本十二經脉之根呼吸之門三

焦之原一名守邪之神故氣者人之根本也根絶則莖葉枯矣寸口脉平而死者生氣獨絶於内也

滑氏曰腎間動氣人所得於天以生之氣也腎為子水位乎坎北方卦也乃天一之數而火木金土之先也所以為生氣之原諸經之根本又為守邪之神也原氣勝則邪不能侵原氣絶則死如木根絶而莖葉枯矣故寸口脉平而死者以生氣獨絶於内也○此篇與第一難之説義若相悖然各有所指也一難以寸口決死生者謂寸口為脉之大會而穀氣之變見也此篇以原氣言也人之原氣盛則生原氣絶則寸口脉雖平猶死也原

氣言其體穀氣言其用也

[一陽曰]此重在尺上腎脉上着力説首章言獨取寸口以決五臟六腑死生此言寸口脉平而死越人之言何悖戾哉盖此或為病劇形脱者論耳内經謂形肉已脱九候雖調者死凡見病劇者形體尫羸大肉已脱雖六脉平和尤當診候衝陽大谿更候臍下腎間動氣或動氣未絶猶有可生動氣如絶雖三部脉平和啻燈油燃盡後亮其死無疑矣醫者不可不知此呼吸二字是陰陽首章言十二經此又言十二經可與十一難十四難終一條參看

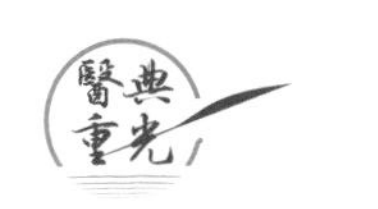

九難曰何以別知藏府之病耶然數者府也遲者藏也數則爲熱遲則爲寒諸陽爲熱諸陰爲寒故以別知藏府之病也有圖

滑氏曰凡人之脉一呼一吸爲一息一息之間脉四至閏以太息脉五至命曰平人平人者不病之脉也其有增減則爲病焉故一息三至曰遲不足之脉也一息六至曰數太過之脉也藏爲陰府爲陽脉數者屬府爲陽爲熱脉遲者屬藏爲陰爲寒不特是也諸陽脉皆爲熱諸陰脉皆爲寒藏府之病由是別之

一陽曰此藏府是陰陽下指切近總法天地元氣自冬

至後多一刻則漸漸熱到夏至後減一刻則漸漸寒越人神會竊天地之消息矣

十難曰一脉爲十變者何謂也然五邪剛柔相逢之意也假令心脉急甚者肝邪干心也心脉微急者膽邪干小腸也心脉大甚者心邪自干心也心脉微大者小腸邪自干小腸也心脉緩甚者脾邪干心也心脉微緩者胃邪干小腸也心脉濇甚者肺邪干心也心脉微濇者大腸邪干小腸也心脉沉甚者腎邪干心也心脉微沉者膀胱邪干小腸也五藏各有剛柔邪故令一脉輒變爲十也

補遺

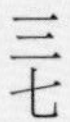

肝脉急甚者肝邪自干肝也肝脉微急者膽邪自干膽也肝脉大甚者心邪干肝也肝脉微大者小腸邪干膽也肝脉緩甚者脾邪干肝也肝脉微緩者胃邪干膽也肝脉濇甚者肺邪干肝也肝脉微濇者大腸邪干膽也肝脉沉甚者腎邪干肝也肝脉微沉者膀胱邪干膽也

脾脉急甚者肝邪干脾也脾脉微急者膽邪干胃也脾脉大甚者心邪肝脾也脾脉微大者小腸邪干胃也脾脉緩甚者脾邪自干脾也脾脉微緩者胃邪自干胃也脾脉濇甚者肺邪干脾也脾脉微濇者大腸邪干胃也脾脉沉甚者腎邪干脾也脾脉微沉者膀胱邪干胃也

肺脉急甚者肝邪干肺也肺脉微急者膽邪干大腸也肺脉大甚者心邪干肺也肺脉微大者小腸邪干大腸也肺脉緩甚者脾邪干肺也肺脉微緩者胃邪干大腸也肺脉濇甚者肺邪自干肺也肺脉微濇者大腸邪自干大腸也肺脉沉甚者腎邪干肺也肺脉微沉者膀胱邪干大腸也

腎脉急甚者肝邪干腎也腎脉微急者膽邪干膀胱也腎脉大甚者心邪干腎也腎脉微大者小腸邪干膀胱也腎脉緩甚者脾邪干腎也腎脉微緩者胃邪干膀胱也腎脉濇甚者肺邪干腎也腎脉微濇者大腸邪干膀胱也腎脉沉甚者腎邪自干腎也腎脉微沉者膀胱邪自干膀胱也

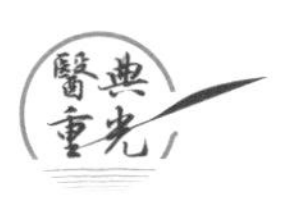

滑氏曰五邪者謂五藏五府之氣失其正而爲邪者也剛柔者陽爲剛陰爲柔也剛柔相逢謂藏逢藏府逢府也五藏五府各有五邪以脉之來甚者屬藏微者屬府特以心藏發其例餘可類推故云一脉輒變爲十也

一陽曰此剛柔是陰陽甚臟干臟微腑干腑予妄爲越人補肝脾肺腎四十變以便學者易知

十一難曰經言脉不滿五十動而一止一藏無氣者何藏也然人吸者隨陰入呼者因陽出今吸不能至腎至肝而還故知一藏無氣者腎氣先盡也

滑氏曰靈樞第五篇人一日一夜五十營以營五藏之

精不應數者名曰狂生所謂五十營者五藏皆受氣持其脉口數其至也五十動不一代者五藏皆受氣四十動一代者一藏無氣三十動一代者二藏無氣二十動一代者三藏無氣十動一代者四藏無氣不滿十動一代者五藏無氣予之短期按五藏腎最在下吸氣是遠若五十動不滿而一止者知腎無所資氣當先盡盡猶衰竭也衰竭則不能隨諸藏氣而上矣

一陽曰吸者隨陰入入的是陽氣呼者因陽出出的是陰氣陽是元氣陰是穀氣凡人呼吸出三而入一不出三則穀氣無以消不入一則元氣無以續可見陰陽互

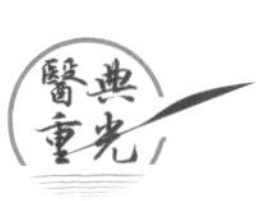

爲其根可與二十四難參看此是候内彼是候外

十二難曰經言五藏脉已絶於内用鍼者反實其外五藏脉已絶於外用鍼者反實其内内外之絶何以别之然五藏脉已絶於内者腎肝氣已絶於内也而醫反補其心肺五臓脉已絶於外者其心肺脉已絶於外也而醫反補其腎肝陽絶補陰陰絶補陽是謂實實虚虚損不足而益有餘如此死者醫殺之耳

滑氏曰靈樞第一篇曰凡將用鍼必先診脉視氣之劇易乃可以治也又第三篇曰所謂五藏之氣已絶於内者脉口氣内絶不至反取其外之病處與陽經之合有

留鍼以致陽氣陽氣至則内重竭重竭則死矣其死也無氣以動故静所謂五藏之氣已絶於外者脉口氣外絶不至反取其四末之輸有留鍼以致其陰氣陰氣至則陽氣反入入則逆逆則死矣其死也陰氣有餘故躁

此靈樞以脉口内外言陰陽也越人以心肺腎肝内外別陰陽其理亦由是也○紀氏謂此篇言鍼法馮氏玠謂此篇合入用鍼補瀉之類當在六十難之後以例相從也

一陽曰 此章内外是陰陽此絶字作㾓字虚字爲當與二十四難絶字不同此陰陽指内外言内是腎肝外是

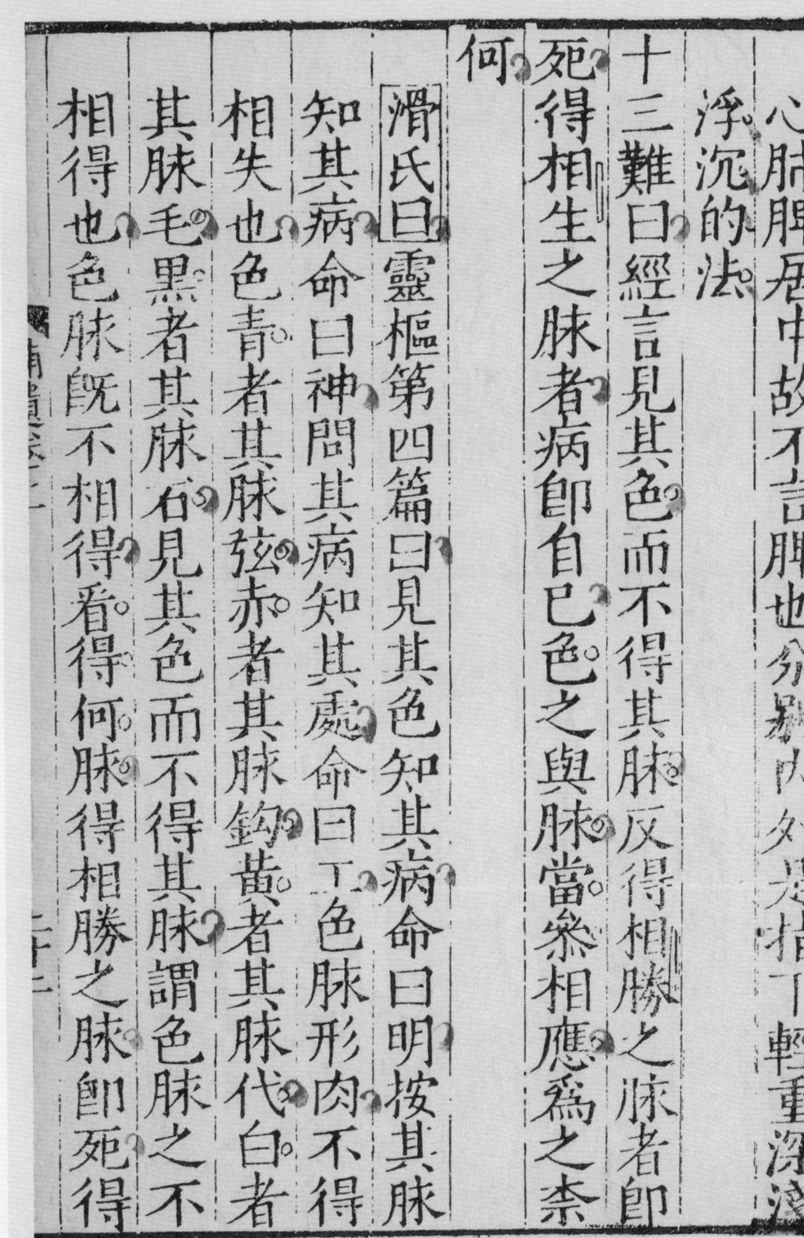

心肺脾居中故不言脾也分別內外是指下輕重深淺浮沉的法

十三難曰經言見其色而不得其脉反得相勝之脉者即死得相生之脉者病即自已色之與脉當參相應爲之柰何

滑氏曰靈樞第四篇曰見其色知其病命曰明按其脉知其病命曰神問其病知其處命曰工色脉形肉不得相失也色青者其脉弦赤者其脉鈎黄者其脉代白者其脉毛黑者其脉石見其色而不得其脉謂色脉之不相得也色脉既不相得看得何脉得相勝之脉即死得

相生之脉病即自已已愈也參合也

【一陽曰】此章色脉便是陰陽此是切脉内隱了望法然五藏有五色皆見於面亦當於寸口尺内相應假令色青其脉當弦而急色赤其脉浮大而散色黄其脉中緩而大色白其脉浮濇而短色黑其脉沉濡而滑此正謂五色之與脉當參相應也

【滑氏曰】色脉當參相應夫如是則見其色得其脉矣脉數尺之皮膚亦數脉急尺之皮膚亦急脉緩尺之皮膚亦緩脉濇尺之皮膚亦濇脉滑尺之皮膚亦滑

【滑氏曰】靈樞第四篇黄帝曰色脉已定别之柰何岐伯

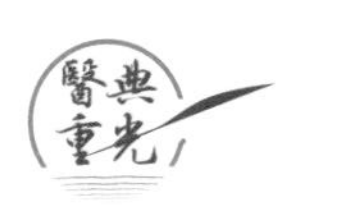

曰調其脉之緩急大小滑濇肉之堅脆而病變定矣黄帝曰調之柰何岐伯答曰脉急尺之皮膚亦急脉緩尺之皮膚亦緩脉小尺之皮膚亦減而少氣脉大尺之皮膚亦賁而起脉滑尺之皮膚亦滑脉濇尺之皮膚亦濇凡此變者有微有甚故善調尺者不待於寸善調脉者不待於色能參合而行之者可以爲上工上工十全九行二者爲中工中工十全八行一者爲下工下工十全六○此通上文所謂色脉形肉不相失也

一陽曰 心肝脾肺腎似舛訛如若應上文色青起此數字該在第二句急字該在首句抑年愈遠而傳寫訛耶

尺是下指之處驗之

五藏各有聲色臭味當與寸口尺内相應其不應者病也假令色青其脉浮濇而短若大而緩爲相勝浮大而散若小而滑爲相生也

滑氏曰若之爲言或也舉色青爲例以明相勝相生也青者肝之色脉浮濇而短肺脉也爲金尅木大而緩脾脉也爲木尅土此相勝也浮大而散心脉也爲木生火小而滑腎脉也爲水生木此相生也此所謂得相勝之脉即死得相生之脉病即自已也

一陽曰此言聲便是聞法臭味是問法惜乎遺失不全

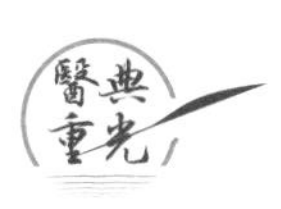

也後之學者不可自阻仍要努力思索據理而消息之以復神聖工巧四事此是説色脉生尅舉一以例至三十四難方説出聲臭味當參此玩之

經言知一爲下工知二爲中工知三爲上工上工者十全九中工者十全八下工者十全六此之謂也

滑氏曰説見前三謂色。脉皮膚三者也○此篇問答凡五節第一節爲問辭第二第三節言色脉形肉不得相失第四節言五藏各有聲色臭味當與寸尺相應然假令以下但言色脉相參不言聲臭味殆闕文歟抑色之著於外者將切於參驗歟第五節則以所知之多寡爲

工之上下也

一陽曰知三爲上工愚謂三是望聞切三事或是不問之中有問存焉三事

十四難曰脉有損至何謂也然至之脉一呼再至曰平三至曰離經四至曰奪精五至曰死六至曰命絶此至之脉也何謂損一呼一至曰離經再呼一至曰奪精三呼一至曰死四呼一至曰命絶此損之脉也至脉從下上損脉從上下也

滑氏曰平人之脉一呼再至一吸再至呼吸定息脉四至加之則爲過減之則不及過與不及所以爲至爲損

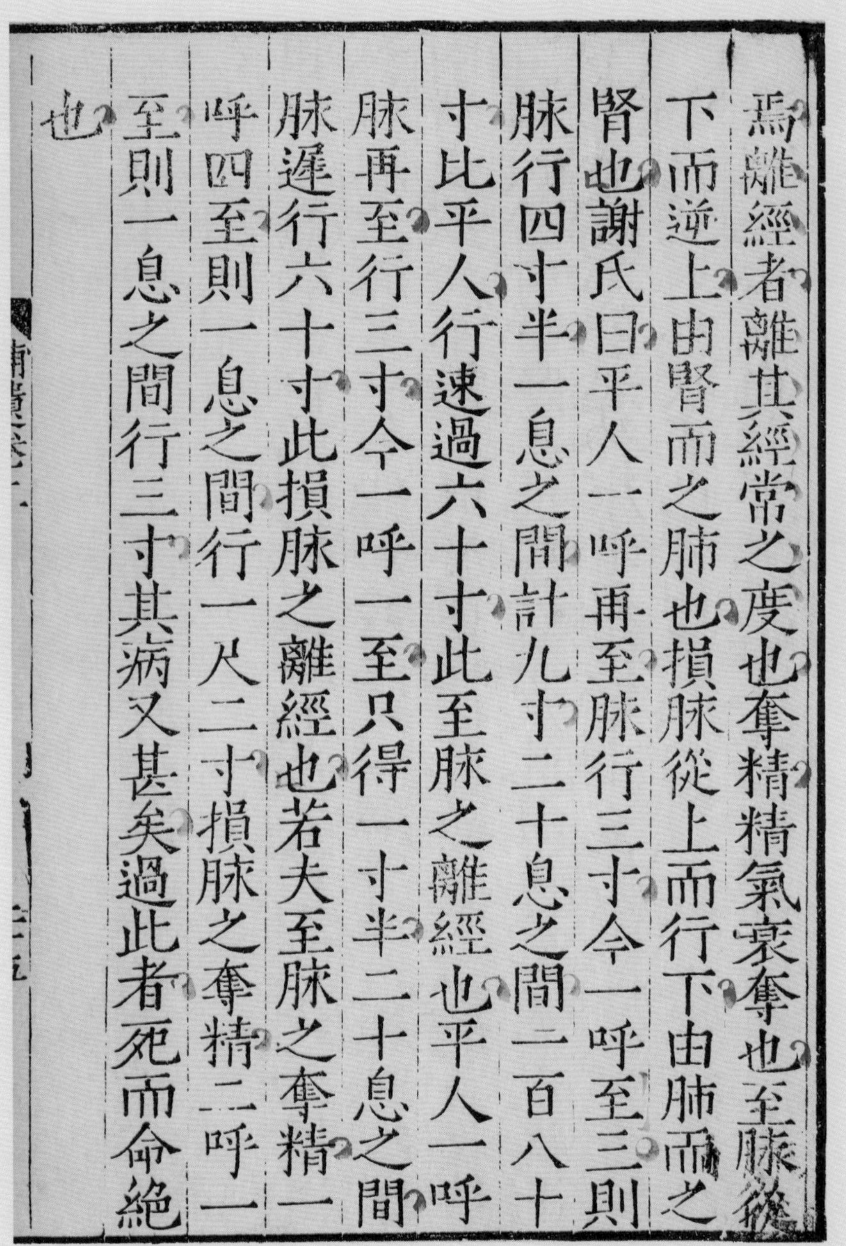

焉離經者離其經常之度也奪精精氣衰奪也至脉從下而逆上由腎而之肺也損脉從上而行下由肺而之腎也謝氏曰平人一呼再至脉行三寸今一呼至三則脉行四寸半一息之間計九寸二十息之間一百八十寸比平人行速過六十寸此至脉之離經也平人一呼脉再至行三寸今一呼一至只得一寸半二十息之間脉遲行六十寸此損脉之離經也若夫至脉之奪精一呼四至則一息之間行一尺二寸損脉之奪精二呼一至則一息之間行三寸其病又甚矣過此者死而命絕也

一陽曰損至便是陰陽至從下上是復卦陽從地起損從上下是姤卦陰從上來三呼一至四呼一至孤陰無陽焉得不死

損脉之爲病柰何然一損損於皮毛皮聚而毛落二損損於血脉血脉虚少不能榮於五藏六府三損損於肌肉肌肉消瘦飲食不能爲肌膚四損損於筋筋緩不能自收持五損損於骨骨痿不能起於床反此者至於收病也從上下者骨痿不能起於床者死從下上者皮聚而毛落者死

滑氏曰至於收病也當作至脉之病也於收二字誤肺主皮毛心主血脉脾主肌肉肝主筋腎主骨各以所主

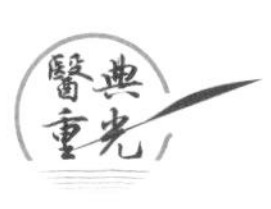

而見其所損也反此爲至脉之病者損脈從上下至脉則從下上也

一陽曰此是候外與二十四難參看從上下者是陰極也從下上者是陽極也

治損之法柰何然損其肺者益其氣損其心者調其榮衛損其脾者調其飲食適其寒温損其肝者緩其中損其腎者益其精此治損之法也

滑氏曰肺主氣心主血脉腎主精各以其所損而調治之榮衛者血脉之所資也脾主受穀味故損其脾者調其飲食適其寒温如春夏食凉食冷秋冬食温食熱及

衣服起居各當其時是也肝主血血虚則中不足一云肝主怒怒能傷肝故損其肝者緩其中經曰肝苦急急食甘以緩之緩者和也

［一陽曰］此是越人五臟治法從根上起下手學者不可忽精思恒竭心力必融會廓充自有大準繩處

脉有一呼再至一吸再至有一呼三至一吸三至有一呼四至一吸四至有一呼五至一吸五至有一呼六至一吸六至有一呼一至一吸一至有再呼一至再吸一至有呼吸再至（此五字衍文）脉來如此何以别知其病也

［滑氏曰］此再舉損至之脉爲問答也蓋前之損至以五

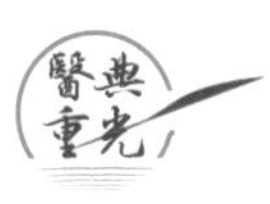

藏自病得之於內者而言此則以經絡血氣爲邪所中
之甚微自外得之者而言也其曰呼吸再至即一呼一
至一吸一至之謂疑衍文也
然脉來一呼再至一吸再至不大不小曰平一呼三至一
吸三至爲適得病前大後小則頭痛目眩前小後大則胸
滿短氣一呼四至一吸四至病欲甚脉洪大者苦煩滿沉
細者腹中痛滑者傷熱濇者中霧露一呼五至一吸五至
其人當困沉細夜加浮大晝加不大不小雖困可治其有
小大者爲難治一呼六至一吸六至爲死脉也沉細夜死
浮大晝死一呼一至一吸一至名曰損人雖能行猶當着

床所以然者血氣皆不足故也再呼一至再吸一至呼吸再至（此四字即前行文）名曰無魂無魂者當死也人雖能行名曰行尸

滑氏曰 一息四至是爲平脉一呼三至一吸三至是一息之間脉六至比之平人多二至故曰適得病未甚也然又以前大後小前小後大而言病能也前後非言寸尺猶十五難前曲後居之前後以始末言也一呼四至一吸四至病欲甚矣故脉洪大者苦煩滿病在高也沉細者腹中痛病在下也各以其脉言之滑爲傷熱者熱傷氣而不傷血血自有餘故脉滑也濇爲中霧露者霧

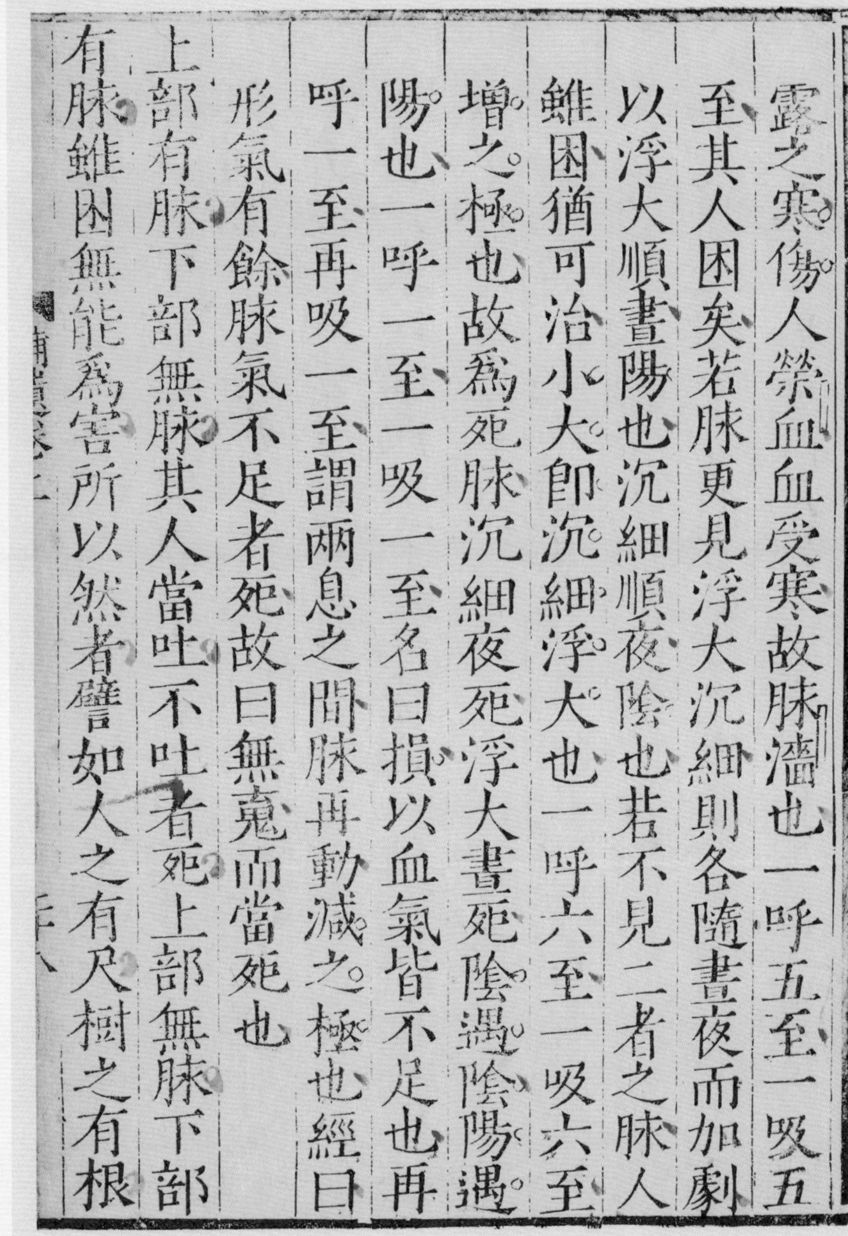

露之寒傷人榮血血受寒故脉濇也一呼五至一吸五至其人困矣若脉更見浮大沉細則各隨晝夜而加劇以浮大順晝陽也沉細順夜陰也若不見二者之脉人雖困猶可治小大卽沉細浮大也一呼六至一吸六至增之極也故爲死脉沉細夜死浮大晝死陰遇陰陽遇陽也一呼一至一吸一至名曰損以血氣皆不足也再呼一至再吸一至謂兩息之間脉再動減之極也經曰形氣有餘脉氣不足者死故曰無魂而當死也

上部有脉下部無脉其人當吐不吐者死上部無脉下部有脉雖困無能爲害所以然者譬如人之有尺樹之有根

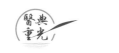

枝葉雖枯槁根本將自生脉有根本人有元氣故知不死滑氏曰譬如二字當在人之有尺下○此又以脉之有無明上下部之病也紀氏曰上部有脉下部無脉是邪實并於上卽當吐也若無吐證爲上無邪而下氣竭故云當死東垣李氏曰下部無脉此木鬱也飲食過飽塡塞於胸中太陰之分而春陽之令不得上行故也是爲木鬱木鬱則達之謂吐之是也謝氏曰上部無脉下部有脉者陰氣盛而陽氣微故雖困無能爲害上部無脉如樹枝之槁下部有脉如樹之有根惟其有根可以望其生也○四明陳氏曰至進也陽獨盛而至數多也損

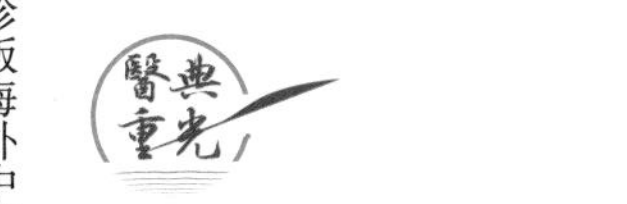

減也陰獨盛而至數少也至脉從下上謂無陰而陽獨行至于上則陽亦絶而死矣損脉從上下謂無陽而陰獨行至于下則陰亦盡而死矣○一難言寸口以決藏府死生吉凶謂氣口爲五藏主也四難言脾受穀味其脉在中是五藏皆以胃爲主其脉則主關上也此難言人之有尺譬如樹之有根脉有根本人有元氣故知不死則以尺爲主也此越人所以錯綜其義散見諸篇以見寸關尺各有所歸重云

[一陽曰]八難謂寸口脉平而死也是重在尺上説

十五難曰經言春脉弦夏脉鈎秋脉毛冬脉石是王脉耶

將病脉也然弦鈎毛石者四時之脉也春脉弦者肝東方木也萬物始生未有枝葉故其脉之來濡弱而長故曰弦夏脉鈎者心南方火也萬物之所茂垂枝布葉皆下曲如鈎故其脉來疾去遲故曰鈎秋脉毛者肺西方金也萬物之所終草木華葉皆秋而落其枝獨在若毫毛也故其脉之來輕虛以浮故曰毛冬脉石者腎北方水也萬物之所藏也盛冬之時水凝如石故其脉之來沉濡而滑故曰石此四時之脉也

滑氏曰此内經平人氣象玉機真藏論參錯其文而爲篇也春脉弦者肝主筋應筋之象夏脉鈎者心主血脉

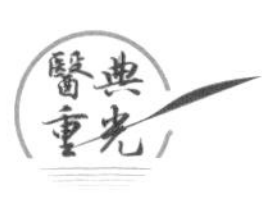

應血脉來去之象秋脉毛者肺主皮毛冬脉石者腎骨各應其象兼以時物之象取義也來疾去遲劉立之曰來者自骨肉之分而出於皮膚之際氣之升而上也去者自皮膚之際而還於骨肉之分氣之降而下也

[一陽曰]春夏秋冬四時之陰陽假外象以象脉之形狀槩言四時之脉是如此形狀爲安位得宜脉與天地四時生長收藏一氣運用言醫者必先歲氣信矣越人又重言此四時之脉也可見南北政逐年運氣主客勝復不拘於此越人謊話没病不令人議論脉之來去在此見經云知無不出入無不升降

如有變柰何

滑氏曰脉逆四時之謂變

然春脉弦反者爲病何謂反然其氣來實強是爲太過病在外氣來虛微是爲不及病在内氣來厭厭聶聶如循榆葉曰平益實而滑如循長竿曰病急而勁益強如新張弓弦曰死春脉微弦曰平弦多胃氣少曰病但弦無胃氣曰死春以胃氣爲本夏脉鉤反者爲病何謂反然其氣來實強是謂太過病在外氣來虛微是謂不及病在内其脉來累累如環如循琅玕曰平來而益數如雞舉足者曰病前曲後居如操帶鉤曰死夏脉微鉤曰平鉤多胃氣少曰病

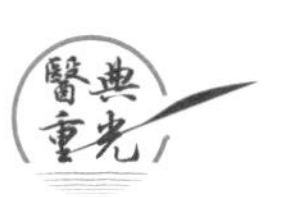

但鈎無胃氣曰死夏以胃氣爲本秋脉毛反者爲病何謂反然其氣來實強是謂太過病在外氣來虛微是謂不及病在内其脉來藹藹如車盖按之益大曰平不上不下如循雞羽曰病按之蕭索如風吹毛曰死秋脉微毛曰平毛多胃氣少曰病但毛無胃氣曰死秋以胃氣爲本冬脉石反者爲病何謂反然其氣來實強是謂太過病在外氣來虛微是謂不及病在内脉來上大下兊濡滑如雀之啄曰平啄啄連屬其中微曲曰病來如觧索去如彈石曰死冬脉微石曰平石多胃氣少曰病但石無胃氣曰死冬以胃氣爲本

滑氏曰春脉太過則令人善忘忽忽眩冒巔疾不及則令人胸痛引背下則兩脇胠滿夏脉太過則令人身熱而膚痛爲浸淫不及則令人煩心上見欬唾下爲氣泄秋脉太過則令人逆氣而背痛愠愠然不及則令人喘呼吸少氣而欬上氣見血下聞病音冬脉太過則令人解㑊脊脉痛而少氣不欲言不及則令人心懸如飢䏚中清脊中痛少腹滿小便變此岐伯之言也越人之意蓋本諸此變脉言(氣)者脉不自動氣使之然且主胃(氣)而言也循撫也按也春脉厭厭聶聶如循榆葉弦而和也益實而滑如循長竿弦多也急而勁益強如新張弓弦

但弦也夏脉累累如環如循琅玕鉤而和也如雞擧足
鉤多而有力也前曲後居謂按之堅而搏尋之實而据
但鉤也秋脉藹藹如車蓋按之益大微毛也不上不下
如循雞羽毛多也按之蕭索如風吹毛但毛也冬脉來
大下兑大小適均石而和也上下與來去同義見前篇
喙喙連屬其中微曲石多也來如解索去如彈石但石
也大抵四時之脉皆以胃氣爲本故有胃氣則生胃氣
少則病無胃氣則死於弦鉤毛石中每有和緩之體爲
胃氣也此篇與内經中互有異同馮氏曰越人欲使脉
之易曉重立其義爾按内經第三卷平人氣象論篇云

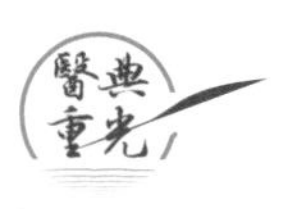

平肝脉來軟弱招招如揭長竿末稍平肺脉來厭厭聶聶如落榆莢平腎脉來喘喘累累如鉤按之而堅病腎脉來如引葛之益堅死腎脉如發奪索辟辟如彈石此爲異也

一陽曰細言四時之脉條陳形狀太過病在外不及病在內平病死一脉變爲四時越人吾法後世其用心何其諄諄懇切哉

胃者水穀之海主稟四時皆以胃氣爲本是謂四時之變病死生之要會也

滑氏曰胃屬土土之數五也萬物歸之故云水穀之海

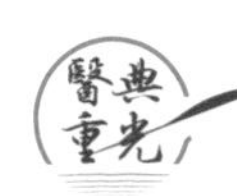

而水火金木無不待是以生故云主禀四時禀供也給也

一陽曰傷寒越婢湯名主胃氣而言發越胃氣以充供給之意也

脾者中州也其平和不可得見衰乃見耳來如雀之啄如水之下漏是脾衰見也

滑氏曰脾者中州謂呼吸之間脾受穀味其脉在中也其平和不得見蓋脾寄王於四季不得獨主於四時四藏之脉平和則脾脉在中矣衰乃見者雀啄屋漏異乎常也雀啄者脉至堅鋭而斷續不定也屋漏者脉至緩散動

而復止也

【一陽曰】五形脾配土，雀啄是腎脉見於脾者，以不勝而侮所勝，是無土也。脾衰迺見矣。觀越人用字意味深長，不曰漏下而曰下漏，若漏下則脉不接續，下漏則點點滴滴，停止不續而散矣。

十六難曰：脉有三部九候，有陰陽，有輕重，有六十首，一脉變爲四時，離聖久遠，各自是其法，何以别之？

【滑氏曰】謝氏云：此篇問三部九候以下共六件，而本經並不答所問，似有缺文。今詳三部九候，則十八難中第三章言之，當屬此篇，錯簡在彼。陰陽見四難，輕重見五

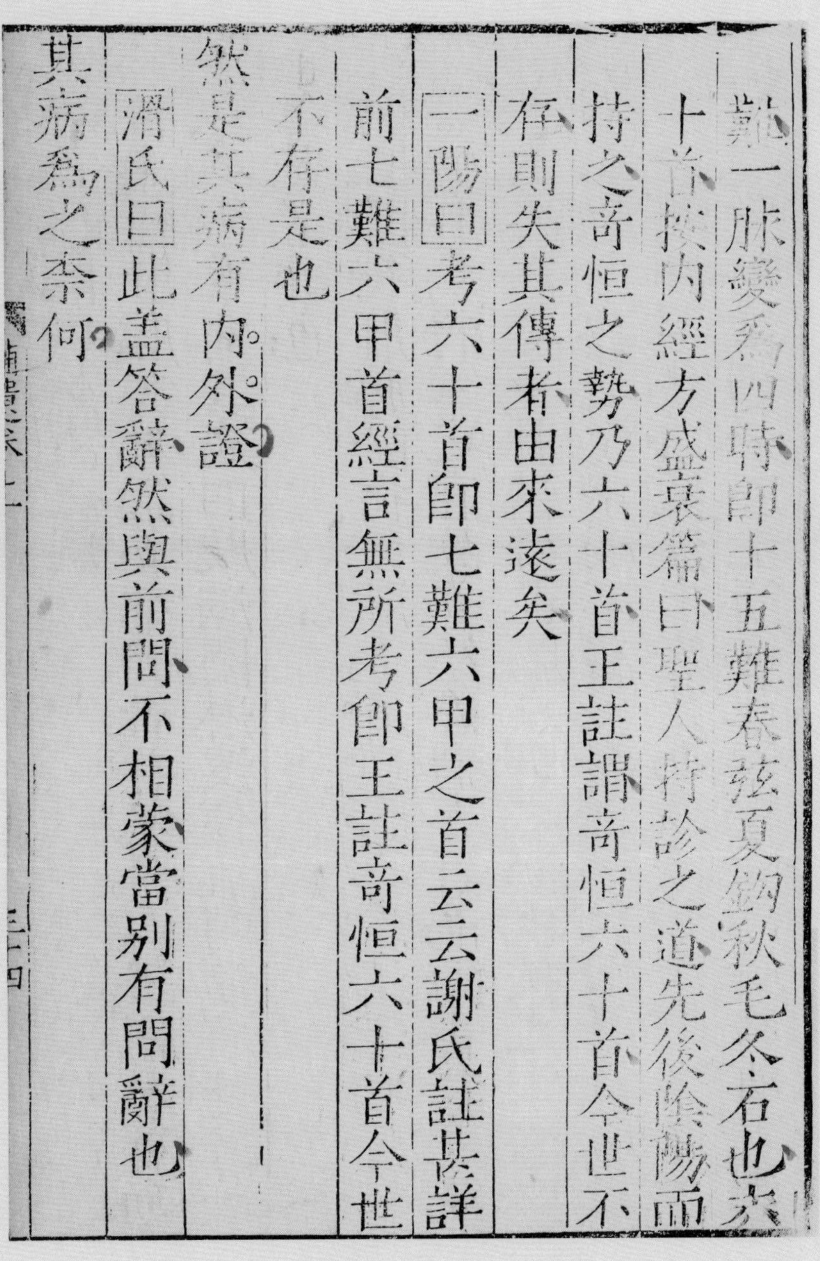

難。一脉變爲四時，即十五難春弦夏鈎秋毛冬石也。六十首。按内經方盛衰篇曰：聖人持診之道，先後陰陽而持之，奇恒之勢乃六十首。王註謂奇恒六十首，今世不存，則失其傳者由來遠矣。

一陽曰：考六十首即七難六甲之首云云，謝氏註甚詳。前七難六甲首經言無所考，即王註奇恒六十首今世不存是也。

然是其病有内外證？

滑氏曰：此蓋答辭，然與前問不相蒙，當别有問辭也。

其病爲之奈何？

滑氏曰問内外證之詳也

然假令得肝脉其外證善潔面青善怒其内證臍左有動氣按之牢若痛其病四肢滿閉淋溲便難轉筋有是者肝也無是者非也

滑氏曰得肝脉診得弦脉也肝與膽合爲清淨之府故善潔肝爲將軍之官故善怒善猶喜好也面青肝之色也此外證之色脉情好也臍左肝之部也按之牢者若謂其動氣按之堅牢而不移或痛也馮氏曰肝氣膹鬱則四肢滿閉傳曰風淫末疾是也厥陰脉循陰器肝病故溲便難轉筋者肝主筋也此内證之部屬及所主病

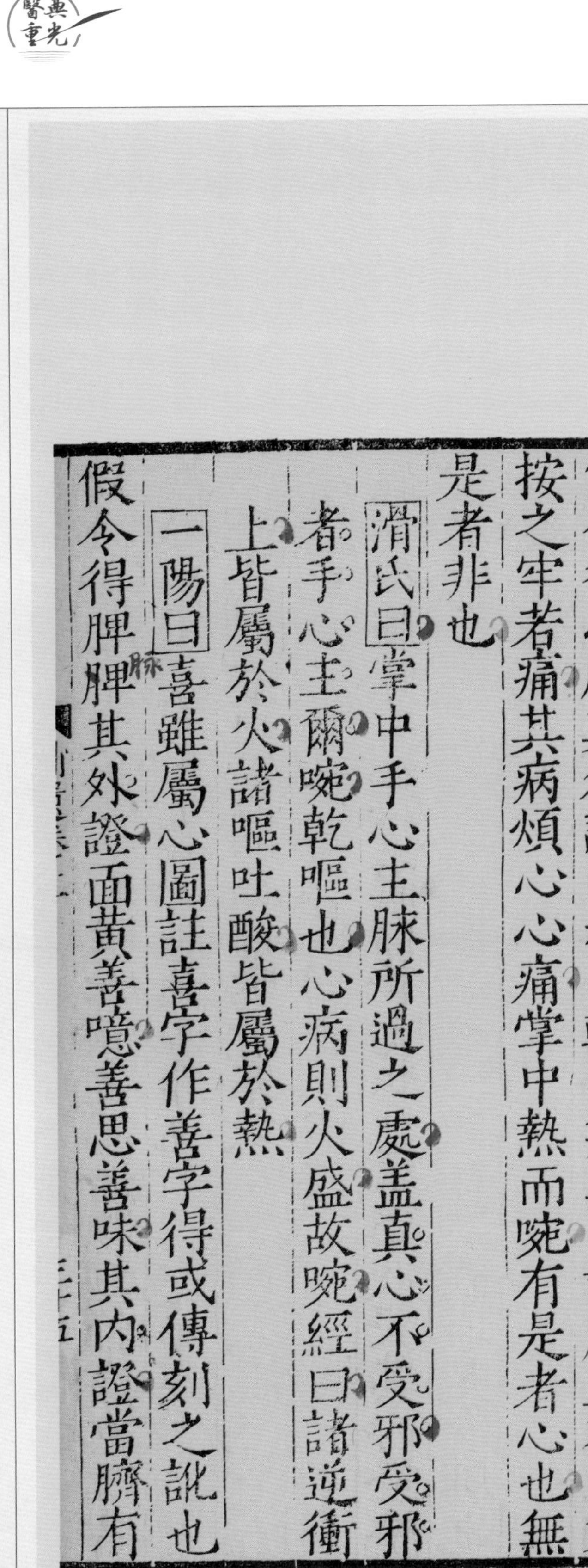

也

一陽曰面青二字當在善潔二字上

假令得心脉其外證面赤口乾喜笑其内證臍上有動氣按之牢若痛其病煩心心痛掌中熱而啘有是者心也無是者非也

滑氏曰掌中手心主脉所過之處盖真心不受邪受邪者手心主爾啘乾嘔也心病則火盛故啘經曰諸逆衝上皆屬於火諸嘔吐酸皆屬於熱

一陽曰喜雖屬心圖註喜字作善字得或傳刻之訛也

假令得脾脉其外證面黄善噫善思善味其内證當臍有

動氣按之牢若痛其病腹脹滿食不消體重節痛怠墮嗜臥四肢不收有是者脾無是者非也

滑氏曰靈樞口問篇曰噫者寒氣客於胃厥逆從下上散復出於胃故爲噫經曰脾主四肢

假令得肺脉其外證面白善嚏悲愁不樂欲哭其內證臍右有動氣按之牢若痛其病喘欬灑淅寒熱有是者肺也無是者非也

滑氏曰陽氣和利滿於心出於鼻故爲嚏灑淅寒熱肺主皮毛也

假令得腎脉其外證面黑善恐欠其內證臍下有動氣按

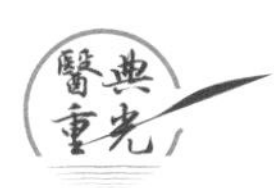

之半若痛其病逆氣小腹急痛泄如下重足脛寒而逆有是者腎也無是者非也

滑氏曰腎氣不足則爲恐陰陽相引則爲欠泄而下重少陰泄也如讀爲而

十七難曰經言病或有死或有不治自愈或有連年月不已其死生存亡可切脉而知之耶然可盡知也

滑氏曰此篇所問者三答云可盡知也而止答病之死證餘所見當有闕漏

診病若閉目不欲見人者脉當得肝脉強急而長而反得肺脉浮短而濇者死也

滑氏曰肝開竅於目閉目不欲見人肝病也肝病見肺脉金尅木也

病若開目而渴心下牢者脉當得緊實而數反得沉濇而微者死也

滑氏曰病實而脉虚也

病若吐血復鼽衄血者脉當沉細而反浮大而牢者死也

滑氏曰脱血脉實相反也

病若譫言妄語身當有熱脉當洪大而反手足厥逆脉沉細而微者死也

滑氏曰陽病見陰脉相反也

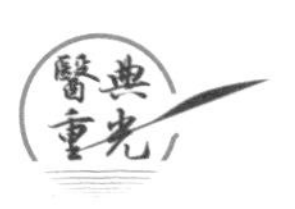

病若大腹而洩者脉當微細而濇反緊大而滑者死也

滑氏曰洩而脉大相反也大腹腹脹也

一陽曰越人立問不離臟腑今首答云肝而下不及四臟大槩漫說似亦有缺前十三難言色之與脉參應此言病能之與脉當參應此數條内只說死證隱了不治自愈隱了連年月不已只在參應上分别出來若得相生之脉就有不治自愈若得虚實正微邪的就有連年月不已在學者細心融會推廣

十八難曰脉有三部部有四經手有太陰陽明足有太陽少陰爲上下部何謂也有圖

滑氏曰此篇立問之意謂人十二經脉凡有三部每部之中有四經今手有太陰陽明足有太陽少陰爲上下部何也蓋三部者以寸關尺分上中下也四經者寸關尺兩兩相比則每部各有四經矣手之太陰陽明足之太陽少陰爲上下部者肺居右寸腎居左尺循環相資肺高腎下母子之相望也經云藏真高於肺藏真下於腎是也

然手太陰陽明金也足少陰太陽水也金生水水流下行而不能上故在下部也足厥陰少陽木也生手太陽少陰火火炎上行而不能下故爲上部手心主少陽火生足太

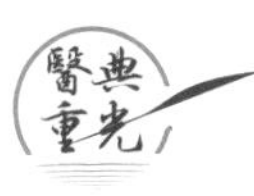

陰陽明土土主中宮故在中部也此皆五行子母更相生養者也

滑氏曰手太陰陽明金下生足太陽少陰水水性下故居下部足少陰太陽水生足厥陰少陽木木生手少陰太陽火及手心主火火炎上行是為上部火生足太陰陽明土土居中部復生肺金此五行子母更相生養者也此蓋因手太陰陽明足太陽少陰為上下部遂推廣五行相生之大越人亦以五藏生成之後由其部分之高下而推言之非謂未生之前必待如是而後生成也而又演為三部之說即四難所謂心肺俱浮腎肝俱沉脾者中州之意但彼直以藏言此以經言而藏

附兼之以上問答明經此下二節俱不相蒙疑它經錯簡

一陽曰此金是乾金盖天一生水肺爲四藏之天故首言之

脉有三部九候各何主之然三部者寸關尺也九候者浮中沉也上部法天主胸以上至頭之有疾也中部法人主膈以下至臍之有疾也下部法地主臍以下至足之有疾也審而刺之者也

滑氏曰謝氏云此一節當是十六難中答辭錯簡在此而剩出脉有三部九候各何主之十字寀而刺之紀氏

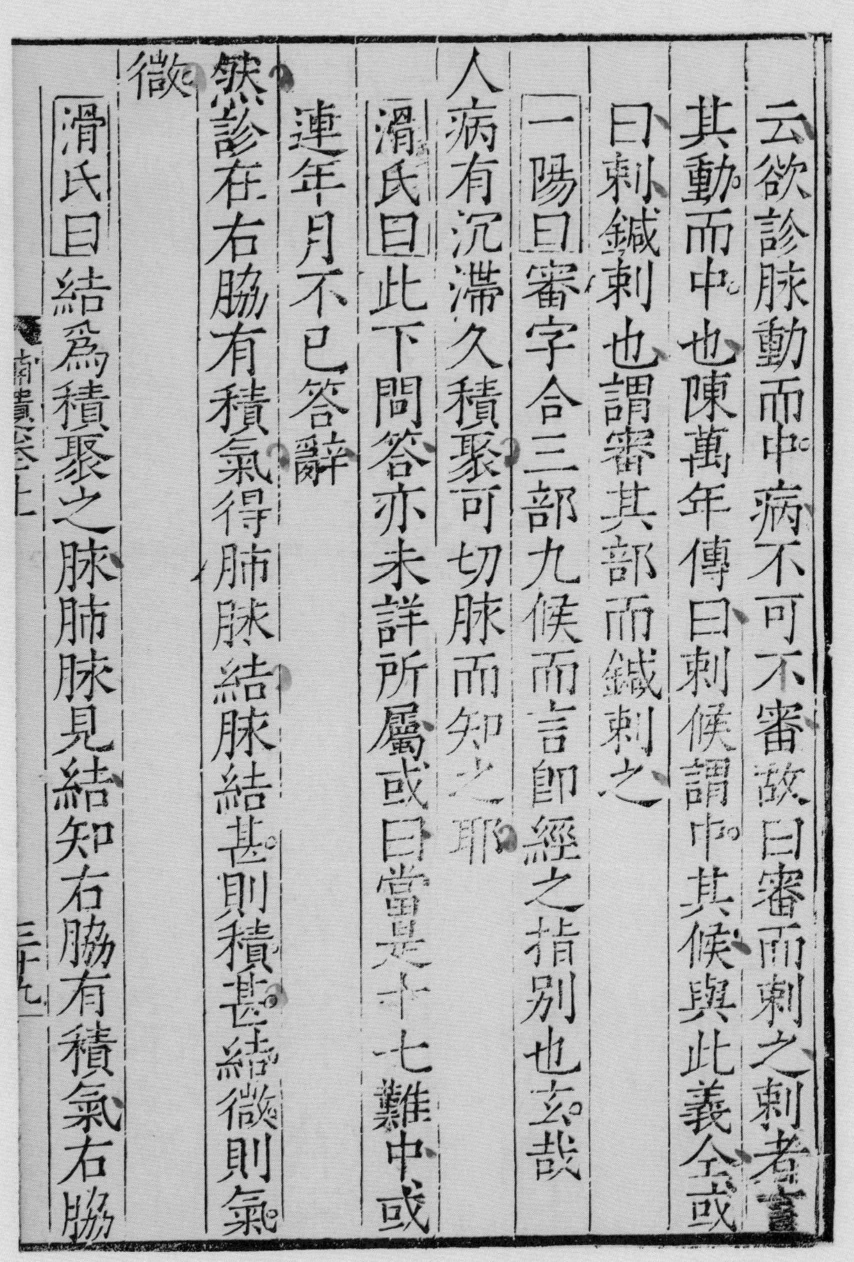

云欲診脉動而中病不可不審故曰審而刺之刺者言其動而中也陳萬年傳曰刺候謂中其候與此義全或曰刺鍼刺也謂審其部而鍼刺之

一陽曰審字合三部九候而言即經之指別也玄哉

人病有沉滯久積聚可切脉而知之耶

滑氏曰此下問答亦未詳所屬或曰當是十七難中或連年月不已答辭

然診在右脇有積氣得肺脉結脉結甚則積甚結微則氣微

滑氏曰結爲積聚之脉肺脉見結知右脇有積氣右脇

肺部也積氣有微甚脉從而應之

診不得肺脉而右脇有積氣者何也然肺脉雖不見右手脉當沉伏

滑氏曰肺脉雖不見結右手脉當見沉伏沉伏亦積聚脉右手所以候裏也

其外痼疾同法耶將異也

滑氏曰此承上文復問外之痼疾與内之積聚法將同異

然結者脉來去時一止無常數名曰結也伏者脉行筋下也浮者脉在肉上行也左右表裏法皆如此

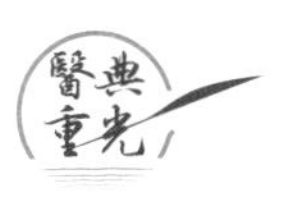

滑氏曰結爲積聚伏脉行筋下主裏浮脉行肉上主表
所以異也前舉右脇爲例故此云左右同法
假令脉結伏者内無積聚脉浮結者外無痼疾有積聚脉
不結伏有痼疾脉不浮結爲脉不應病病不應脉是爲死
病也
滑氏曰有是脉無是病有是病無是脉脉病不相應故
爲死病也
一陽曰脉之難診診之不應有如此夫脉豈易言哉學
可不師先覺哉粗工不惟欺人其貽自已之累不淺淺
矣

十九難曰經言脈有逆順男女有恒句而反者何謂也

滑氏曰恒胡登反常也○脈有順逆據男女相比而言也男脈在關上女脈在關下男子尺脈恒弱女子尺脈恒盛此男女之別也逆順云者男之順女之逆也女之順男不同也雖然在男女則各有常矣反謂反其常也

一陽曰逆順便分陰陽然男子生於寅寅爲木陽也女子生於申申爲金陰也故男脈在關上女脈在關下是以男子尺脈恒弱女子尺脈恒盛是其常也有圖

滑氏曰此推本生物之初而言男女陰陽也紀氏曰生

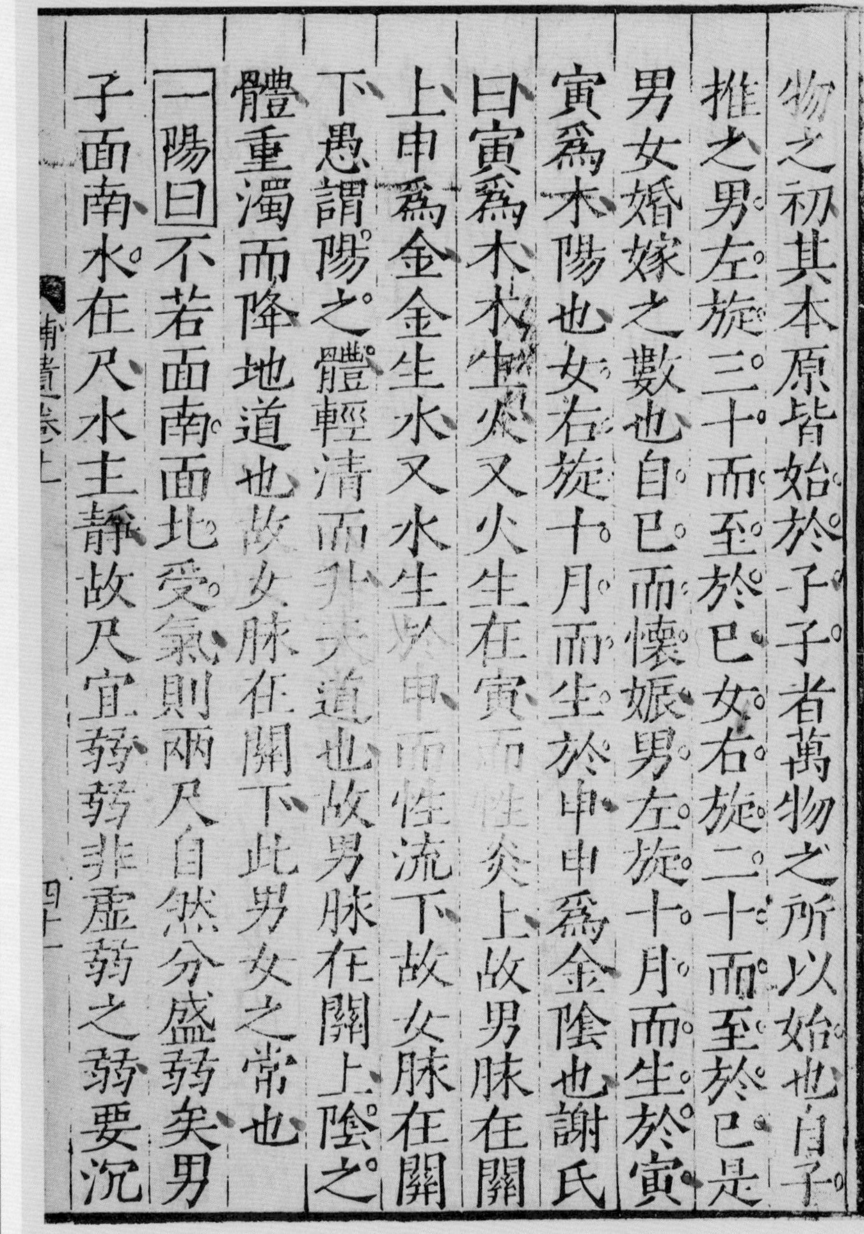

物之初其本原皆始於子子者萬物之所以始也自子推之男左旋三十而至於巳女右旋二十而至於巳是男女婚嫁之數也自巳而懷娠男左旋十月而生於寅寅爲木陽也女右旋十月而生於申申爲金陰也謝氏曰寅爲木木生火火生在寅而性炎上故男脉在關上申爲金金生水水生在申而性流下故女脉在關下愚謂陽之體輕清而升天道也故男脉在關上陰之體重濁而降地道也故女脉在關下此男女之常也

一陽曰不若面南面北受氣則兩尺自然分盛弱矣男子面南水在尺水主靜故尺宜弱弱非虛弱之弱要沉

靜流利也女子面北火在尺火主動故尺宜盛盛非太過之盛要調勻洪滑也如男子畏瀉因水在尺水決圍則涸矣女人不畏瀉火氣上炎女人畏吐者因水在寸人以水爲主吐亦水涸矣哲者再推之

反者男得女脉女得男脉也

滑氏曰男女異常之謂反

一陽曰男子以陽脉爲主今得女脉是陰盛女子以陰脉爲主今得男脉是陽盛皆謂之反

其爲病何如

滑氏曰問反之爲病也

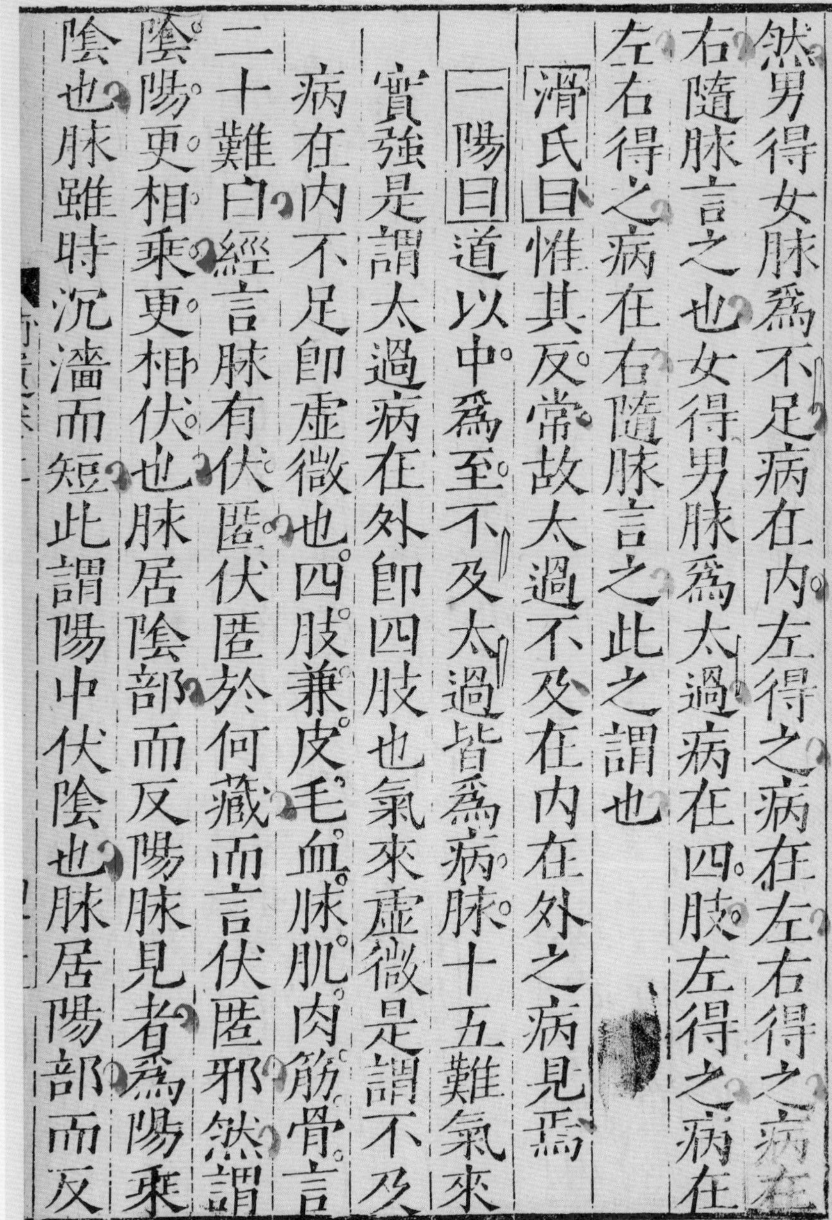

然男得女脉爲不足病在内左得之病在左右得之病在右隨脉言之也女得男脉爲太過病在四肢左得之病在左右得之病在右隨脉言之此之謂也

滑氏曰惟其反常故太過不及在内在外之病見焉

一陽曰道以中爲至不及太過皆爲病脉十五難氣來實強是謂太過病在外即四肢也氣來虚微是謂不及病在内不足即虚微也四肢兼皮毛血脉肌肉筋骨言

二十難曰經言脉有伏匿伏匿於何藏而言伏匿邪然謂陰陽更相乘更相伏也脉居陰部而反陽脉見者爲陽乘陰也脉雖時沉濇而短此謂陽中伏陰也脉居陽部而反

陰脉見者爲陰乘陽也脉雖時浮滑而長此謂陰中伏陽也

滑氏曰居猶在也當也陰部尺陽部寸也乘猶乘車之乘出於其上也伏猶伏兵之伏隱於其中也匿藏也丁氏曰此非特言寸爲陽尺爲陰以上下言則肌肉之上爲陽部肌肉之下爲陰部亦通

一陽曰此類三難乘陽乘陰之乘三陰三陽之脉即四難浮沉長短滑濇分陰陽也更字是互字是病脉前三難遂字是死字乘字在部位上說謂陽脉出於陰部之分伏字在脉上說言謂陰部分陽脉雖乘而陰脉時亦全見乃陽脉盛伏匿於陰內陽部分陰

脉雖乘而陽脉時亦全見乃陰脉盛伏匿於陽內陰陽混雜更相乘伏史于在時字上見大抵是病脉不安位也中字叶韻爲重重盛也陽盛陰盛亦逆

重陽者狂重陰者癲脫陽者見鬼脫陰者目盲

滑氏曰此五十九難之文錯簡在此

二十一難曰經言人形病脉不病曰生脉病形不病曰死何謂也然人形病脉不病非有不病者也謂息數不應脉數也此大法

滑氏曰周仲立云形體之中覺見憔悴精神昏憒食不忻美而脉得四時之從無過不及之偏是人病脉不病也形體安和而脉息乍大乍小或至或損弦緊浮滑沉

濇不一殘賊冲和之氣是皆脉息不與形相應乃脉病人不病也仲景云人病脉不病名曰内虛以無穀氣神雖困無苦脉病人不病名曰行尸以無王氣卒眩仆不識人短命則死〇謝氏曰按本經答文詞意不屬似有脱悞

一陽曰一難至二十一難皆言脉形在外是陽脉在内是陰息數不應脉數一句顧照上文一難呼吸定息脉行六寸以終首章之意

二十一難曰經言脉有是動有所生病一脉變爲二病者何也然經言是動者氣也所生病者血也邪在氣氣爲是

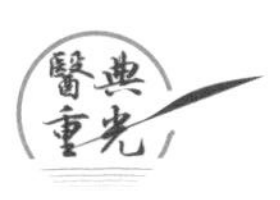

動邪在血血爲所生病氣主呴之血主濡之氣留而不行者爲氣先病也血壅而不濡者爲血後病也故先爲是動後所生也

滑氏曰呴香句反濡平聲○呴煦也氣主呴之謂氣煦噓往來薰蒸於皮膚分肉也血主濡之謂血濡潤筋骨滑利關節榮養藏府也此脉字非尺寸之脉乃十二經隧之脉也此謂十二經隧之脉每脉中輒有二病者盖以有在氣在血之分也邪在氣氣爲是而動邪在血血爲所生病氣留而不行爲氣病血壅而不濡爲血病故先爲是動後所生病也先後云者抑氣在外血在內外

先受邪則內亦從之而病歟然邪亦有只在氣亦有徑在血者又不可以先後拘也

一陽曰是動所生病便是陰陽

二十三難曰手足三陰三陽脉之度數可曉以不然手三陽之脉從手至頭長五尺五六合三丈手三陰之脉從手至胸中長三尺五寸三六一丈八尺五六三尺合二丈一尺足三陽之脉從足至頭長八尺六八四丈八尺足三陰之脉從足至胸長六尺五寸六六三丈六尺五六三尺合三丈九尺人兩足蹻脉從足至目長七尺五寸二七一丈四尺二五一尺合一丈五尺督脉任脉各長四尺五寸二

四八尺二五一尺合九尺凡脈長一十六丈二尺此所謂十二經脈長短之數也

滑氏曰此靈樞二十七篇全文三陰三陽靈樞皆作六陰六陽義尤明白按經脈之流注則手之三陽從手走至頭手之三陰從腹走至手足之三陽從頭下走至足足之三陰從足上走入腹此舉經脈之度數故皆自手足言人兩足蹻脈指陰蹻也陰蹻脈起於跟中自然骨之後上內踝之上直上循陰股入陰循腹上胸裏行缺盆出人迎之前入頄內廉屬目內眥合太陽脈為足少陰之別絡也足三陽之脈從足至頭長八尺考工記亦

云人身長八尺蓋以同身尺寸言之

一陽曰予作一捷法易記歌曰陽五陰三五足八陰六五陰蹻丈五分督任九尺匀此是十六丈二尺度數零

陰蹻起足跟中委曲上行屬目内皆因從足至目知是陰蹻盖手三陽五尺算手三陰三尺五寸算足三陽走八尺足三陰走六尺五寸陰蹻兩足共一丈五尺此難越人首問脉之度數可曉以不此即是三十七難於何發起之說

經脉十二絡脉十五何始何窮也然經脉者行血氣通陰陽以榮其身者也其始從中焦注手太陰陽明陽明注足

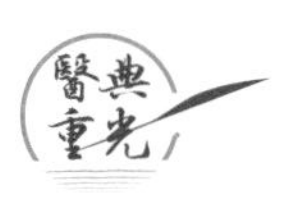

陽明太陰太陰注手少陰太陽太陽注足太陽少陰少陰注手心主少陽少陽注足少陽厥陰厥陰復還注手太陰別絡十五皆因其原如環無端轉相灌漑朝於寸口人迎以處百病而決死生也有圖

滑氏曰因者隨也原者始也朝猶朝會之朝以用也因上文經脉之尺度而推言經絡之行度也直行者謂之經旁出者謂之絡十二經有十二絡兼陽絡陰絡脾之大絡爲十五絡也謝氏曰始從中焦者盖謂飲食入口藏於胃其精微之化注手太陰陽明以次相傳至足厥陰厥陰復還注手太陰也絡脉十五皆隨十二經脉之

所始轉相灌溉如環之無端朝於寸口人迎以之處百病而決死生也寸口人迎古法以俠喉兩旁動脉爲人迎至晉王叔和直以左手關前一分爲人迎右手關前一分爲氣口後世宗之愚謂昔人所以取人迎氣口者蓋人迎爲足陽明胃經受穀氣而養五藏者也氣口爲手太陰肺經朝百脉而平權衡者也

一陽曰卽肺寅大卯胃辰經脾巳心午小未中申膀酉腎心胞戌亥三子膽丑肝通與一難五十度復會於手太陰參看

經云明知終始陰陽定矣何謂也然終始者脉之紀也寸

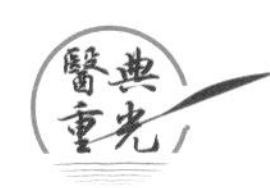

口人迎陰陽之氣通於朝使如環無端故曰始也終者三陰三陽之脉絕絕則死死各有形故曰終也

滑氏曰謝氏云靈樞第九篇曰凡刺之道畢於終始明知終始五藏爲紀陰陽定矣又曰不病者脉口人迎應四時也少氣者脉口人迎俱少而不稱尺寸也此一節因上文寸口人迎處百病決死生而推言之謂欲曉知終始於陰陽爲能定之盖以陽經取決於人迎陰經取決於氣口也朝使者朝謂氣血如水潮應時而灌溉使謂陰陽相爲用也始如生物之始終如生物之窮欲知死生脉以候之陰陽之氣通於朝使如環無端則不病

一或不相朝使則病矣况三陰三陽之脉絶乎絶必死矣其死之形狀具於下篇尤宜叅看

一陽曰始是內候上一難至此詳終是外候下文詳一難曰此五臟六腑之所終始正此終始也越人到此方細細的說出來

二十四難曰手足三陰三陽氣已絶何以爲候可知其吉凶不然足少陰氣絶則骨枯少陰者冬脉也伏行而溫於骨髓故骨髓不溫則肉不着骨骨肉不相親則肉濡而却肉濡而却故齒長而枯髮無潤澤無潤澤者骨先死戊日篤巳日死

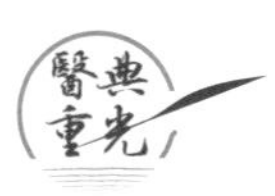

滑氏曰此下六節與靈樞第十篇文皆大同小異濡讀爲軟腎其華在髮其充在骨腎絕則不能充於骨榮於髮肉濡而却謂骨肉不相着而肉濡縮也戊已土也土勝水故以其所勝之日篤而死矣

一陽曰此是土尅水的外候天一生水人之有又譬如樹之有根故越人先又也再與十四難第二節參看彼亦是五臟外候此與十一難參看彼以脉而候內此以形而候外言臟而不言腑盖腑病易治而臟絕則難治故在重的一邊說或病自外而之內或自內而之外未有臟尅而腑獨無恙者也越人下文只言六陽氣俱絕

可見不必鎖鎖矣

足太陰氣絕則脉不營其口唇口唇者肌肉之本也脉不營則肌肉不滑澤肌肉不滑澤則肉滿肉滿則唇反唇反則肉先死甲日篤乙日死矣

滑氏曰 脾其華在唇四白其充在肌脾絕則肉滿唇反也肉滿謂肌肉不滑澤而緊急䐜䐜也

一陽曰 此是木尅土的外候

足厥陰氣絕則筋縮引卵與舌卷厥陰者肝脉也肝者筋之合也筋者聚於陰器而絡於舌本故脉不營則筋縮急筋縮急則引卵與舌故舌卷卵縮此筋先死庚日篤辛日

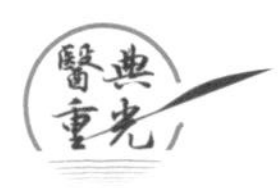

死矣

滑氏曰肝者筋之合其華在爪其充在筋筋者聚於陰器而絡於舌本肝絕則筋縮引卵與舌也王充論衡云甲乙病者生死之期常之庚辛

一陽曰此是金尅木的外候

手太陰氣絕則皮毛焦太陰者肺也行氣温於皮毛者也氣弗營則皮毛焦皮毛焦則津液去津液去則皮節傷皮節傷則皮枯毛折毛析者則毛先死丙日篤丁日死矣

滑氏曰肺者氣之本其華在毛其充在皮肺絕則皮毛焦而津液去皮節傷以諸液皆會於節也

一陽曰　此是火尅金的外候

手少陰氣絶則脉不通，脉不通則血不流，血不流則色澤去，故面色黑如黧，此血先死，壬日篤，癸日死矣。

滑氏曰　心之合脉也，其榮色也，其華在面，其充在血脉，心絶則脉不通，血不流，色澤去也。

一陽曰　此是水尅火的外候

三陰氣俱絶者，則目眩轉目瞑，目瞑者爲失志，失志者則志先死，死即目瞑也。

滑氏曰　三陰通手足經而言也。靈樞第十篇作五陰氣俱絶，則以手厥陰與手少陰同心經也。目眩轉目瞑者

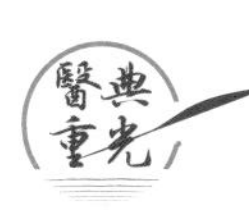

卽所謂脫陰者目盲此又其甚者也故云目瞑者失志而志先死也四明陳氏曰五藏陰氣俱絶則其志喪於內故精氣不注於目不見人而死

六陽氣俱絶者則陰與陽相離陰陽相離則腠理泄絶汗乃出大如貫珠轉出不流則氣先死旦占夕死夕占旦死

滑氏曰汗出而不流者陽絶故也陳氏曰六府陽氣俱絶則氣敗於外故津液脫而死

二十五難曰有十二經五藏六府十一耳其一經者何等經也然一經者少陰與心主別脉也心主手與三焦爲表裏俱有名而無形故言經有十二也

滑氏曰此篇問答謂五藏六府配手足之陰陽但十一經耳其一經者則以手少陰與心主各別爲一脉心主與三焦爲表裏俱有名而無形以此一經幷五藏六府共十二經也謝氏曰難經言手少陰心主與三焦者凡八篇三十一難分谿三焦經脉所始所終三十六難言腎之有兩左曰腎右曰命門初不以左右腎分兩手尺脉三十八難言三焦者原氣之別主持諸氣復申言其有名無形三十九難言命門者精神之所舍男子藏精女子係胞其氣與腎通又云六府正有五藏三焦亦是一府八難六十二六十六三篇言腎間動氣者人之生

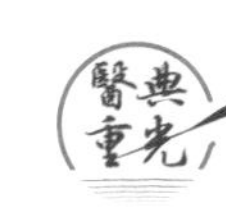

命十二經之根本也其名曰原三焦則原氣之別使也通此篇參互觀之可見三焦列爲六府之義孰唯其有名無形故得與手心主合心主爲手厥陰其經始于起胸中終于循小指次指出其端若手少陰則始于心中終于循小指之內出其端此手少陰與心主各別爲一脉也○或問手厥陰經曰心主又曰心包絡何也曰君火以名相火以位手厥陰代君火行事以用而言故曰手心主以經而言則曰心包絡一經而二名實相火也○虞庶云諸家言命門爲相火與三焦相表裏按難經止言手心主與三焦爲表裏無命門三焦表裏之說天左

寸火右寸金左關木右關土左尺水右尺火職之部位其義灼然於乎如虞氏此說則手心主與三焦相爲表裏而攝行君火明矣三十六難謂命門其氣與腎通則亦不離乎腎也其習坎之謂歟手心主爲火之閏位命門則水之同氣歟命門不得爲相火三焦不與命門配亦明矣虞氏之說良有旨哉諸家所以紛紛不決者盖有惑于金匱真言篇王注引正理論謂三焦者有名無形上合手心主下合右腎遂有命門三焦表裏之說夫人之有藏府一陰一陽自有定耦豈有一經兩配之理哉夫所謂上合手心主者正言其爲表裏下合右腎者則

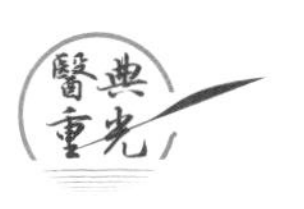

以三焦爲原氣之別使而言之爾知此則知命門與腎通三焦無兩配而諸家之言可不辨而自明矣若夫診脉部位則手厥陰相火居右尺之分而三焦同之命門既與腎通只當居左尺而謝氏據脉經謂手厥陰即手少陰心脉同部三焦脉上見寸口中見於關下焦與腎同也前既云初不以左右腎分兩手尺脉矣今如脉經所云則右尺當何所候耶

一陽曰人見越人以命門配三焦語其遺失心胞絡一經觀此對言心主別脉何嘗遺哉

二十六難曰經有十二絡有十五餘三絡者是何等絡也

然有陽絡有陰絡有脾之大絡陽絡者陽蹻之絡也陰絡者陰蹻之絡也故絡有十五焉

滑氏曰直行者謂之經傍出者謂之絡經猶江漢之正流絡則沱潛之支派每經皆有絡十二經有十二絡如手太陰屬肺絡大腸手陽明屬大腸絡肺之類今云絡有十五者以其有陽蹻之絡陰蹻之絡及脾之大絡也陽蹻陰蹻見二十八難謂之絡者蓋奇經既不拘於十二經直謂之絡亦可也脾之大絡名曰大包出淵腋三寸布胸脇其動應衣宗氣也四明陳氏曰陽蹻之絡統諸陽絡陰蹻之絡統諸陰絡脾之大絡又總統陰陽諸

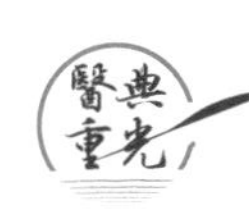

絡由脾之能溉養五藏也

二十七難曰脉有奇經八脉者不拘於十二經何也然有陽維有陰維有陽蹻有陰蹻有衝有督有任有帶之脉凡此八脉者皆不拘於經故曰奇經八脉也

滑氏曰脉有奇常十二經者常脉也奇經八脉則不拘於十二經故曰奇經奇對正而言猶兵家之云奇正也

虞氏曰奇者奇零之奇不偶之義謂此八脉不係正經陰陽無表裏配合別道奇行故曰奇經也此八脉者督脉督於後任脉任於前衝脉爲諸陽之海陰陽維則維絡於身帶脉束之如帶陽蹻得之太陽之別陰蹻本諸

少陰之別云

一陽曰此是八脉之名

經有十二絡有十五凡二十七氣相隨上下何獨不拘於經也然聖人圖設溝渠通利水道以備不然天雨降下溝渠溢滿當此之時霶霈妄作聖人不能復圖也此絡脉滿溢諸經不能復拘也

滑氏曰經絡之行有常度矣奇經八脉則不能相從也故以聖人圖設溝渠爲譬以見絡脉滿溢諸經不能復拘而爲此奇經也然則奇經蓋絡脉之滿溢而爲之者歟或曰此絡脉三字越人正指奇經而言也既不拘於

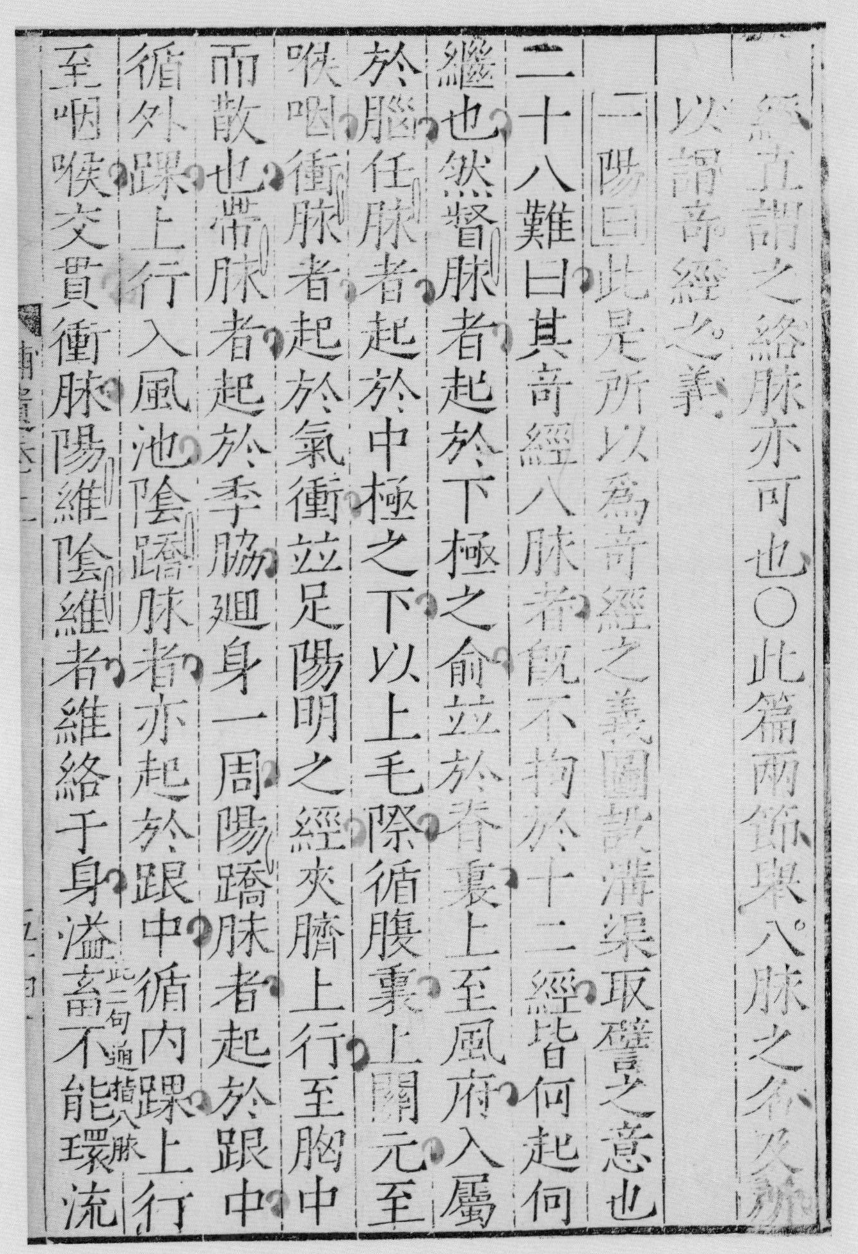

經五論之絡脉亦可也○此篇兩節舉八脉之名及所以謂奇經之義

二陽曰此是所以爲奇經之義圖說溝渠取譬之意也

二十八難曰其奇經八脉者旣不拘於十二經皆何起何繼也然督脉者起於下極之俞並於脊裏上至風府入屬於腦任脉者起於中極之下以上毛際循腹裏上關元至喉咽衝脉者起於氣衝並足陽明之經夾臍上行至胸中而散也帶脉者起於季脇迴身一周陽蹻脉者起於跟中循外踝上行入風池陰蹻脉者亦起於跟中循內踝上行至咽喉交貫衝脉陽維陰維者維絡于身溢畜此二句通指八脉不能環流

灌溉諸經者也故陽維起於諸陽會也陰維起於諸陰交也比於聖人圖設溝渠溝渠滿溢流於深湖故聖人不能拘通也而人脉隆盛入於八脉而不環周故十二經不能拘之其受邪氣畜則腫熱砭射之也

滑氏曰繼脉經作繫○督之爲言都也爲陽脉之海所以都綱乎陽脉也其脉起下極之俞由會陰歷長强循脊中行至大椎穴與手足三陽脉之交會上至瘖門與陽維會至百會與太陽交會下至鼻柱人中與陽明交會任脉起於中極之下曲骨穴任者妊也爲人生養之本衝脉起於氣衝穴至胸中而散爲陰脉之海内經作

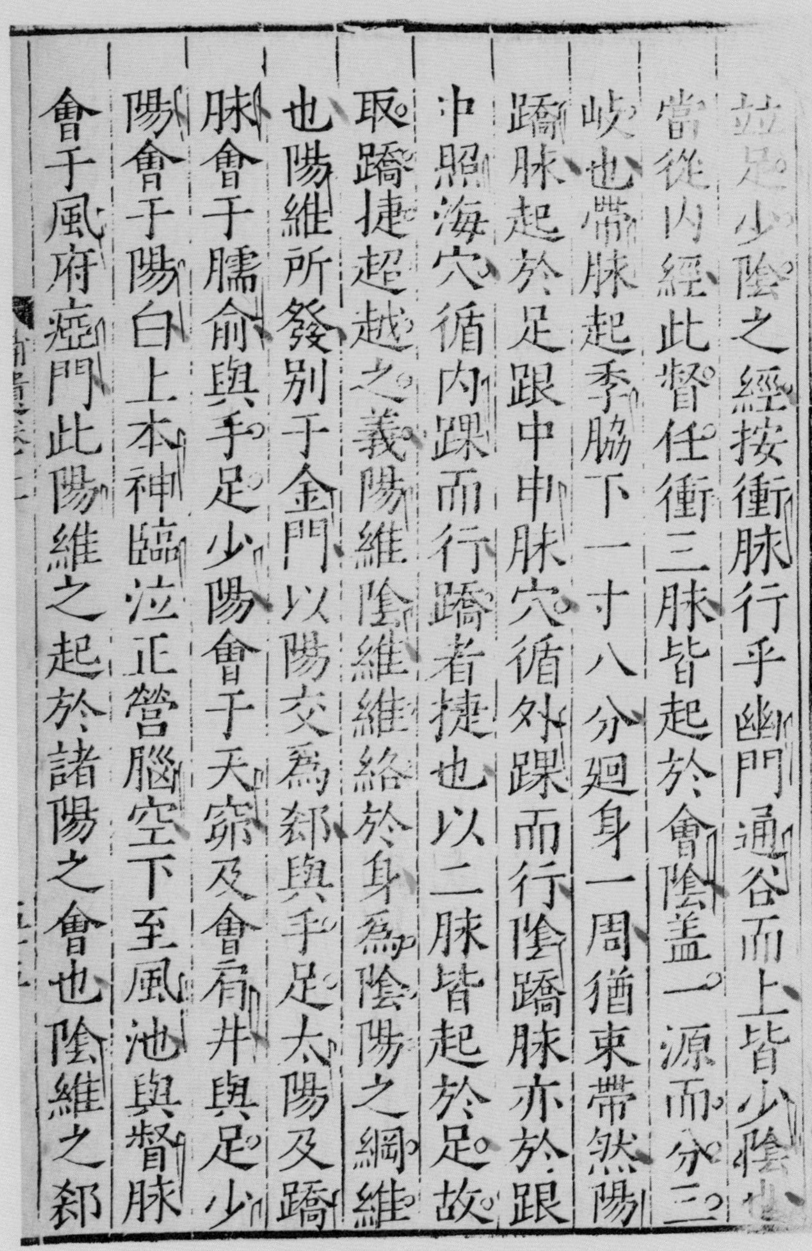

並足少陰之經按衝脉行乎幽門通谷而上皆少陰也當從内經此督任衝三脉皆起於會陰蓋一源而分三岐也帶脉起季脇下一寸八分廻身一周猶束帶然陽蹻脉起於足跟中申脉穴循外踝而行陰蹻脉亦於跟中照海穴循内踝而行蹻者捷也以二脉皆起於足故取蹻捷超越之義陽維陰維維絡於身為陰陽之綱維也陽維所發别于金門以陽交為郄與手足太陽及蹻脉會于臑俞與手足少陽會于天窌及會肩井與足少陽會于陽白上本神臨泣正營腦空下至風池與督脉會于風府瘂門此陽維之起於諸陽之會也陰維之郄

曰築賓與足太陰會于腹哀大横又與足太陰厥陰會于府舍期門又與任脉會于天突廉泉此陰維起於諸陰之交也溢畜不能環流灌溉諸經者也十二字當在十二經亦不能拘之之下則於此無陽維陰維所聞而於彼八脉得相從矣其受邪氣畜云云十二字謝氏則以爲於本文上下當有缺文然脉經無此疑衍文也或云當在三十七難關格不得盡其命而死矣之下因邪在六府而言也

一陽曰 督任便是陰陽伯仁作十四經發揮於此最詳

切

二十九難曰奇經之爲病何如然陽維維於陽陰維維於

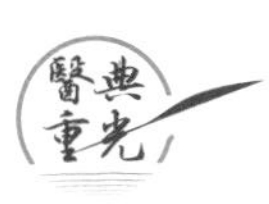

陰陽不能自相維則悵然失志溶溶不能自收持陽維為病苦寒熱陰維為病苦心痛陰蹻為病陽緩而陰急陽蹻為病陰緩而陽急衝之為病逆氣而裏急督之為病脊強而厥任之為病其內苦結男子為七疝女子為瘕聚帶之為病腹滿腰溶溶若坐水中此奇經八脈之為病也（陽維為病云云十四字說見鈌誤總類）

［滑氏］曰此言奇經之病也陰不能維於陰則悵然失志陽不能維於陽則溶溶不能自收持陽維行諸陽而主衛衛為氣氣居表故苦寒熱陰維行諸陰而主榮榮為血血屬心故苦心痛兩蹻脈病在陽則陽結急在陰則

陰結急受病者急不病者自和緩也衝脉從關元至咽喉故逆氣裏急督脉行背故脊強而厥任脉起胞門行腹故病苦内結男爲七疝女爲瘕聚也帶脉廻身一周故病狀如是溶溶無力貌此各以其經脉所過而言之

自二十七難至此義寔相因最宜通玩

一陽曰二十二難至二十九難論經絡流注始終長短度數竒經之行及病之吉凶也其間有言脉者非尺寸之脉乃經隧之脉也

三十難曰榮氣之行常與衛氣相隨不然經言人受氣於穀穀入於胃乃傳於五藏六府五藏六府皆受於氣其清

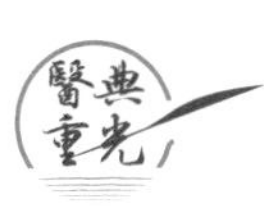

者爲榮濁者爲衛榮行脉中衛行脉外營周不息五十而復大會陰陽相貫如環之無端故知榮衛也圖有

滑氏曰此篇與靈樞第十八篇岐伯之言同但穀入於胃乃傳與五藏六府五藏六府皆受於氣靈樞作穀入於胃以傳與肺五藏六府皆以受氣爲少殊爾皆受於氣之氣指水穀之氣而言五十而復大會說見一難中

四明陳氏曰榮陰也其行本遲衛陽也其行本速然而清者滑利濁者慓悍皆非濡滯之體故凡衛行於外榮即從行於中是知其行常得相隨共周其度濬南王氏曰清者體之上也陽也火也離中之一陰降故午後一

陰生卽心之生血也故曰清氣爲榮天之清不降天之濁能降爲六陰驅而使之下也云清氣者總離之體言之濁者體之下也陰也水也坎中之一陽升故子後一陽生卽腎之生氣也故曰濁氣爲衛地之濁不升地之清能升爲六陽舉而使之上也云濁氣者總坎之體言之經云地氣上爲雲天氣下爲雨雨出地氣雲出天氣此之謂也愚謂以用而言則清氣爲榮者濁中之清者也濁氣爲衛者清中之濁者也以體而言則清之用不離乎濁之體濁之用不離乎清之體故謂清氣爲榮濁氣爲衛亦可也謂榮濁衛清亦可也紀氏亦云素問曰榮者水穀之精氣則清衛者水穀之悍氣則濁精氣入於脉中則濁悍氣

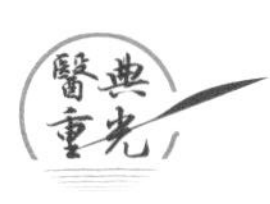

行於脉外則清或問三十二難云血爲榮氣爲衛此[illegible]榮衛皆以氣言者何也曰經云榮者水穀之精氣衛者水穀之悍氣又云清氣爲榮濁氣爲衛盖統而言之則榮衛皆水穀之氣所爲故悉以氣言可也析而言之則榮爲血而衛爲氣固自有分矣是故榮行脉中衛行脉外猶水澤之於川澮風雲之於太虛也

一陽曰榮衛是陰陽胃是箇死字氣是箇活字三十難至四十三難言榮衛三焦臟腑腸胃之詳又云川澮太虛先天脉之體也水澤風雲後天穀氣之用也先天後天互相依附也

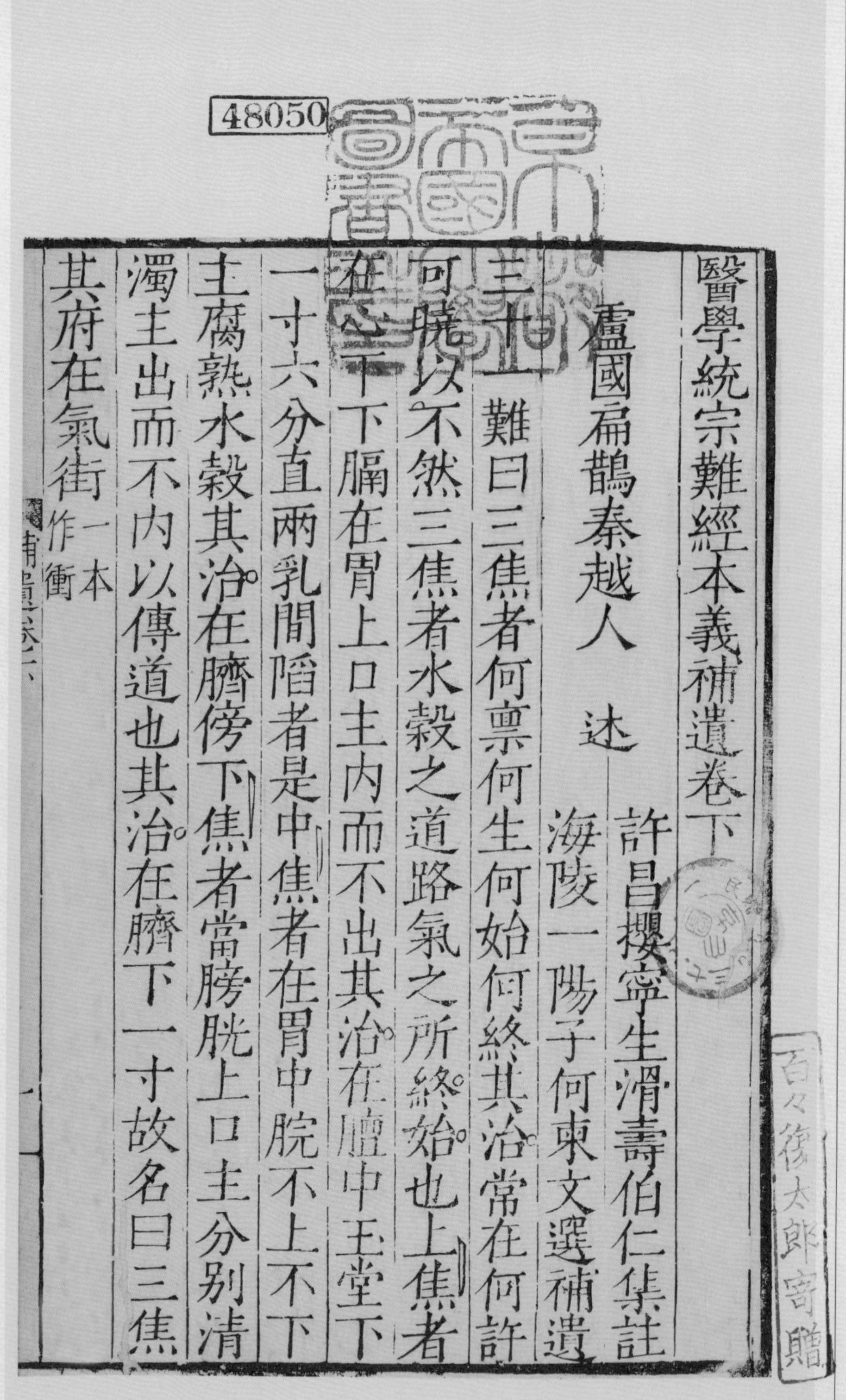

醫學統宗難經本義補遺卷下

許昌攖寧生滑壽伯仁集註

盧國扁鵲秦越人　述　　海陵一陽子何東文選補遺

三十一難曰：三焦者，何稟何生？何始何終？其治常在何許？可曉以不？然：三焦者，水穀之道路，氣之所終始也。上焦者，在心下，下膈，在胃上口，主內而不出，其治在膻中，玉堂下一寸六分，直兩乳間陷者是。中焦者，在胃中脘，不上不下，主腐熟水穀，其治在臍傍。下焦者，當膀胱上口，主分別清濁，主出而不內，以傳道也，其治在臍下一寸。故名曰三焦，其府在氣街。一本作衝

補遺卷下

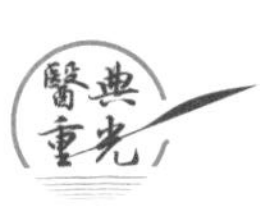

滑氏曰人身之府藏有形有狀有稟有生如肝稟氣於木生於水心稟氣於火生於木之類莫不皆然惟三焦既無形狀而所稟所生則元氣與胃氣而已故云水穀之道路氣之所終始也上焦其治在膻中中焦其治在臍傍天樞穴下焦其治在臍下一寸陰交穴治猶司也猶郡縣治之治謂三焦處所也或云治作平聲讀謂三焦有病當各治其處蓋刺法也三焦相火也火能腐熟萬物焦從火亦腐物之氣命名取義或有在於此歟靈樞第十八篇曰上焦出於胃上口並咽以上貫膈而布胸中走腋循太陰之分而行還至陽明上至舌下足陽

明常與營衛俱行於陽二十五度行於陰亦二十五度
一周也故五十度而復大會於手大陰矣中焦亦傍胃
口出上焦之後此所受氣者泌糟粕蒸津液化其精微
上注於肺脉乃化而爲血以養生身莫貴於此故獨得
行於經隧命曰營氣下焦者別廻腸注於膀胱而滲入
焉故水穀者常并居於胃中成糟粕而俱下於大小腸
而成下焦滲而俱下濟泌別汁循下焦而滲入膀胱焉
謝氏曰詳靈樞本文則三焦有名無形尤可見矣古益
袁氏曰所謂三焦者於膈膜脂膏之内五藏五府之隙
水穀流化之關其氣融會於其間熏蒸膈膜發達皮膚

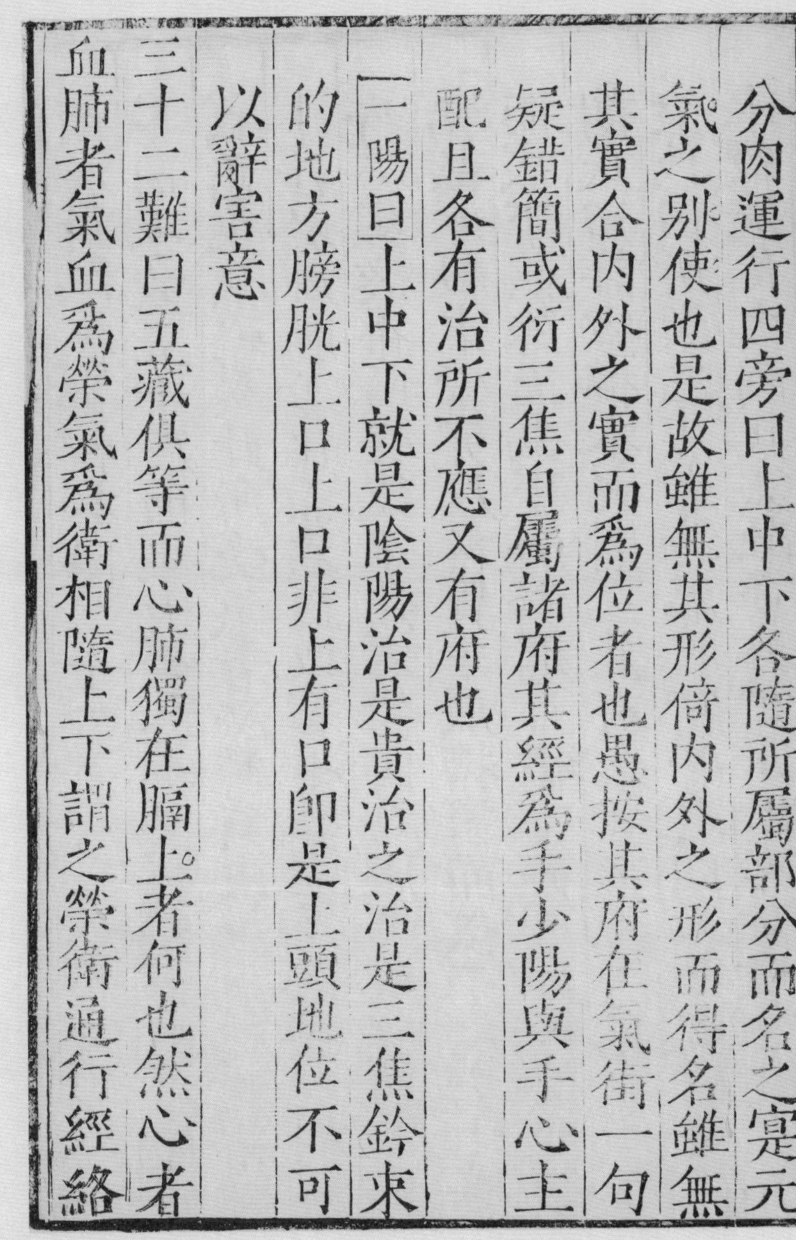

分肉運行四旁曰上中下各隨所屬部分而名之寔元氣之别使也是故雖無其形倚内外之形而得名雖無其實合内外之實而爲位者也愚按其府在氣街一句疑錯簡或衍三焦自屬諸府其經爲手少陽與手心主配且各有治所不應又有府也

一陽曰上中下就是陰陽治是貴治之治是三焦鈐束的地方膀胱上口上口非上有口卽是上頭地位不可以辭害意

三十二難曰五藏俱等而心肺獨在膈上者何也然心者血肺者氣血爲榮氣爲衛相隨上下謂之榮衛通行經絡

營周於外故令肺在膈上也

滑氏曰心榮肺衛通行經絡營周於外猶天道之運於上也膈者隔也凡人心下有膈膜與脊脇周回相著所以遮隔濁氣不使上熏於心肺也四明陳氏曰此特言其位之高下耳若以五藏德化論之則尤有説焉心肺既能以血氣生育人身則此身之父母也以父母之尊亦自然居於上矣内經曰膈肓之上中有父母此之謂也

一陽曰心肺就是陰陽此外字非内外之外廼周身經絡之鈐束也此以上下言三十五難以遠近言

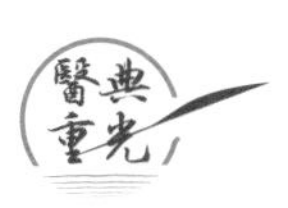

三十三難曰肝青象木肺白象金肝得水而沉木得水而浮肺得水而浮金得水而沉其意何也然肝者非爲純木也乙角也庚之柔一句大言陰與陽小言夫與婦釋其微陽而吸其微陰之氣其意樂金又行陰道多故令肝得水而沉也肺者非爲純金也辛商也丙之柔一句大言陰與陽小言夫與婦釋其微陰婚而就火其意樂火又行陽道多故令肺得水而浮也肺熟而復沉肝熟而復浮者何也故知辛當歸庚乙當歸甲也有圖

滑氏曰四明陳氏云肝屬甲乙木應角音而重濁析而言之則甲爲木之陽乙爲木之陰合而言之則皆陽也

以其屬少陽而位於人身之陰分故爲陰中之陽夫陽者必合陰甲乙之陰陽本自爲配合而乙與庚通剛柔之道乙乃合甲之微陽而反樂金故吸受庚金微陰之氣爲之夫婦木之性本浮以其受金之氣而居陰道故得水而沉也及熟之則所受金之氣去乙復歸之甲而木之本體自然還浮也肺屬庚辛金應商音而輕清析而言之則庚爲金之陽辛爲金之陰合而言之則皆陰也以其屬太陰而位於人身之陽分故爲陽中之陰夫陰者必合陽庚辛之陰陽本自爲配合而辛與丙通剛柔之道辛乃合庚之微陰而反樂夫火故就丙火之陽

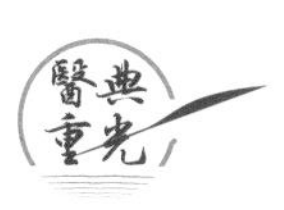

爲之夫婦金之性本沉以其受火之氣炎上而居陽道故得水而浮也及熟之則所受火之氣乃去辛復歸之庚而金之本體自然還沉也古益袁氏曰肝爲陰木乙也肺爲陰金辛也角商各其音也乙與庚合丙與辛合猶夫婦也故皆暫捨其本性而隨夫之氣習以見陰陽相感之義焉况肝位膈下肺居膈上上陽下陰所行之道性隨而分故木浮而反肖金之沉金沉而反肖火之上行而浮也凡物極則反及其經制化變革則歸根復命焉是以肝肺熟而各肖其木金之本性矣紀氏曰肝爲陰中之陽陰性尚多不隨於木故得水而沉也肺爲

陽中之陰陽性尚多不隨於金故得水而浮也此乃言其大者耳若言其小則乙庚丙辛夫婦之道也及其熟而沉浮反者各歸所屬見其本性故也周氏曰肝畜血血陰也多血少氣體凝中窒雖有脈絡內經非玲瓏空虛之比故得水而沉也及其熟也濡而潤者轉爲乾燥凝而窒者變爲通虛宜其浮也肺主氣氣陽也多氣少血體四垂而輕泛孔竅玲瓏脈絡旁達故得水而浮也熟則體皆揫斂孔竅窒寔輕舒者變而緊縮宜其沉也斯物理之當然與五行造化默相符合耳謝氏曰此因物之性而推其理也愚謂肝爲陽陰中之陽也陰性尚

多故曰微陽其居在下行陰道也肺爲陰陽中之陰也
陽性尚多故曰微陰其居在上行陽道也熟則無所樂
而反其本矣何也物熟而相交之氣散也
一陽曰金木就是陰陽造化妙於肝肺隱而不可知機
緘露於浮沉顯而神可見噫天地萬物纖芥無非造化
神於其間卽此二物不類推乎分而言之一藏又各具
一太極也
三十四難曰五藏各有聲色臭味皆可曉知以不然十變
言肝(木)色青其臭(火)燥其味(土)酸其聲(金)呼其液(水)泣心(木)色赤其臭(火)焦
其味(土)苦其聲(金)言其液(水)汗脾(木)色黃其臭(火)香其味(土)甘其聲(金)歌(土)

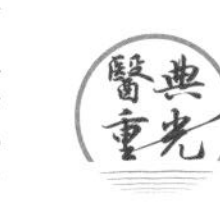

液涎肺色白其臭腥其味辛其聲哭其液涕腎色黑其臭腐其味鹹其聲呻其液唾是五藏聲色臭味也有圖

滑氏曰此五藏之用也聲色臭味下欠液字肝色青臭臊木化也呼出木也味酸曲直作酸也液泣通乎目也心色赤臭焦火化也言揚火也味苦炎上作苦也液汗心主血汗爲血之屬也脾色黃臭香土化也歌緩土也一云脾神好樂故其聲主歌味甘稼穡作甘也液涎通乎口也肺色白臭腥金化也哭慘金也味辛從革作辛也液涕通乎鼻也腎色黑臭腐水化也呻吟誦也象木之聲味鹹潤下作鹹也液唾水之屬也四明陳氏曰腎

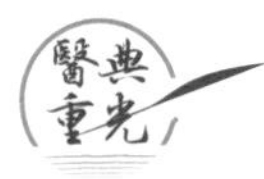

位遠非伸之則氣不得及於息故聲之呻者自腎出也
然肺主聲肝主色心主臭脾主味腎主液五藏錯綜互
相有之故云十變也五五二十五變
一陽曰聲色臭味各各有陰陽望聞問切到此備矣大
哉醫聖之格言乎以一身論之五藏爲一身之大極又
折而遠近也又云一藏又具木火土金水五行
五藏有七神各何所藏耶然藏者人之神氣所舍藏也故
肝藏魂肺藏魄心藏神脾藏意與智腎藏精與志也
滑氏曰藏者藏也人之神氣藏於內焉魂者神明之輔
弼也隨神往來謂之魂魄者精氣之匡佐也並精而出

者謂之魄神者精氣之化成也兩精相薄謂之神脾主思故藏意與智腎者作強之官伎巧出焉故藏精與志也此因五藏之用而言五藏之神是故五用著於外七神蘊於內也

一陽曰 修養調攝關捷下手處不外乎此

三十五難曰五臟各有所府皆相近而心肺獨去大腸小腸遠者何也然經言心榮肺衛通行陽氣故居在上大腸小腸傳陰氣而下故居在下所以相去而遠也

滑氏曰 心榮肺衛行陽氣而居上大腸小腸傳陰氣而居下不得不相遠也

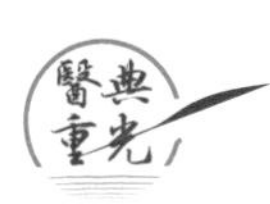

一陽曰前三十二難意言上下此言腑臟相去不遠而心肺之腑臟遠何也此近遠就是上下即所司形上一邊說甚易知易見

又諸府者皆陽也清淨之處今大腸小腸胃與膀胱皆受不淨其意何也

滑氏曰又問諸府既皆陽也則當爲清淨之處何故大腸小腸胃與膀胱皆受不淨耶

然諸府者謂是非也經言小腸者受盛之府也大腸者傳寫行道之府也膽者清淨之府也胃者水穀之府也膀胱者津液之府也一府猶無兩名故知非也小腸者心之府

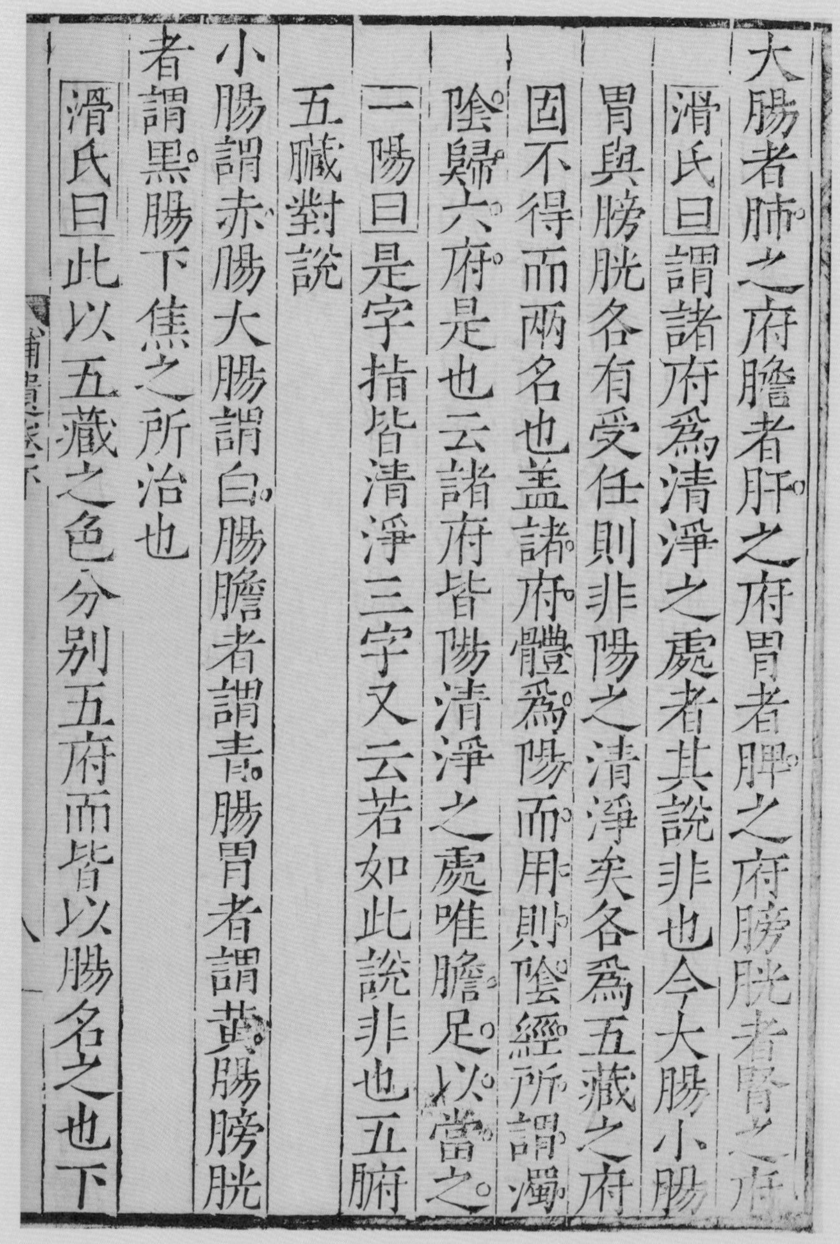

大腸者肺之府膽者肝之府胃者脾之府膀胱者腎之府

滑氏曰謂諸府爲清淨之處者其說非也今大腸小腸胃與膀胱各有受任則非陽之清淨矣各爲五藏之府固不得而兩名也蓋諸府體爲陽而用則陰經所謂濁陰歸六府是也云諸府皆陽清淨之處唯膽足以當之

一陽曰是字指皆清淨三字又云若如此說非也五腑五藏對說

小腸謂赤腸大腸謂白腸膽者謂青腸胃者謂黄腸膀胱者謂黑腸下焦之所治也

滑氏曰此以五藏之色分別五府而皆以腸名之也下

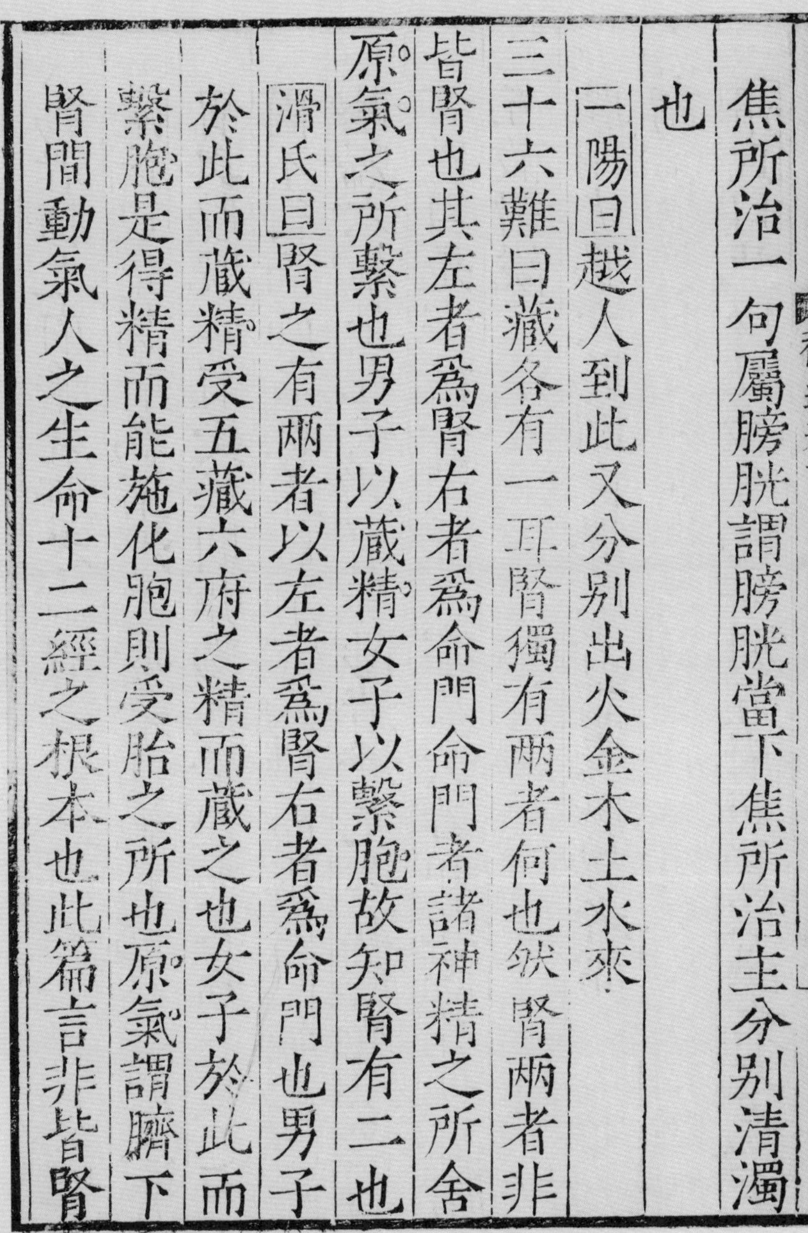

焦所治一句屬膀胱謂膀胱當下焦所治主分別清濁也

［二陽曰］越人到此又分別出火金木土水來

三十六難曰藏各有一耳腎獨有兩者何也然腎兩者非皆腎也其左者爲腎右者爲命門命門者諸神精之所舍原氣之所繫也男子以藏精女子以繫胞故知腎有二也

［滑氏曰］腎之有兩者以左者爲腎右者爲命門也男子於此而藏精受五藏六府之精而藏之也女子於此而繫胞是得精而能施化胞則受胎之所也原氣謂臍下腎間動氣人之生命十二經之根本也此篇言非皆腎

也三十九難亦言左爲腎右爲命門而又云其氣與腎通是腎之兩者其實則一爾故項氏家說引沙隨程可久曰北方常配二物故惟坎加習於物爲龜爲蛇於方爲朔爲北於大玄爲罔爲冥難經曰藏有一而腎獨兩此之謂也〇此之三十八難三十九難諸篇前後參攷其義乃盡

三十七難曰五藏之氣於何發起通於何許可曉以不然五藏者當上關於九竅也故肺氣通於鼻鼻和則知香臭矣肝氣通於目目和則知黑白矣脾氣通於口口和則知穀味矣心氣通於舌舌和則知五味矣腎氣通於耳耳和

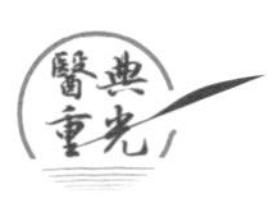

則知五音矣

滑氏曰謝氏云本篇問五藏之氣於何發起通於何許答文止言五藏通九竅之義而不及五藏之發起恐有缺文愚按五藏發起當如二十三難流注之說上關九竅靈樞作七竅者是下同

一陽曰此下只說通遺失於何發起的答辭

五藏不和則九竅不通六府不和則留結爲癰

滑氏曰此二句結上起下之辭五藏陰也陰不和則病於内六府陽也陽不和則病於外

邪在六府則陽脉不和陽脉不和則氣留之氣留之則陽

脈盛矣邪在五藏則陰脈不和陰脈不和則血留之血留之則陰脈盛矣陰氣太盛則陽氣不得相營也故曰格陽氣太盛則陰氣不得相營也故曰關陰陽俱盛不得相營也故曰關格關格者不得盡其命而死矣

滑氏曰此與靈樞第十七篇文大同小異○或云二十八難其受邪氣畜則腫熱砭射之也十二字當爲此章之結語蓋陰陽之氣太盛而至於關格者必死若但受邪氣畜則宜砭射之其者指物之辭因上文六府不和及邪在六府而言之也

一陽曰此一節越人述靈樞脈度第十七篇全文可與

前三難二十二難參看

經言氣獨行於五藏不營於六府者何也然夫氣之所行也如水之流不得息也故陰脉營於五藏陽脉營於六府如環無端莫知其紀終而復始其不覆溢人氣内温於藏府外濡於腠理

滑氏曰此因上章營字之意而推及之也亦與靈樞十七篇文大同小異所謂氣獨行於五藏不營於六府者非不營於六府也謂在陰經則營於五藏在陽經則營於六府脉氣周流如環無端則無關格覆溢之患而人之氣内得以温於藏府外得以濡於腠理矣○四明陳

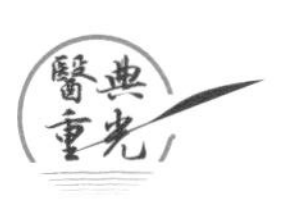

氏曰府有邪則陽脉盛藏有邪則陰脉盛陰脉盛者陰氣關於下陽脉盛者陽氣格於上然而未至於死陰陽俱盛則既關且格格則吐而食不下關則二陰閉不得大小便而死矣藏府氣和而相營陰不覆陽不溢又何關格之有

一陽曰 獨字訓作疑而未决之辭似説是獨行於五臓甲乙經有如川之流靈樞經還有如日月之行不休一句

三十八難曰藏惟有五府獨有六者何也然所以府有六者謂三焦也有原氣之別焉主持諸氣有名而無形其經

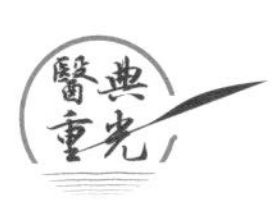

屬手少陽此外府也故言府有六焉

〔滑氏曰〕三焦主持諸氣爲原氣別使者以原氣賴其導引潛行默運於一身之中無或間斷也外府指其經爲手少陽而言蓋三焦外有經而内無形故云詳見六十六難

〔一陽曰〕三十八難三十九難總以三焦與命門反復言其無形原氣之別與六十二難六十六難參看原字與八難原字同

三十九難曰經言府有五藏有六者何也然六府者正有五府也五藏亦有六藏者謂腎有兩藏也其左爲腎右爲

命門命門者精神之所舍也男子以藏精女子以繫胞其氣與腎通故言藏有六也府有五者何也然五藏各一府三焦亦是一府然不屬於五藏故言府有五焉

滑氏曰前篇言藏有五府有六此言府有五藏有六者以腎之有兩也腎之兩雖有左右命門之分其氣相通寔皆腎而已府有五者以三焦配合手心主也合諸篇而觀之謂五藏六府可也五藏五府亦可也六藏六府亦可也

一陽曰與前三十六難參看

四十難曰經言肝（木）主色心（火）主臭脾（土）主味肺（金）主聲腎（水）主液鼻

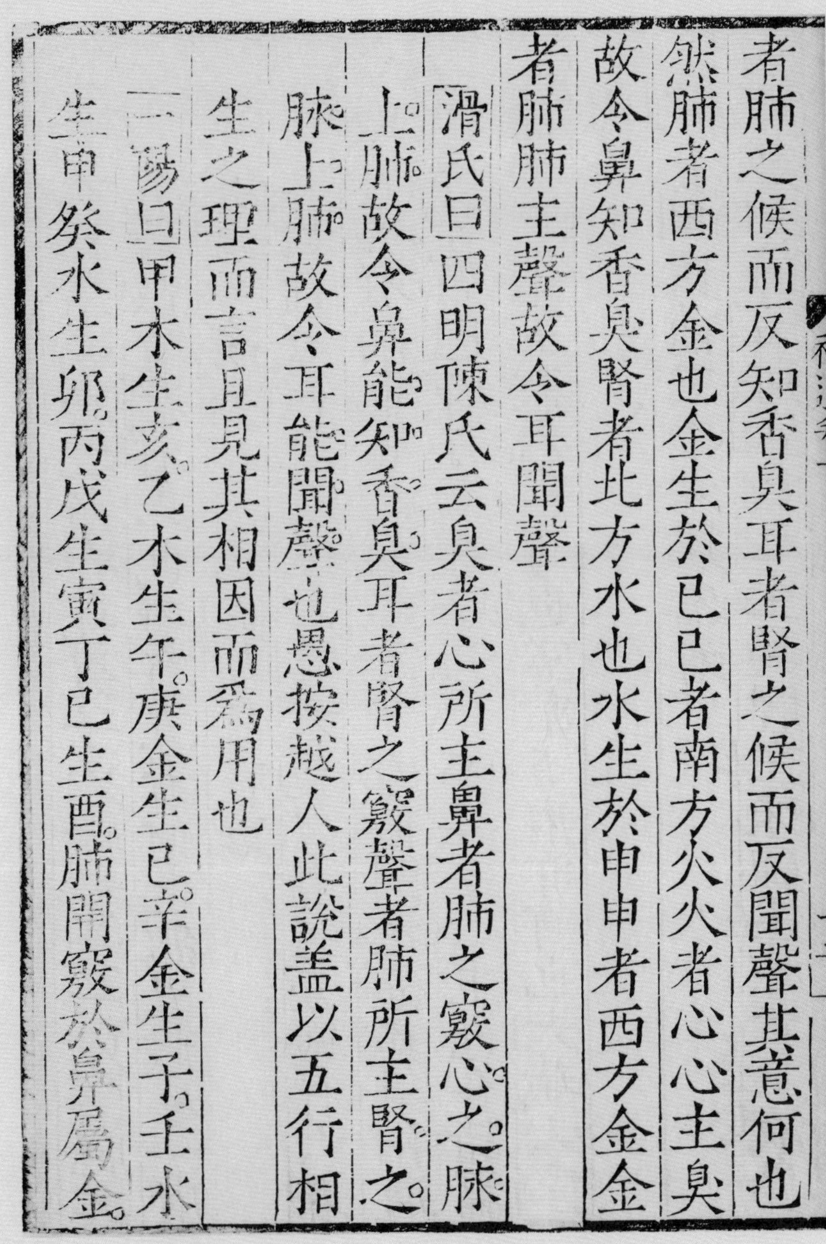

者肺之候而反知香臭耳者腎之候而反聞聲其意何也

然肺者西方金也金生於巳巳者南方火火者心心主臭故令鼻知香臭腎者北方水也水生於申申者西方金金者肺肺主聲故令耳聞聲

滑氏曰四明陳氏云臭者心所主鼻者肺之竅心之脉上肺故令鼻能知香臭耳者腎之竅聲者肺所主腎之脉上肺故令耳能聞聲也愚按越人此說盖以五行相生之理而言且見其相因而爲用也

一陽曰甲木生亥乙木生午庚金生巳辛金生子壬水生申癸水生卯丙戊生寅丁巳生酉肺開竅於鼻爲金

心主臭屬火鼻之所以聞臭者夫婦之相感也腎開竅於耳屬水肺主聲屬金耳之所以聞聲者子母之相通也

四十一難曰肝獨有兩葉以何應也然肝者東方木也木者春也萬物始生其尚幼小意無所親去太陰尚近離太陽不遠猶有兩心故有兩葉亦應木葉也

滑氏曰四明陳氏云五藏之相生母子之道也故腎爲肝之母屬陰中之太陰心爲肝之子屬陽中之太陽肝之位切近乎腎亦不遠乎心也愚謂肝有兩葉應東方之木木者春也萬物始生草木甲拆兩葉之義也越人

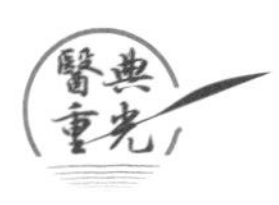

偶有見於此而立爲論説不必然不必不然也其曰太陰太陽固不必指藏氣及月令而言但隆冬爲陰之極首夏爲陽之盛謂之太陰太陽無不可也凡讀書要須融活不可滞泥先儒所謂以意逆志是謂得之信矣後篇謂肝左三葉右四葉此云兩葉總其大者爾

一陽曰肝屬木故象木木之初生多是兩岐故兩葉也

人眼胞屬太陰故云近睛明穴屬太陽故云不遠甚捷

猶有兩心因水火不相得而肝欲水以爲母向水一邊是順在尅火的賊邪了又要生子火是木之子母無不愛子既愛子不消愛水矣所以謂之有兩心

四十二難曰人腸胃長短受水穀多少各幾何然胃大一尺五寸徑五寸長二尺六寸橫屈受水穀三斗五升其中常留句穀二斗水一斗五升小腸大二寸半徑八分分之少半長三丈二尺受穀二斗四升水六升三合合之太半回腸大四寸徑一寸半長二丈一尺受穀一斗水七升半廣腸大八寸徑二寸半長二尺八寸受穀九升三合八分合之一故腸胃凡長五丈八尺四寸合受水穀八斗七升六合八分合之一此腸胃長短受水穀之數也

滑氏曰 回腸即大腸廣腸肛門之總稱也

一陽曰 大即圓數徑數以三分之一折量其多寡在分

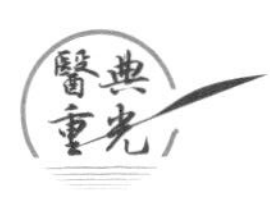

之少半即零法不必拘拘額定也夫數有零纔昭合生生不息之妙。若額設是多少無零則失人之大小肥瘦不齊矣物之不齊物之情焉可一定哉今算總共九斗二升一合有零除八斗七升六合內少四升五合有零除一日再至圓之數抑元氣磅礴也銷鑠了些

肝重四斤四兩左三葉右四葉凡七葉主藏魂心重十二兩中有七孔三毛盛精汁三合主藏神脾重二斤三兩扁廣三寸長五寸有散膏半斤主裹血溫五藏主藏意肺重三斤三兩六葉兩耳凡八葉主藏魄腎有兩枚重一斤一兩主藏志膽在肝之短葉間重三兩三銖盛精汁三合胃

重二斤十四兩紆曲屈伸長二尺六寸大一尺五寸徑五寸盛穀二斗水一斗五升小腸重二斤十四兩長三丈二尺廣二寸半徑八分分之少半左回疊積十六曲盛穀二斗四升水六升三合合之太半大腸重二斤十二兩長二丈一尺廣四寸徑一寸當臍右回疊積十六曲盛穀一斗水七升半膀胱重九兩二銖縱廣九寸盛溺九升九合口廣二寸半脣至齒長九分齒以後至會厭深三寸半大容五合舌重十兩長七寸廣二寸半咽門重十兩廣二寸半至胃長一尺六寸喉嚨重十二兩廣二寸長一尺二寸九節肛門重十二兩大八寸徑二寸太半長二尺八寸受穀

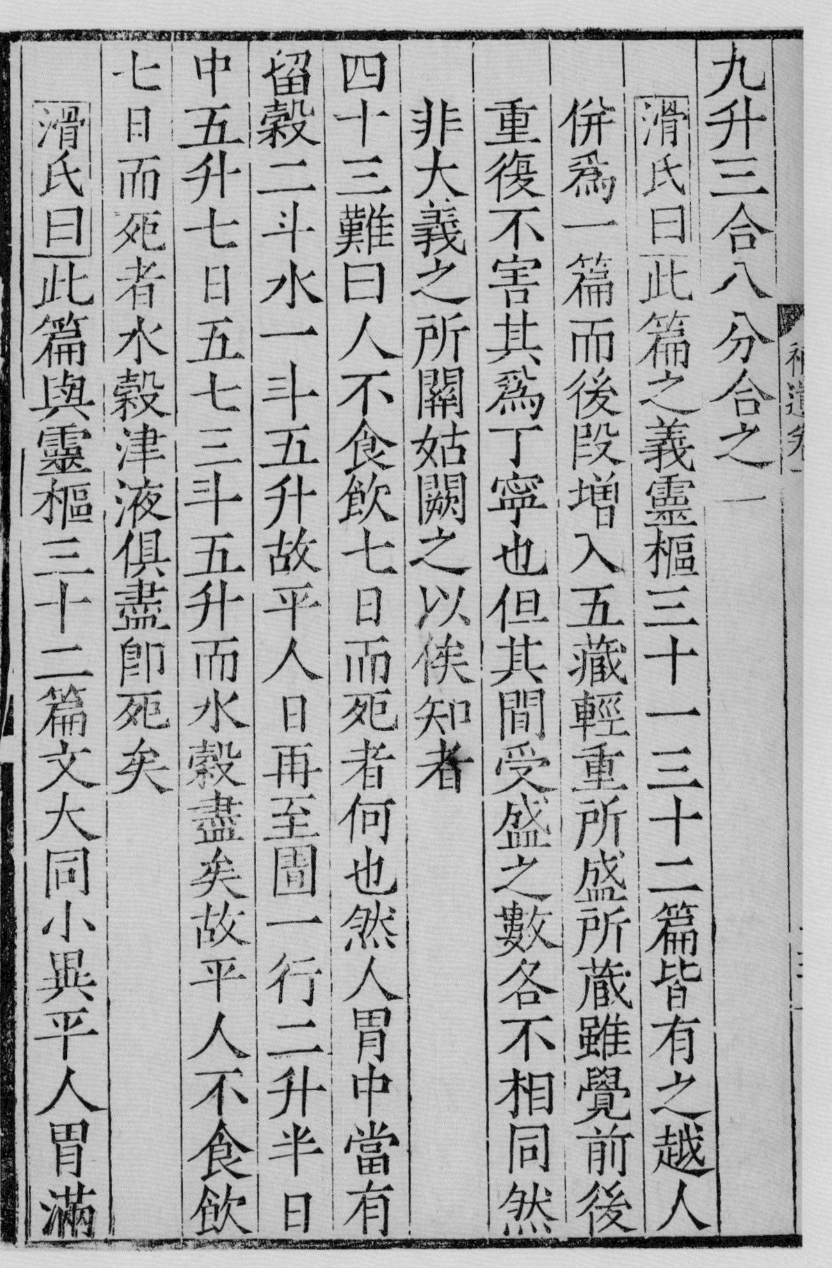

九升三合八分合之一

滑氏曰此篇之義靈樞三十一三十二篇皆有之越人併爲一篇而後段增入五藏輕重所盛所藏雖覺前後重復不害其爲丁寧也但其間受盛之數各不相同然非大義之所關姑闕之以俟知者

四十三難曰人不食飲七日而死者何也然人胃中當有留穀二斗水一斗五升故平人日再至圊一行二升半日中五升七日五七三斗五升而水穀盡矣故平人不食飲七日而死者水穀津液俱盡卽死矣

滑氏曰此篇與靈樞三十二篇文大同小異平人胃滿

則腸虛腸滿則胃虛更虛更滿故氣得上下五藏安定血脉和利精神乃居故神者水穀之精氣也平人不食飲七日而死者水穀津液皆盡也故曰水去則榮散穀消則衛亡榮散衛亡神無所依此之謂也

一陽曰 三十難至四十三難言榮衛三焦臟腑腸胃之詳人以食飲爲天所謂陽者胃脘之陽也陽生陰長理之必然人之所主生者元氣衛氣穀氣相爲依附配三才竝爲其根竝行而不悖也今穀氣已無則元氣衛氣無依呼吸賴何出入消至七日元氣盡矣此越人說平人不食言如病人有二旬餘日不食而能生者真氣未

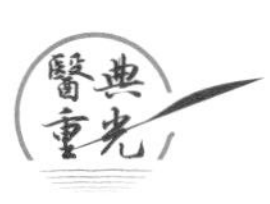

損血氣痰壅窒所養也又不在此例拘拘者不可與言至巧矣

四十四難曰七衝門何在然脣爲飛門齒爲戶門會厭爲吸門胃爲賁門太倉下口爲幽門大腸小腸會爲闌門下極爲魄門故曰七衝門也

滑氏曰衝衝要之衝會厭謂咽嗌會合也厭猶掩也謂當咽物時合掩喉嚨不使食物悞入以阻其氣之噓吸出入也賁與奔同言物之所奔響也太倉下口胃之下口也在臍上二寸下脘之分大腸小腸會在臍上一寸水分穴下極肛門也云魄門亦取幽陰之義

一陽曰四十四五難言七衝門乃人身資身之用肺與大腸爲表裏肺藏魄故下極爲魄門以應藏府之始終也

四十五難曰經言八會者何也然府會太倉藏會季脇筋會陽陵泉髓會絕骨血會膈俞骨會太杼脉會太淵氣會三焦外一筋直兩乳內也熱病在內者取其會之氣穴也

滑氏曰太倉一名中脘在臍上四寸六府取稟於胃故爲府會季脇章門穴也在大橫外直臍季肋端爲脾之募五藏取稟於脾故爲藏會足少陽之筋結於膝外廉陽陵泉也在膝下一寸外廉陷中又膽與肝同配肝者

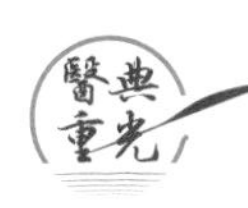

筋之合故爲筋會絕骨一名陽輔在足外踝上四寸輔骨前絕骨端如前三分諸髓皆屬於骨故爲髓會膈俞在背第七椎下去脊兩旁各一寸半足太陽脉氣所發也太陽多血又血乃水之象故爲血會太杼在項後第一椎下去脊兩旁各一寸半太淵在掌後陷中動脉卽所謂寸口者脉之大會也氣會三焦外一筋直兩乳內卽膻中爲氣海者也在玉堂下一寸六分熱病在內者各視其所屬而取之會也謝氏曰三焦當作上焦四明陳氏曰髓會絕骨髓屬於腎腎主骨於足少陽無所關腦爲髓海腦有枕骨穴則當會枕骨絕骨誤也血會鬲

俞血者心所統肝所藏鬲俞在七椎下兩旁上則心俞下則肝俞故爲血會骨會大杼骨者髓所養髓自腦下注於大杼大杼滲入脊心下貫尾閭滲諸骨節故骨之氣皆會於此亦通古益袁氏曰人能徤步以髓會絕骨也有能任重以骨會大杼也

[一陽曰]府藏是陰陽八會爲熱病在内之氣穴也絕骨俠詳古益袁氏曰人能徤步以髓會絕骨則絕骨在足明矣謝氏以腦爲髓海髓會枕骨亦通

四十六難曰老人卧而不寐少壯寐而不寤者何也然經言少壯者血氣盛肌肉滑氣道通榮衛之行不失於常故

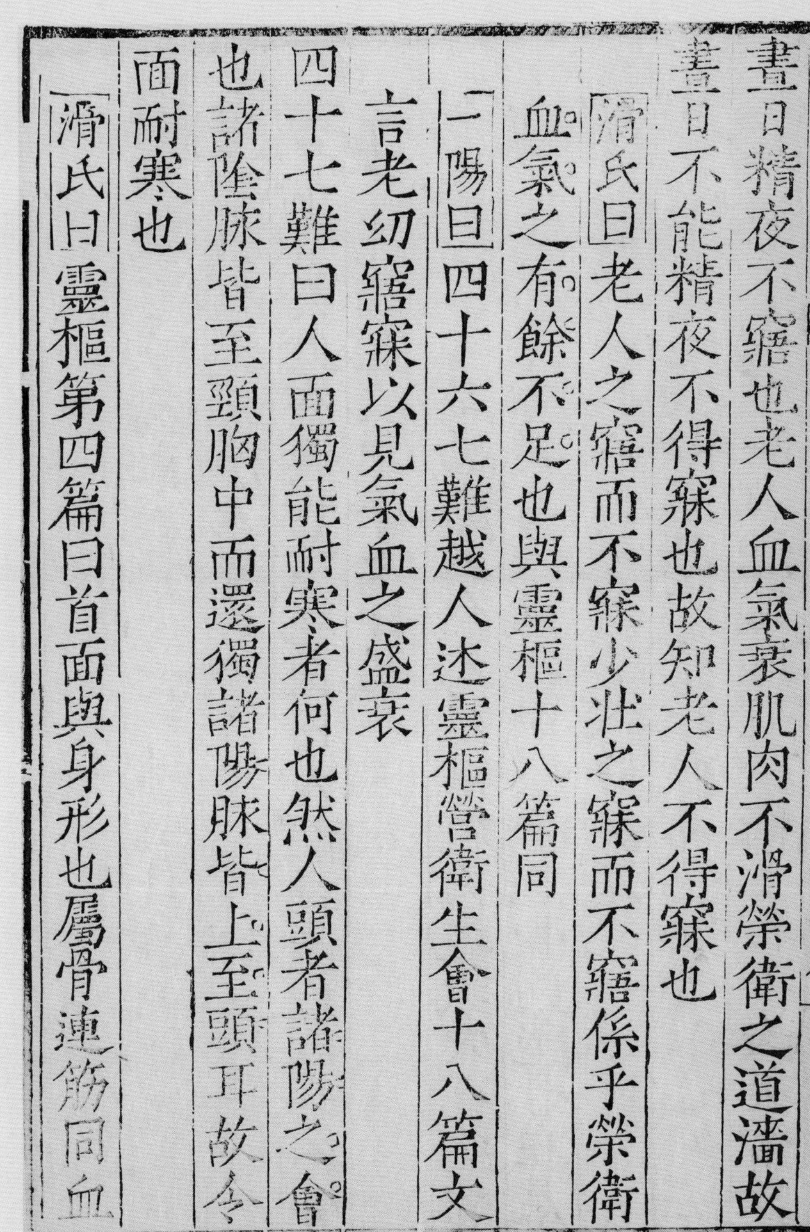

晝日精夜不寤也老人血氣衰肌肉不滑榮衛之道濇故晝日不能精夜不得寐也故知老人不得寐也

滑氏曰老人之寤而不寐少壯之寐而不寤係乎榮衛血氣之有餘不足也與靈樞十八篇同

一陽曰四十六七難越人述靈樞營衛生會十八篇文言老幼寤寐以見氣血之盛衰

四十七難曰人面獨能耐寒者何也然人頭者諸陽之會也諸陰脉皆至頸胸中而還獨諸陽脉皆上至頭耳故令面耐寒也

滑氏曰靈樞第四篇曰首面與身形也屬骨連筋同血

合於氣耳天寒則裂地凌冰其卒寒或手足懈惰然而其面不衣何也岐伯曰十二經脉三百六十五絡其血氣皆上於面而走空竅其精陽氣上走於目而爲睛則別氣走於耳而爲聽其宗氣上出於鼻而爲臭其濁氣出於胃走唇口而爲味其氣之津液皆上熏於面而皮又厚其肉堅故大熱甚寒不能勝之也愚按手之三陽從手上走至頭足之三陽從頭下走至足手之三陰從腹走至手足之三陰從足走入腹此所以諸陰脉皆至頸胸中而還獨諸陽脉皆上至頭耳也

一陽曰 人面耐寒以見陰陽之走會

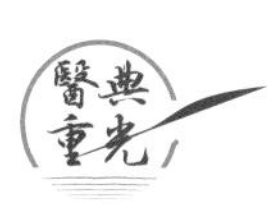

四十八難曰人有三虛三實何謂也然有脉之虛實有病之虛實有診之虛實也脉之虛實者濡者爲虛堅牢者爲實病之虛實者出者爲虛入者爲實言者爲虛不言者爲實緩者爲虛急者爲實診之虛實者濡者爲虛牢者爲實癢者爲虛痛者爲實外痛內快爲外實內虛內痛外快爲內實外虛故曰虛實也

滑氏曰濡者爲虛牢者爲實此脉之虛實也出者爲虛是五藏自病由內而之外東垣家所謂內傷是也入者爲實是五邪所傷由外而之內東垣家所謂外傷是也言者爲虛以五藏自病不由外邪故惺惺而不妨於言

也不言者為實以人之邪氣內鬱故昏亂而不言也緩者為虛緩不急也言內之出者徐徐而遲非一朝一夕之病也急者為實言外邪所中風寒濕熱等病死生在五六日之間也此病之虛實也診按也候也按其外而知之非診脉之診也濡者為虛牢者為實脉經無此二句謝氏以為衍文楊氏謂按之皮肉柔濡者為虛牢強者為實然則有亦無害夫按病者之處所知痛者為實則知不痛而癢者非實矣又知外痛內快為邪盛之在外內痛外快為邪盛之在內矣大抵邪氣盛則實精氣奪則虛此診之虛實也

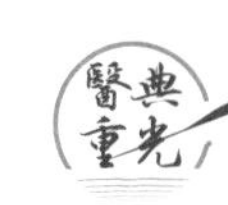

一陽曰滑氏謂四十八難至六十一難言診候病能臟腑積聚泄利傷寒雜病之別而繼之望聞問切醫之能事畢矣

四十九難曰有正經自病有五邪所傷何以別之然憂愁思慮則傷心形寒飲冷則傷肺恚怒氣逆上而不下則傷肝飲食勞倦則傷脾久坐濕地強力入水則傷腎是正經之自病也

滑氏曰心主思慮君主之官也故憂愁思慮則傷心肺主皮毛而在上是爲嫩藏故形寒飲冷則傷肺肝主怒怒則傷肝脾主飲食及四肢故飲食勞倦則傷脾腎主

骨而屬水故用力作強坐濕入水則傷腎凡此蓋憂思恚怒飲食動作之過而致然也夫憂思恚怒飲食動作人之所不能無者發而中節烏能爲害過則傷人必矣故善養生者去泰去甚適其中而已昧者拘焉乃欲一切拒絕之豈理也哉○此與靈樞第四篇文大同小異但傷脾一節作若醉入房汗出當風則傷脾不同爾謝氏曰飲食勞倦自是二事飲食得者饑飽失時勞倦者勞形力而致倦怠也此本經自病者病由內作非外邪之干所謂內傷者也或曰坐濕入水亦從外得之也何爲正經自病曰此非天之六淫也

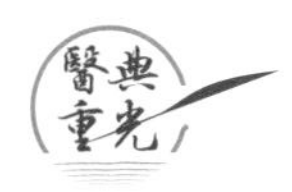

何謂五邪然有中風有傷暑有飲食勞倦有傷寒有中濕此之謂五邪

滑氏曰風木也喜傷肝。暑火也喜傷心。土爰稼穡脾主四肢故飲食勞倦喜傷脾。寒金氣也喜傷肺。左氏傳狐突云金寒是也濕水也喜傷腎霧雨蒸氣之類也此五者邪由外至所謂外傷者也謝氏曰脾胃正經之病得之勞倦五邪之傷得之飲食

一陽曰燥氣傷人者少蓋火就燥燥屬於暑火而不言燥也飲食本非外邪但挾熱温凉之性而入亦與邪同不必專主於天之六淫言也

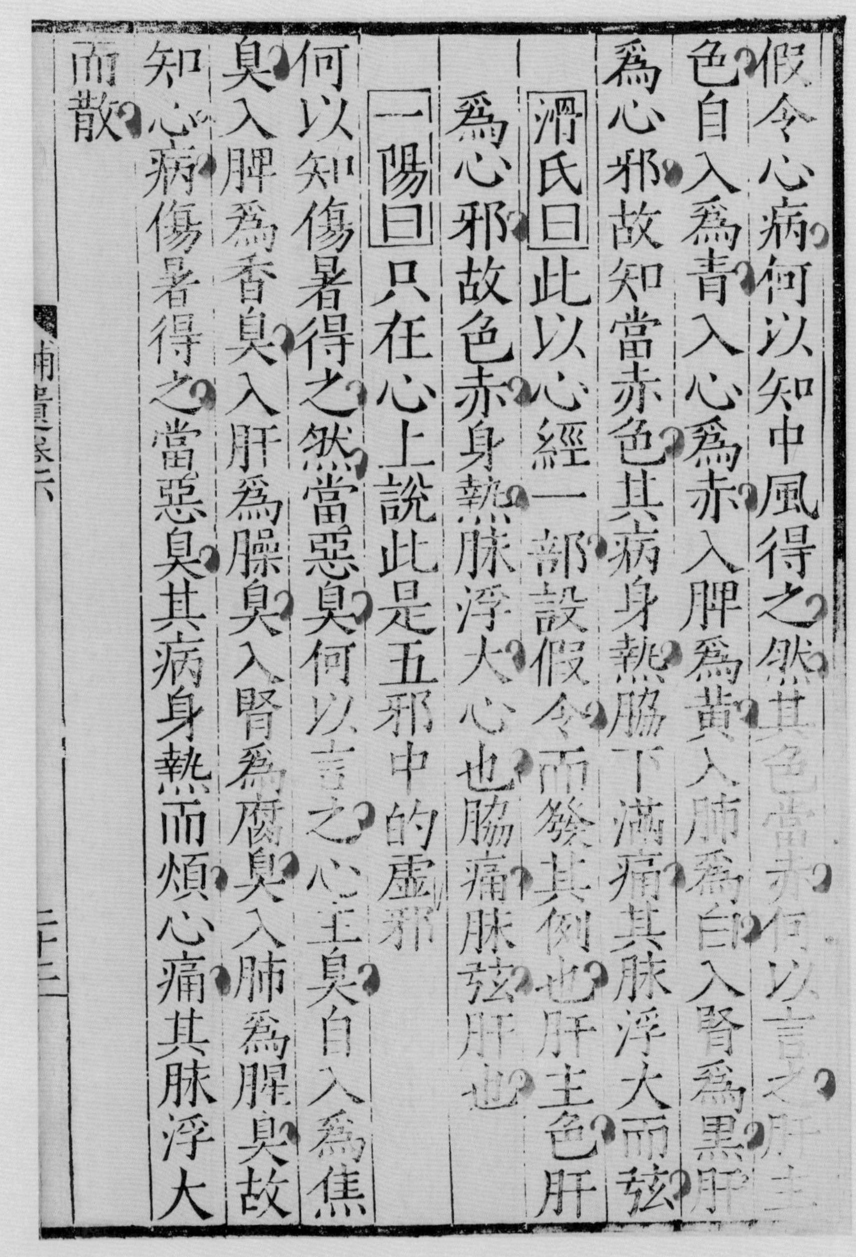

假令心病何以知中風得之然其色當赤何以言之肝主色自入爲青入心爲赤入脾爲黃入肺爲白入腎爲黑肝爲心邪故知當赤色其病身熱脇下滿痛其脉浮大而弦

滑氏曰此以心經一部設假令而發其例也肝主色肝爲心邪故色赤身熱脉浮大心也脇痛脉弦肝也

一陽曰只在心上說此是五邪中的虚邪

何以知傷暑得之然當惡臭何以言之心主臭自入爲焦臭入脾爲香臭入肝爲臊臭入腎爲腐臭入肺爲腥臭故知心病傷暑得之當惡臭其病身熱而煩心痛其脉浮大而散

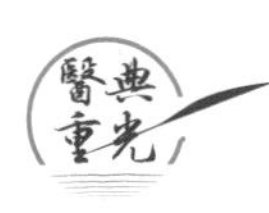

滑氏曰心主臭心傷暑而自病故惡臭而證狀脉診皆屬乎心也

一陽曰在心上說此是五邪中正邪

何以知飲食勞倦得之然當喜苦味也虛爲不欲食實爲欲食何以言之脾主味入肝爲酸入心爲苦入肺爲辛入腎爲鹹自入爲甘脾邪入心爲喜苦味也其病身熱而體重嗜卧四肢不收其脉浮大而緩

滑氏曰脾主味脾爲心邪故喜苦味身熱脉浮大心也體重嗜卧四肢不收脉緩脾也虛爲不欲食實爲欲食二句於上下文無所發疑錯簡衍文也

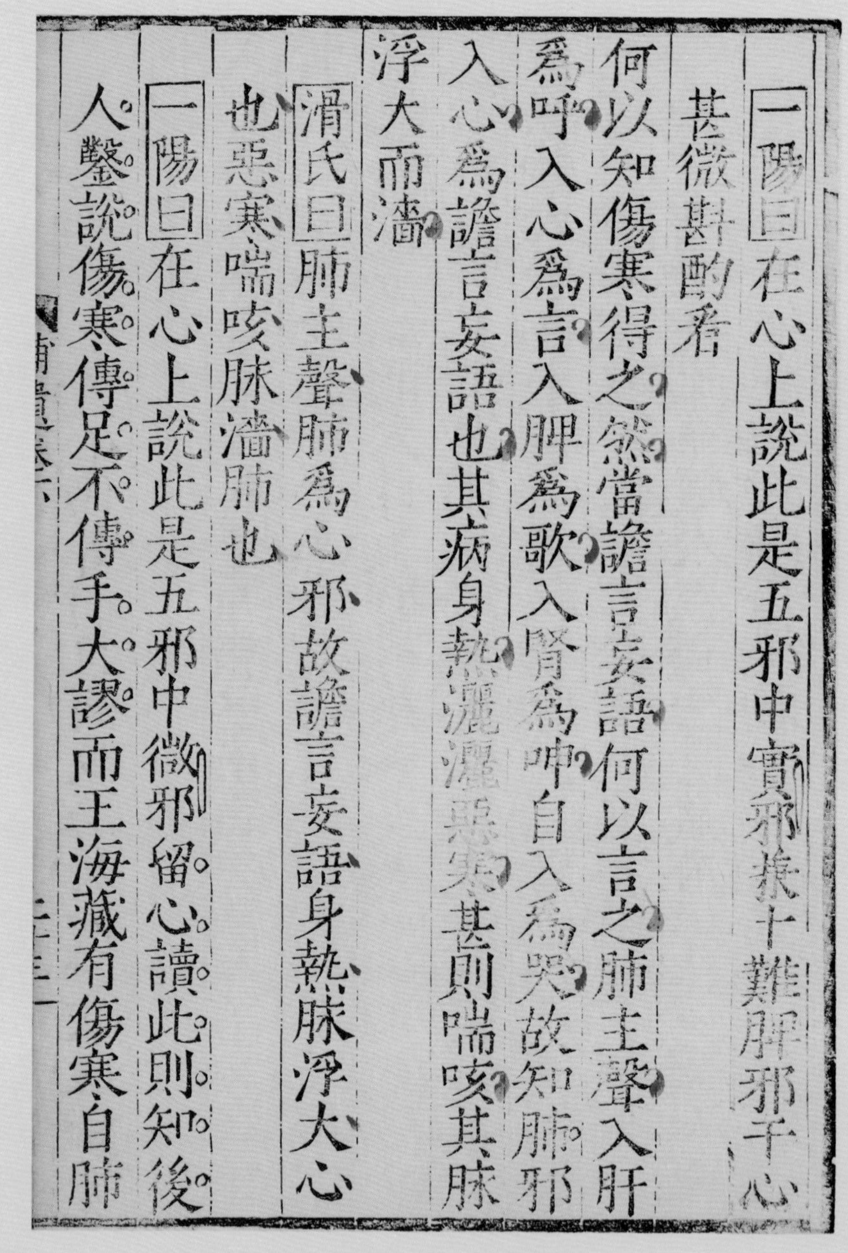

一陽曰在心上說此是五邪中實邪按十難脾邪干心甚微斟酌看

何以知傷寒得之然當譫言妄語何以言之肺主聲入肝爲呼入心爲言入脾爲歌入腎爲呻自入爲哭故知肺邪入心爲譫言妄語也其病身熱灑灑惡寒甚則喘咳其脉浮大而濇

滑氏曰肺主聲肺爲心邪故譫言妄語身熱脉浮大心也惡寒喘咳脉濇肺也

一陽曰在心上說此是五邪中微邪留心讀此則知後人鑿說傷寒傳足不傳手大謬而王海藏有傷寒自肺

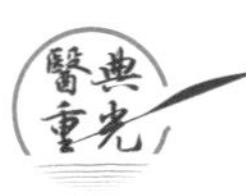

入祖此

何以知中濕得之然當喜汗出不可止何以言之腎主濕入肝爲泣入心爲汗入脾爲涎入肺爲涕自入爲唾故知腎邪入心爲汗出不可止也其病身熱而小腹痛足脛寒而逆其脉沉濡而大此五邪之法也

滑氏曰腎主濕濕化五液腎爲心邪故汗出不可止身熱脉大心也小腹痛足脛寒脉沉濡腎也○凡陰陽府藏經絡之氣虚實相等正也偏虚偏實失其正也失其正則爲邪矣此篇越人盖言陰陽藏府經絡之偏虚偏實者也由偏實也故内邪得而生由偏虚也故外邪得

而入

【一陽曰】在心上説此是賊邪此五邪舉心經一臟而言五臟各各有五邪重在生尅上言若在治病上言又依不得虛實正微賊了如肺乃心之微邪而傷寒譫言妄語有延逆不救者腎乃心之賊邪有合法而易治者又不拘拘於虛賊也學者脉治二事全在融會若固執虛邪易治實邪難治則失越人意矣

五十難曰病有虛邪有實邪有賊邪有微邪有正邪何以別之然從後來者爲虛邪從前來者爲實邪從所不勝來者爲賊邪從所勝來者爲微邪自病者爲正邪有圖

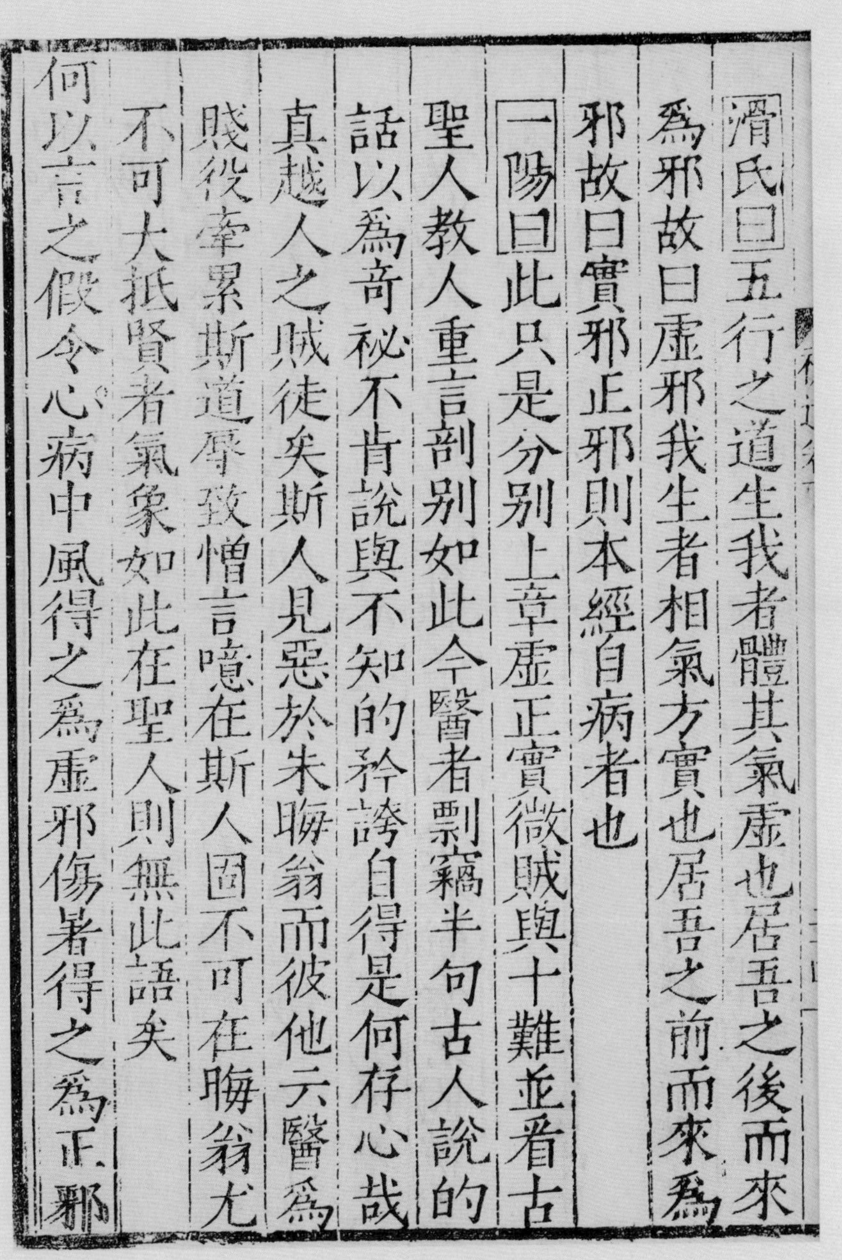

滑氏曰五行之道生我者體其氣虛也居吾之後而來爲邪故曰虛邪我生者相氣方實也居吾之前而來爲邪故曰實邪正邪則本經自病者也

一陽曰此只是分别上章虛正實微賊與十難並看古聖人教人重言剖别如此今醫者剽竊半句古人説的話以爲奇祕不肯説與不知的矜誇自得是何存心哉真越人之賊徒矣斯人見惡於朱晦翁而彼他云醫爲賤役牽累斯道辱致憎言噫在斯人固不可在晦翁尤不可大抵賢者氣象如此在聖人則無此語矣

何以言之假令心病中風得之爲虛邪傷暑得之爲正邪

飲食勞倦得之爲實邪傷寒得之爲微邪中濕得之爲賊邪

滑氏曰 假心爲例以發明上文之義中風爲虛邪從後而來火前水後也傷暑爲正邪火自病也飲食勞倦爲實邪從前而來土前火後也傷寒爲微邪從所勝而來火勝金也中濕爲賊邪從所不勝而來水尅火也與上篇互相發宜通攷之

五十一難曰病有欲得溫者有欲得寒者有欲得見人者有不欲見人者而各不同病在何藏府也然病欲得寒而見人者病在府也病欲得溫而不欲見人者病在藏也何

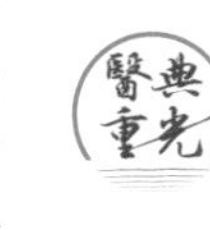

以言之府者陽也陽病欲得寒又欲見人藏者陰也陰病欲得温又欲閉户獨處惡聞人聲故以别之藏府之病也

滑氏曰紀氏云府爲陽陽病則熱有餘而寒不足故飲食衣服居處皆欲就寒也陽主動而應乎外故欲得見人藏爲陰陰病則寒有餘而熱不足故飲食衣服居處皆欲就温也陰主靜而應乎内故欲閉户獨處而惡聞人聲也

一陽曰此陰陽動靜之理發露處

五十二難曰府藏發病根本等不然不等也其不等柰何然藏病者止而不移其病不離其處府病者彷彿賁響上

下行流居處無常故以此知藏府根本不同也

【滑氏曰】丁氏云藏爲陰陰主靜故止而不移府爲陽陽主動故上下流行居處無常也與五十五難文義互相發

五十三難曰經言七傳者死閒藏者生何謂也然七傳者傳其所勝也閒藏者傳其子也何以言之假令心病傳肺肺傳肝肝傳脾脾傳腎腎傳心一藏不再傷故言七傳者死也有圖

【滑氏曰】紀氏云心火傳肺金肺金傳肝木肝木傳土脾土脾傳腎水腎水傳心火心火受水之傳一也肺金復

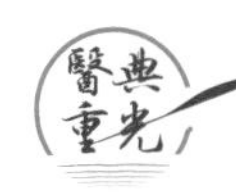

受火之傳再也自心而始以次相傳至肺之再是七傳也故七傳死者一藏不受再傷也

一陽曰 此是相尅的一邊

假令心病傳脾脾傳肺肺傳腎腎傳肝肝傳心是子母相傳竟而復始如環無端故曰生也

平文曰 呂氏云間藏者間其所勝之藏而相傳也心勝肺脾間之脾勝腎肺間之肺勝肝腎間之腎勝心肝間之肝勝脾心間之此謂傳其所生也○按素問標本病傳論曰謹察間甚以意調之間者并行甚者獨行蓋并者並也相並而傳傳其所間如呂氏之說是也獨者特

也特傳其所勝如紀氏之説是也越人之義蓋本諸此詳見本篇及靈樞四十二篇但二經之義則以五藏與胃膀胱七者相傳發其例而其篇題皆以病傳爲名今越人則以七傳間藏之目推明二經假心爲例以見病之相傳若傳所勝至一藏再傷則死若間其所勝是子母相傳則生也尤簡而明

一陽曰此是間藏相生的一邊

五十四難曰藏病難治府病易治何謂也然藏病所以難治者傳其所勝也府病易治者傳其子也與七傳間藏同法也

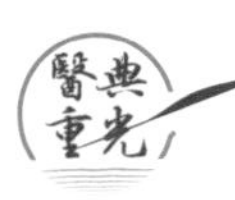

滑氏曰四明陳氏云五藏者七神內守則邪之微者不易傳若大氣之入則神亦失守而病深故病難治亦或至於死矣六府爲轉輸傳化者其氣常通況膽又清淨之處雖邪入之終難深留故府病易治也愚按以越人之意推之則藏病難治者以傳其所勝也府病易治者以傳其所生也雖然此特各舉其一偏而言爾若藏病傳其所生亦易治府病傳其所勝亦難治也故龐安常云世之醫書惟扁鵲之言爲深所謂難經者也越人寓術於其書而言之有不詳者使後人自求之歟今以此篇詳之龐氏可謂得越人之心者矣

五十五難曰病有積有聚何以別之然積者陰氣也聚者陽氣也故陰沉而伏陽浮而動氣之所積名曰積氣之所聚名曰聚故積者五藏所生聚者六府所成也積者陰氣也其始發有常處其痛不離其部上下有所終始左右有所窮處聚者陽氣也其始發無根本上下無所留止其痛無常處謂之聚故以是別知積聚也

滑氏曰積者五藏所生五藏屬陰陰主靜故其病沉伏而不離其處聚者六府所成六府屬陽陽主動故其病浮動而無所留止也楊氏曰積蓄也言血脉不行蓄積而成病也周仲立曰陰沉而伏初亦未覺漸以滋長日

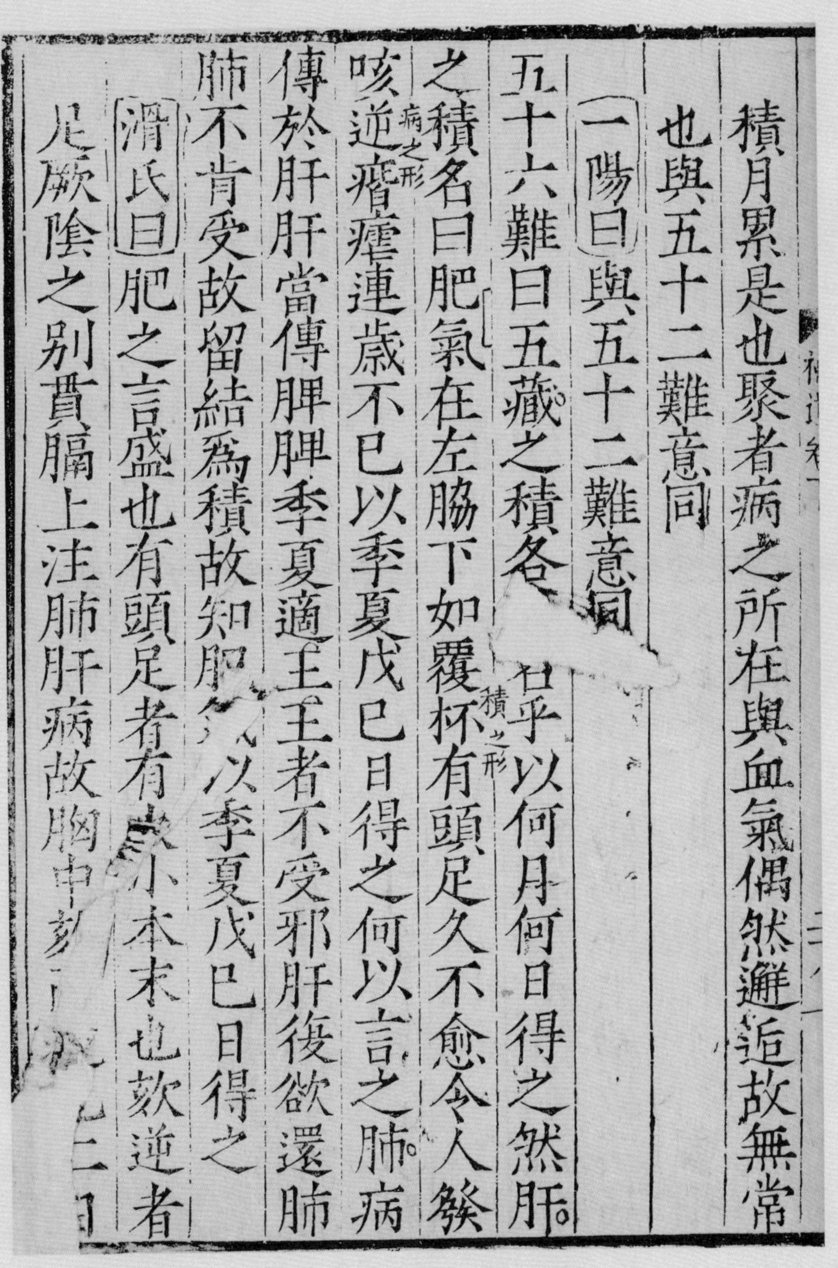

積月累是也聚者病之所在與血氣偶然邂逅故無常

也與五十二難意同

一陽曰與五十二難意同

五十六難曰五藏之積各有名乎以何月何日得之然肝之積名曰肥氣在左脇下如覆杯（積之形）有頭足久不愈令人發咳逆（病之形）瘖瘧連歲不已以季夏戊巳日得之何以言之肺病傳於肝肝當傳脾脾季夏適王王者不受邪肝復欲還肺肺不肯受故留結爲積故知肥氣以季夏戊巳日得之

滑氏曰肥之言盛也有頭足者有大小本末也欬逆者足厥陰之別貫膈上注肺肝病故胸中[illegible]

一條爲瘖瘧內經五藏皆有瘧此在肝爲風瘧也抑以瘧爲寒熱病多屬少陽肝與之爲表裏故云左脇肝之部也

一陽曰與五十三難七傳意思同皆是賊邪來傳至五十四難又云藏病難治傳其所勝

心之積名曰伏梁起臍上大如臂（積之形）上至心下久不愈令人病煩心（病之形）以秋庚辛日得之何以言之腎病傳心心當傳肺肺以秋適王王者不受邪心欲復還腎腎不肯受故留結爲積故知伏梁以秋庚辛日得之

滑氏曰伏梁伏而不動如梁木然

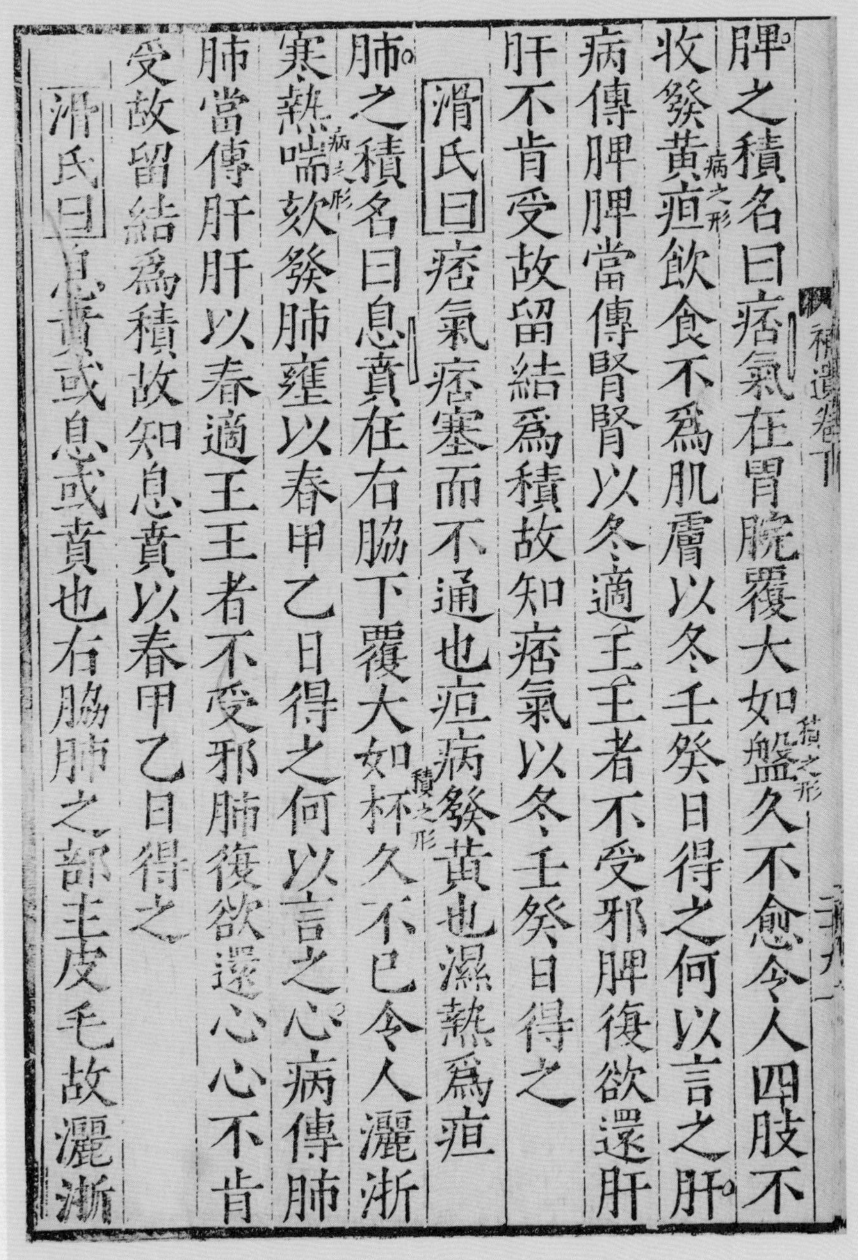

脾之積名曰痞氣在胃脘覆大如盤積之形久不愈令人四肢不收發黃疸病之形飲食不爲肌膚以冬壬癸日得之何以言之肝病傳脾脾當傳腎腎以冬適王王者不受邪脾復欲還肝肝不肯受故留結爲積故知痞氣以冬壬癸日得之

滑氏曰痞氣痞塞而不通也疸病發黃也濕熱爲疸

肺之積名曰息賁在右脇下覆大如杯積之形久不已令人灑淅寒熱病之形喘欬發肺壅以春甲乙日得之何以言之心病傳肺肺當傳肝肝以春適王王者不受邪肺復欲還心心不肯受故留結爲積故知息賁以春甲乙日得之

滑氏曰息賁或息或賁也右脇肺之部主皮毛故灑淅

寒熱或謂藏病止而不移今肺積或息或賁何也然或息或賁非居處無常如府病也特以肺主氣故其病有時而動息爾腎亦主氣故賁豚亦然

腎之積名曰賁豚發於少腹上至心下若豚狀或上或下積之形無時久不巳令人喘逆骨痿少氣病之形以夏丙丁日得之何以言之脾病傳腎腎當傳心心以夏適王王者不受邪腎復欲還脾脾不肯受故留結爲積故知賁豚以夏丙丁日得之此五積之要法也

滑氏曰賁豚言若豚之賁突不常定也豚性躁故以名之令人喘逆者足少陰之支從肺出絡心注胸中故也

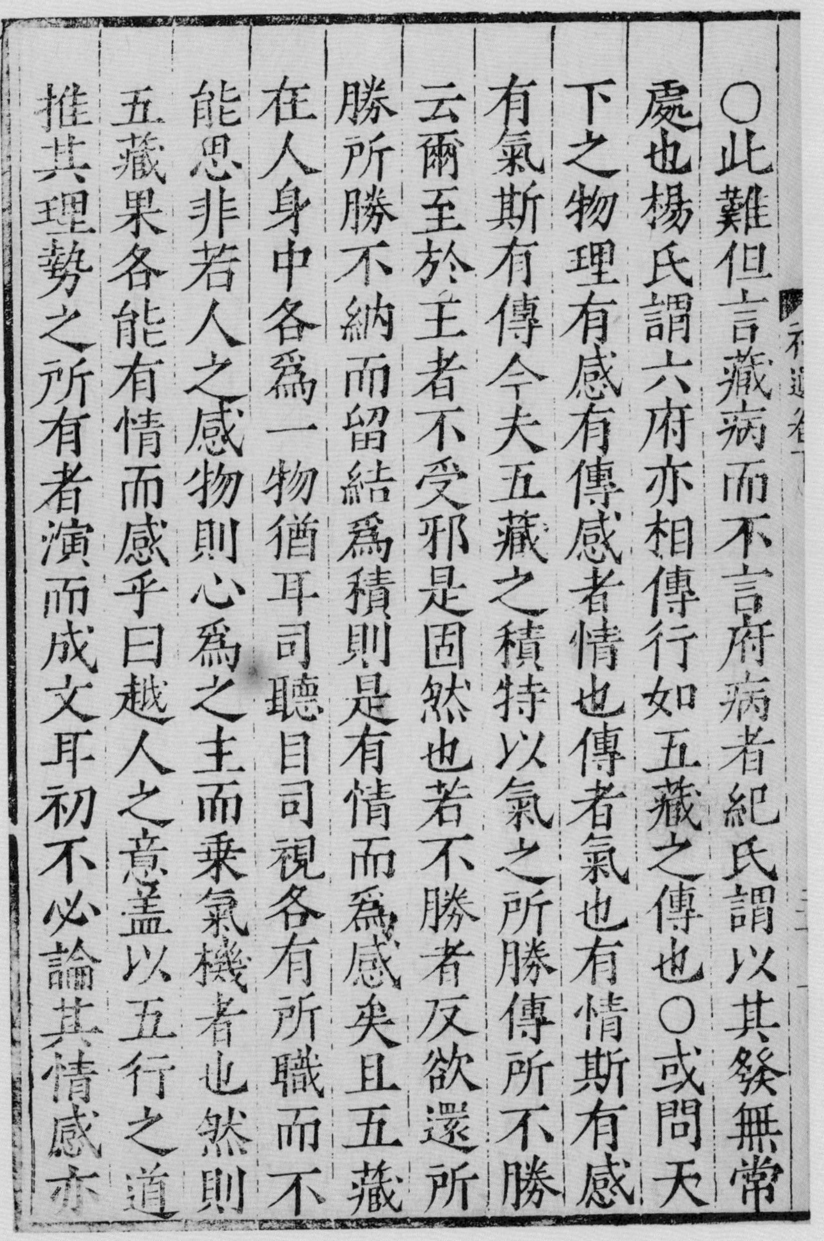

○此難但言藏病而不言府病者紀氏謂以其發無常處也楊氏謂六府亦相傳行如五藏之傳也○或問天下之物理有感有傳感者情也傳者氣也有情斯有感有氣斯有傳今夫五藏之積特以氣之所勝傳所不勝云爾至於王者不受邪是固然也若不勝者反欲還所勝所勝不納而留結爲積則是有情而爲感矣且五藏在人身中各爲一物猶耳司聽目司視各有所職而不能思非若人之感物則心爲之主而乘氣機者也然則五藏果各能有情而感乎曰越人之意蓋以五行之道推其理勢之所有者演而成文耳初不必論其情感亦

不必論其還不還與其必然否也讀者但以所勝傳不勝及王者不受邪遂留結爲積觀之則不以辭害意而思過半矣○或又問子言情感氣傳先儒之言則曰形交氣感是又氣能感矣於吾子之言何如曰先儒之說雖曰氣感由形交也形指人身而言所以感之主也

五十七難曰泄凡有幾皆有名不然泄凡有五其名不同有胃泄有脾泄有大腸泄有小腸泄有大瘕泄名曰後重

滑氏曰此五泄之目下文詳之

胃泄者飲食不化色黄

滑氏曰胃受病故食不化胃屬土故色黄

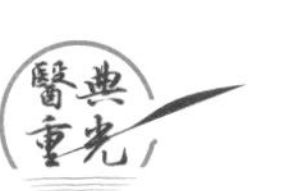

脾泄者腹脹滿泄注食即嘔吐逆

滑氏曰有聲無物爲嘔有聲有物爲吐脾受病故腹脹泄注食即嘔吐而上逆也

大腸泄者食已窘迫大便色白腸鳴切痛

滑氏曰食方已即窘迫欲利也白者金之色謝氏曰此腸寒之證也

小腸泄者溲而便膿血少腹痛

滑氏曰溲小便也便指大便而言溲而便膿血謂小便不閟大便不裹急後重也

大瘕泄者裹急後重數至圊而不能便莖中痛此五泄之

要法也

滑氏曰瘕結也謂因有凝結而成者裏急謂腹內急迫後重謂肛門下墜惟其裏急後重故數至圊而不能便莖中痛者小便亦不利也○謝氏謂小腸大瘕二泄今所謂痢疾也內經曰腸澼故下利赤白者灸小腸俞是也穴在第十六椎下兩旁各一寸五分累驗○四明陳氏曰胃泄即飧泄也脾泄即濡泄也大腸泄即洞泄也小腸泄謂凡泄則小便先下而便血即血泄也大瘕泄即腸澼也

五十八難曰傷寒有幾其脈有變否然傷寒有五有中風

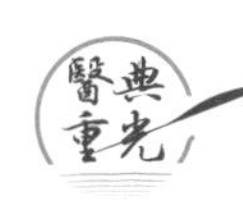

有傷寒，有濕溫，有熱病，有溫病，其所苦各不同。

滑氏曰：變當作辨，謂分別其脉也。〇紀氏曰：汗出惡風者，謂之傷風。無汗惡寒者，謂之傷寒。一身盡疼不可轉側者，謂之濕溫。冬傷於寒，至夏而發者，謂之熱病。非其時而有其氣，一歲之中病多相似者，謂之溫病。

中風之脉，陽浮而滑，陰濡而弱；濕溫之脉，陽浮而弱，陰小而急；傷寒之脉，陰陽俱盛而緊澀；熱病之脉，陰陽俱浮，浮之而滑，沉之散澀；溫病之脉，行在諸經，不知何經之動也，各隨其經所在而取之。

滑氏曰：上文言傷寒之目，此言其脉之辨也。陰陽字皆指尺寸而言楊氏曰温病乃是疫癘之氣非冬感於寒至春變爲温病者散行諸經故不可預知臨病人而診之知在何經之動乃隨而治之○謝氏曰仲景傷寒例云冬時嚴寒萬類收藏君子周密則不傷於寒觸冒者乃名傷寒耳其傷於四時之氣皆能爲病以傷寒爲毒者以其最成殺厲之氣也中而即病者名曰傷寒不即病者寒毒藏於肌膚至春變爲温病至夏變爲暑病暑病者熱極而重於温也又曰陽脉浮滑陰脉濡弱更遇於風變爲風温今按仲景例風温與難經中風脉同而無濕温之説又曰難經言温病即仲景傷寒例中所言

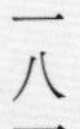

温瘧風温温毒温疫四温病也越人言其槩而未詳仲景則發其祕而條其脉可謂詳矣龎安常傷寒總論云難經載五種傷寒言温病之脉行在諸經不知何經之動隨其經所在而取之據難經温病又是四種傷寒感異氣而變成者也所以王叔和云陽脉浮滑陰脉濡弱更遇於風變成風温陽脉洪數陰脉實大更遇温熱變爲温毒温毒爲病最重也陽脉濡弱陰脉弦緊更遇濕氣變爲濕温脉陰陽俱盛重感於寒變爲温瘧斯乃同病異名同脉異經者也所謂隨其經所在而取之者此也龎氏此說雖不與難經同然亦自一義例但傷寒例

言温疫。而無濕温。叔和言濕温。而無温疫。此亦異耳。

傷寒有汗出而愈。下之而死者。有汗出而死。下之而愈者。何也。然陽虛陰盛。汗出而愈。下之即死。陽盛陰虛。汗出而死。下之而愈。

滑氏曰受病爲虛。不受病者爲盛。唯其虛也是以邪湊之唯其盛也是以邪不入即外臺所謂表病裏和裏病表和之謂指傷寒傳變者而言之也表病裏和汗之可也而反下之表邪不除裏氣復奪矣裏病表和下之可也而反汗之裏邪不退表氣復奪矣故云死所以然者汗。能亡。陽下。能損陰也此陰陽字指表裏言之經曰誅

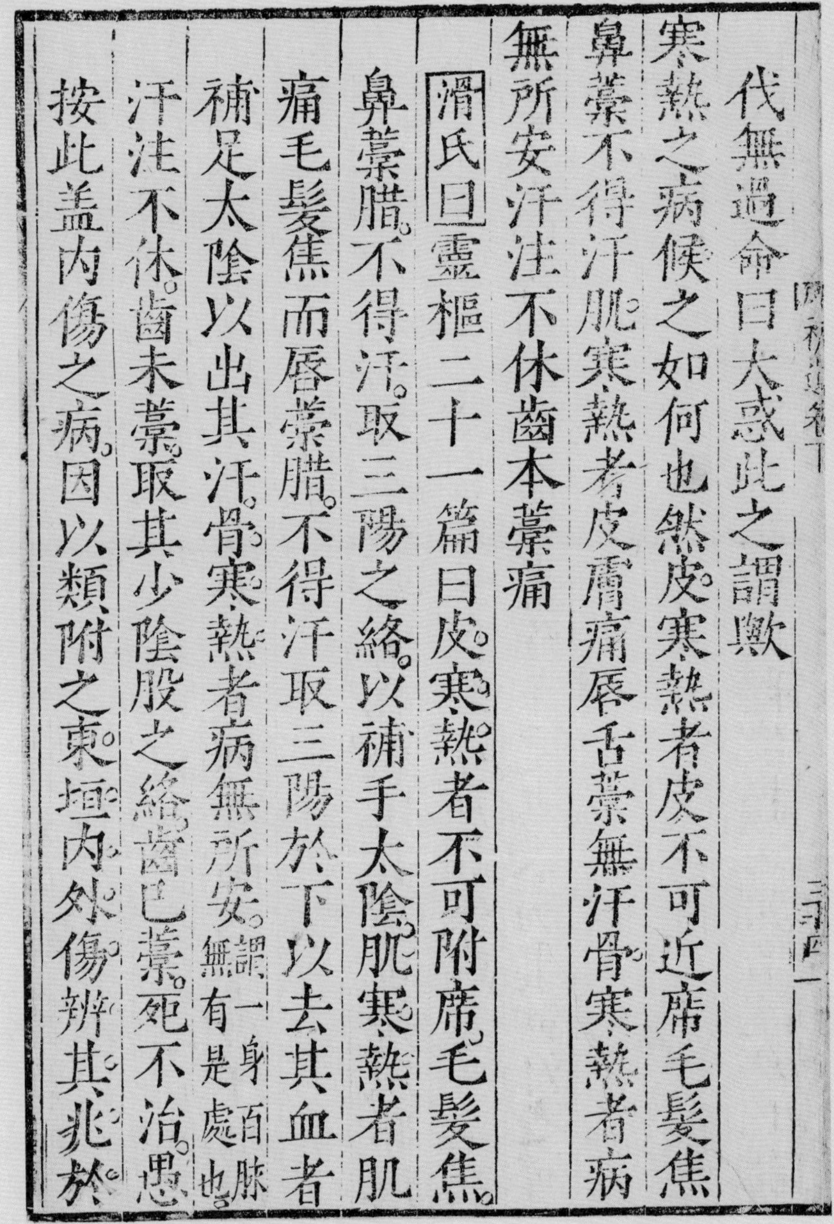

伐無過命曰大惑此之謂歟

寒熱之病候之如何也然皮寒熱者皮不可近席毛髮焦鼻槀不得汗肌寒熱者皮膚痛脣舌槀無汗骨寒熱者病無所安汗注不休齒本槀痛

滑氏曰靈樞二十一篇曰皮寒熱者不可附席毛髮焦鼻槀腊不得汗取三陽之絡以補手太陰肌寒熱者肌痛毛髮焦而脣槀腊不得汗取三陽於下以去其血者補足太陰以出其汗骨寒熱者病無所安（謂一身百脉無有是處也）汗注不休齒未槀取其少陰股之絡齒已槀死不治愚按此盖內傷之病因以類附之東垣內外傷辨其兆於

此乎

〔一陽曰〕此段要分表中裏切脉之法要在浮中沉上用心又兼應皮寒熱者在表肌寒熱者在中骨寒熱者在裏也三藁外候自明中風中字作傷字看用心融會治法大備

五十九難曰狂癲之病何以别之然狂疾之始發少卧而不饑自高賢也自辨智也自倨貴也妄笑好歌樂妄行不休是也癲疾始發意不樂僵仆直視其脉三部陰陽俱盛是也

〔滑氏曰〕狂疾發於陽故其狀皆自有餘而主動癲疾發於陰故其狀皆自不足而主静其脉三部陰陽俱盛者

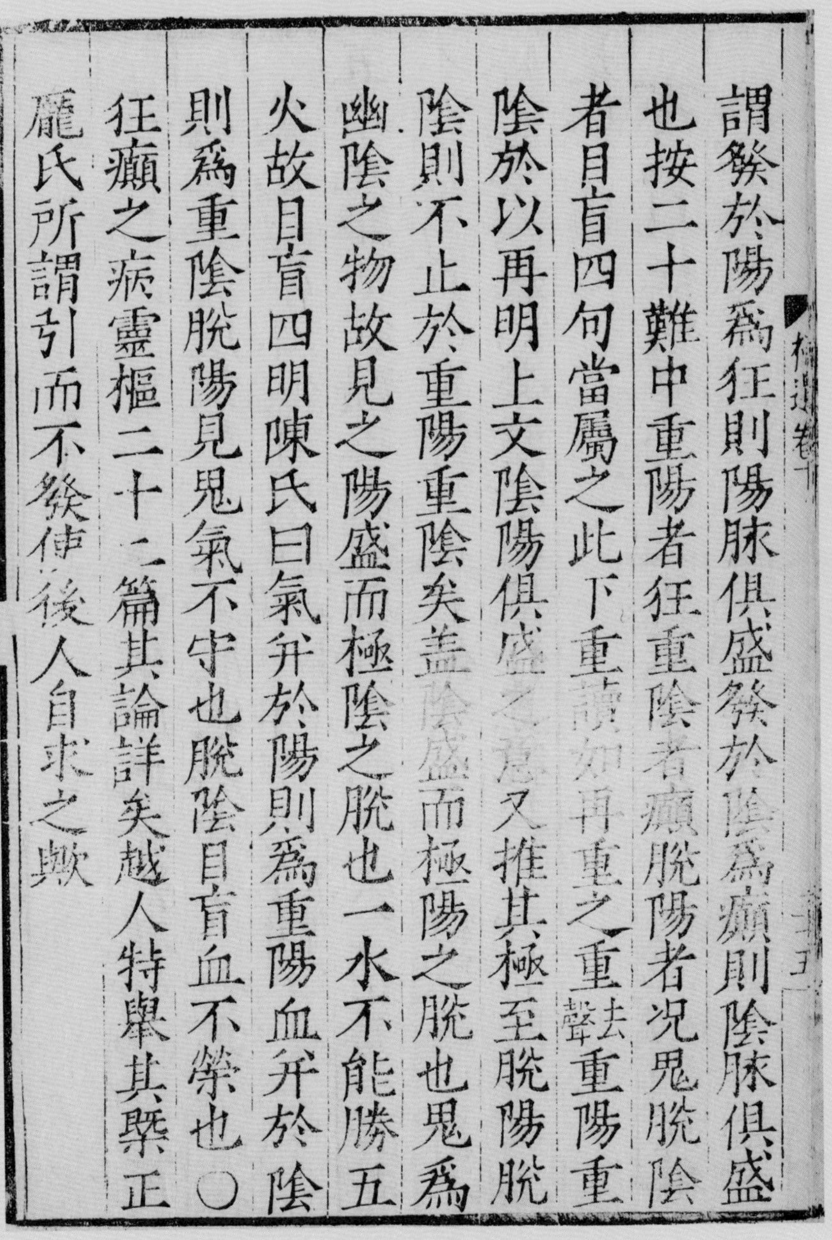

謂發於陽爲狂則陽脉俱盛發於陰爲癲則陰脉俱盛也按二十難中重陽者狂重陰者癲脱陽者况鬼脱陰者目盲四句當屬之此下重讀如再重之重去聲重陽重陰於以再明上文陰陽俱盛之意又推其極至脱陽脱陰則不止於重陽重陰矣蓋陰盛而極陽之脱也鬼爲幽陰之物故見之陽盛而極陰之脱也一水不能勝五火故目盲四明陳氏曰氣幷於陽則爲重陽血幷於陰則爲重陰脱陽見鬼氣不守也脱陰目盲血不榮也○狂癲之病靈樞二十二篇其論詳矣越人特舉其槩正龐氏所謂引而不發使後人自求之歟

一陽曰 狂癲就是陰。陽。狂疾如上所言得之大愁善笑而不發於外者得之大喜癲疾有筋癲脉癲骨癲疾發如狂者死不治

六十難曰頭心之病有厥痛有真痛何謂也然手三陽之脉受風寒伏留而不去者則名厥頭痛

滑氏曰 詳見靈樞二十四篇厥逆也

一陽曰 靈樞厥病二十四篇刺法甚詳行針者不可不熟味

入連在腦者名真頭痛

滑氏曰 真頭痛其痛甚腦盡痛手足青至節死不治盖腦為髓海真氣之所聚卒不受邪受邪則死

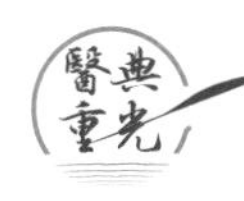

其五藏氣相干名厥心痛

［滑氏曰］靈樞載厥心痛凡五胃。心痛腎。心痛脾。心痛肝。心痛肺。心痛皆五藏邪相干也

［一陽曰］此心字訓作中字謂逆中作痛也與下文心字不同靈樞載厥心痛凡五胃。腎。脾。肝。肺。不及心故知心字作中字也

其痛甚但在心手足青者即名真心痛其真心痛者旦發夕死夕發旦死

［滑氏曰］靈樞云真心痛手足青至節心痛甚爲真心痛又七十一篇曰少陰者心脉也心者五藏六府之大主

也心爲帝王精神之所舍其藏堅固邪不能客客之則傷心心傷則神去神去則死矣其真心痛者真字下當欠一頭字蓋闕文也手足青之青當作清冷也

一陽曰此心字纔是手少陰心之心越人以深淺而言生死

六十一難曰經言望而知之謂之神聞而知之謂之聖問而知之謂之工切脉而知之謂之巧何謂也然望而知之者望見其五色以知其病

滑氏曰素問五藏生成篇曰色見青如草滋者死黄如枳實者死黑如炲者死赤如衃血者死白如枯骨者死

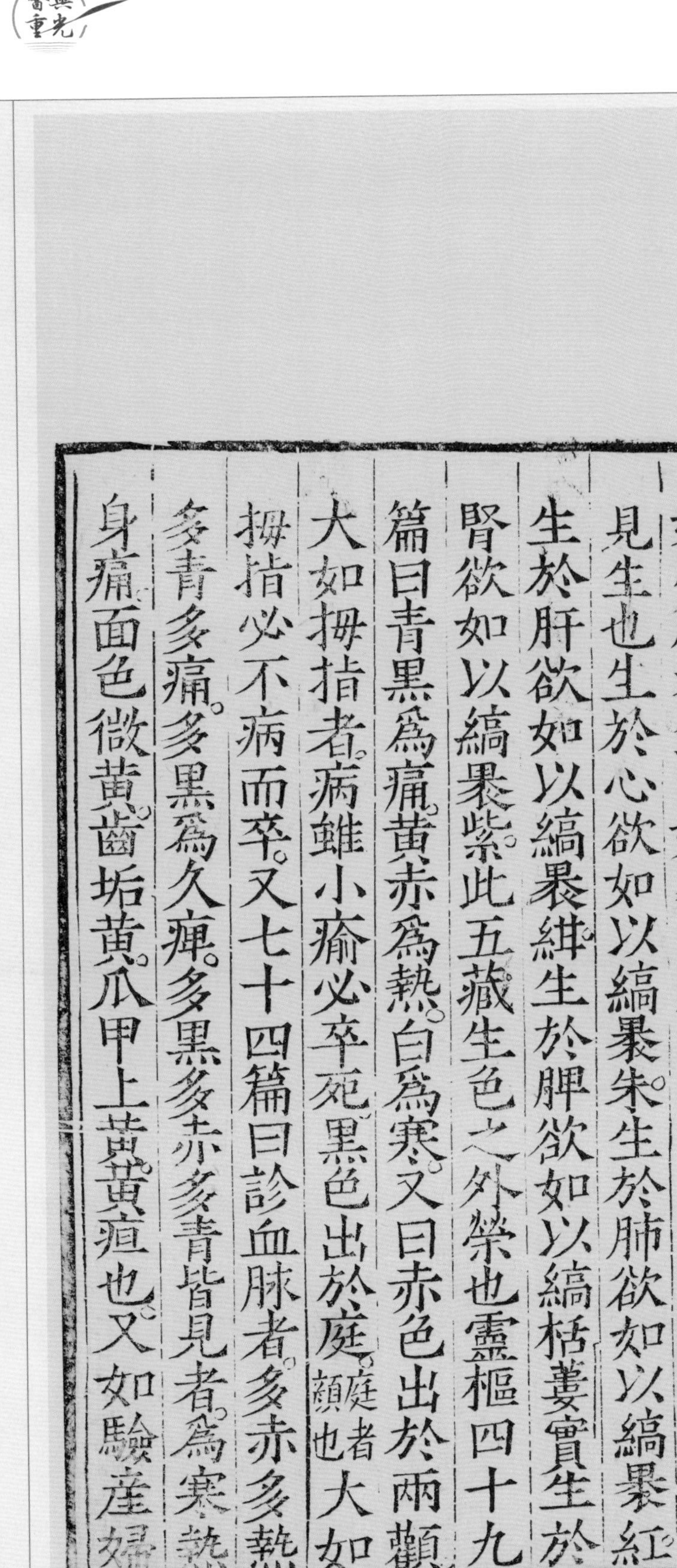

此五色之見死者也青如翠羽者生赤如鷄冠者生黄如蟹腹者生白如豕膏者生黑如烏羽者生此五色之見生也生於心欲如以縞裹朱生於肺欲如以縞裹紅生於肝欲如以縞裹紺生於脾欲如以縞裹栝蔞實生於腎欲如以縞裹紫此五藏生色之外榮也靈樞四十九篇曰青黑爲痛黄赤爲熱白爲寒又曰赤色出於兩顴大如拇指者病雖小愈必卒死黑色出於庭（庭者顔也）大如拇指必不病而卒又七十四篇曰診血脉者多赤多熱多青多痛多黑爲久痺多黑多赤多青皆見者爲寒熱身痛面色微黄齒垢黄爪甲上黄黄疸也又如驗産婦

面赤舌青。母活子死。面青舌青沫出。母死子活。唇口俱
青。子母俱死之類也。袁氏曰五藏之色見於面者。各有
部分以應相生相尅之候察之以知其病也
聞而知之者聞其五音。以別其病
滑氏曰 四明陳氏云五藏有聲而聲有音肝聲呼。音應
角調而直音聲相應則無病角亂則病在肝心聲笑。音
應徵和而長音聲相應則無病徵亂則病在心脾聲歌。
音應宮大而和音聲相應則無病宮亂則病在脾肺聲
哭。音應商輕而勁音聲相應則無病商亂則病在肺腎
聲呻。音應羽沉而深音聲相應則無病羽亂則病在腎

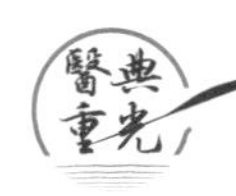

袁氏曰聞五藏五聲以應五音之清濁或互相勝負或其音嘶嗄之類別其病也○此一節當於素問陰陽應象論金匱真言諸篇言五藏聲音及三十四難云云求之則聞其聲足以別其病也

問而知之者問其所欲五味以知其病所起所在也

滑氏曰靈樞六十三篇曰五味入口各有所走各有所病酸走筋多食之令人癃鹹走血多食之令人渴辛走氣多食之令人洞心辛與氣俱行故辛入心而與汗俱出苦走骨多食之令人變嘔甘走肉多食之令人悗心悗音悶推此則知問其所欲五味以知其病之所起所在

也。袁氏曰：問其所欲五味中偏嗜偏多食之物，則知藏氣有偏勝偏絶之候也。

切脉而知之者，診其寸口，視其虚實，以知其病，病在何藏府也。

滑氏曰：診寸口即第一難之義，視虚實見六難并四十八難。王氏脉法讚曰：脉有三部，尺寸及關，榮衛流行，不失衡銓，腎沉心洪，肺浮肝弦，此自常經，不失銖分，出入升降，漏刻周旋，水下二刻，脉一周身，旋覆寸口，虚實見焉。此之謂也。

一陽曰：此視字，望聞問皆統括，運用全在熟思斟酌輕

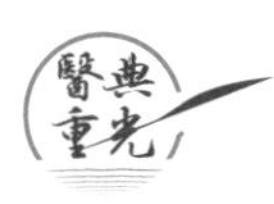

重。權衡。上。着。力。寸口應一難而總六十難始終調理也

經言以外知之曰聖以内知之曰神此之謂也

滑氏曰以外知之望聞以内知之問切也神。微。妙。聖。通。明也又總結言聖神則功巧在内矣

六十二難曰藏井榮有五府獨有六者何謂也然府者三陽也三焦行於諸陽故置一俞名曰原府有六者亦與三焦共一氣也

滑氏曰藏之井榮有五謂井。榮。俞。經。合也府之井榮有六以三焦行於諸陽故又置一俞而名曰原所以府有六者與三焦共一氣也虞氏曰此篇疑有鈌誤當與六

十六難參攷

一陽曰六十二難至八十一難言臟腑榮俞用針補瀉之法此全體之用有不可無者此記者以數相從始終之意備矣此以前方脉以後針刺陰中隱陽臟井榮只用五陽中隱陰府井榮故有六陰陽互潛

六十三難曰十變言五藏六府榮合皆有井爲始者何也然井者東方春也萬物之始生諸蚑行喘息蜎飛蠕動當生之物莫不以春生故歳數始於春日數始於甲故以井爲始也

滑氏曰十二經所出之穴皆謂之井而以爲榮俞之始者以井主東方木木者春也萬物發生之始諸蚑者行

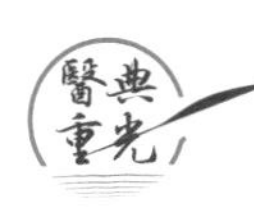

喘者息。息謂噓吸氣也。公孫洪傳作蚑行喙息，義尤明。
曰蛸者飛，蠕者動，皆虫豸之屬。凡當生之物，皆以春而
生，是以歲之數則始於春，日之數則始於甲，人之榮合
則始於井也。馮氏曰：井，谷井之井，泉源之所出也。四明
陳氏曰：經穴之氣所生，則自井始，而溜滎注俞過經入
合，故以萬物及歲數日數之始爲譬也。

六十四難曰：十變又言陰井木，陽井金；陰滎火，陽滎水；陰
俞土，陽俞木；陰經金，陽經火；陰合水，陽合土。有圖

［滑氏曰］十二經起於井穴。陰井爲木，故陰井木生陰滎
火，陰滎火生陰俞土，陰俞土生陰經金，陰經金生陰合

水。陽井爲金故陽井金生陽滎水。陽滎水生陽俞木陽俞木生陽經火陽經火生陽合土。【一陽曰】針合造化之妙神五行相生之理陰陽皆不同其意何也然是剛柔之事也陰井乙木陽井庚金陽井庚庚者乙之剛也陰井乙乙者庚之柔也乙爲木故言陰井木也庚爲金故言陽井金也餘皆倣此

【滑氏曰】剛柔者卽乙庚之相配也十干所以自乙庚而言者蓋諸藏府穴皆始於井而陰脉之井始於乙木陽脉之井始於庚金故自乙庚而言剛柔之配而其餘五行之配皆倣此也丁氏曰剛柔者謂陰井木陽井金庚金爲剛乙木爲柔陰滎火陽滎水壬水爲剛丁火爲柔

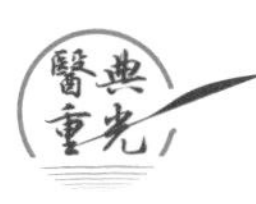

丙火經陽金經陰金爲柔陰己土爲剛甲木陽俞木陽土俞陰

柔爲水癸剛爲土戊土合陽水合陰柔爲金辛剛爲火

類之婦夫者制相尅相義之子母者生相道之行五蓋

迭陽分陰分曰易也理之然自柔皆道婦剛皆道夫故

用柔剛其是之謂歟

六十五難曰經言所出爲井所入爲合其法柰何然所出

爲井井者東方春也萬物之始生故言所出爲井也所入

爲合合者北方冬也陽氣入藏故言所入爲合也

滑氏曰此以經穴流注之始終言也

六十六難曰經言肺之原出於太淵心之原出於太陵肝

之原出於太衝。脾之原出於太白。腎之原出於太谿。少陰之原出於兊骨。神門穴也。膽之原出於丘墟。胃之原出於衝陽。三焦之原出於陽池。膀胱之原出於京骨。大腸之原出於合谷。小腸之原出於腕骨。

滑氏曰：肺之原太淵，至腎之原太谿，見靈樞第一篇。其第二篇曰：肺之俞太淵，心之俞太陵，肝之俞太衝，脾之俞太白，腎之俞太谿，膀胱之俞束骨，過於京骨為原。膽之俞臨泣，過於丘墟為原。胃之俞陷谷，過於衝陽為原。三焦之俞中渚，過於陽池為原。小腸之俞後谿，過於腕骨為原。大腸之俞三間，過於合谷為原。盖五藏陰經止

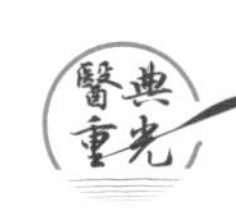

以俞爲原。六府陽經既有俞。仍別有原。或曰靈樞以太陵爲心之原。難經亦然。而又別以兊骨爲少陰之原。諸家針灸書並以太陵爲手厥陰心主之俞。以神門在掌後兊骨之端者。爲心經所注之俞。似此不同者何也。按靈樞七十一篇曰少陰無輸。心不病乎。岐伯曰其外經病而藏不病。故獨取其經於掌後兊骨之端也。其餘脉出入屈折。其行之疾徐。皆如手少陰心主之脉行也。又第二篇曰心出於中衝。溜於勞宮。注於太陵。行於間使。入于曲澤。手少陰也。按中衝以下並手心主經俞。靈樞不直指爲手少陰。而手少陰經俞不別載也。又素問繆刺篇曰刺手心主少陰兊骨之端各一

者立已又氣穴篇曰藏俞五十穴王氏注五藏俞惟有心包經井俞之穴而亦無心經井俞穴又七十九難曰假令心病寫手心主俞補手心主井詳此前後各經文義則知手少陰與心主同治也。

一陽曰十二經之原針經云甲出丘墟乙太衝丙居腕骨是原中丁出神門原內過戊胃衝陽氣可通巳出太白庚合骨辛原本出太淵同壬歸京骨陽池內癸出太谿太陵中

十二經皆有俞爲原者何也然五藏俞者三焦之所行氣之所留止也三焦所行之俞爲原者何也然臍下腎間動

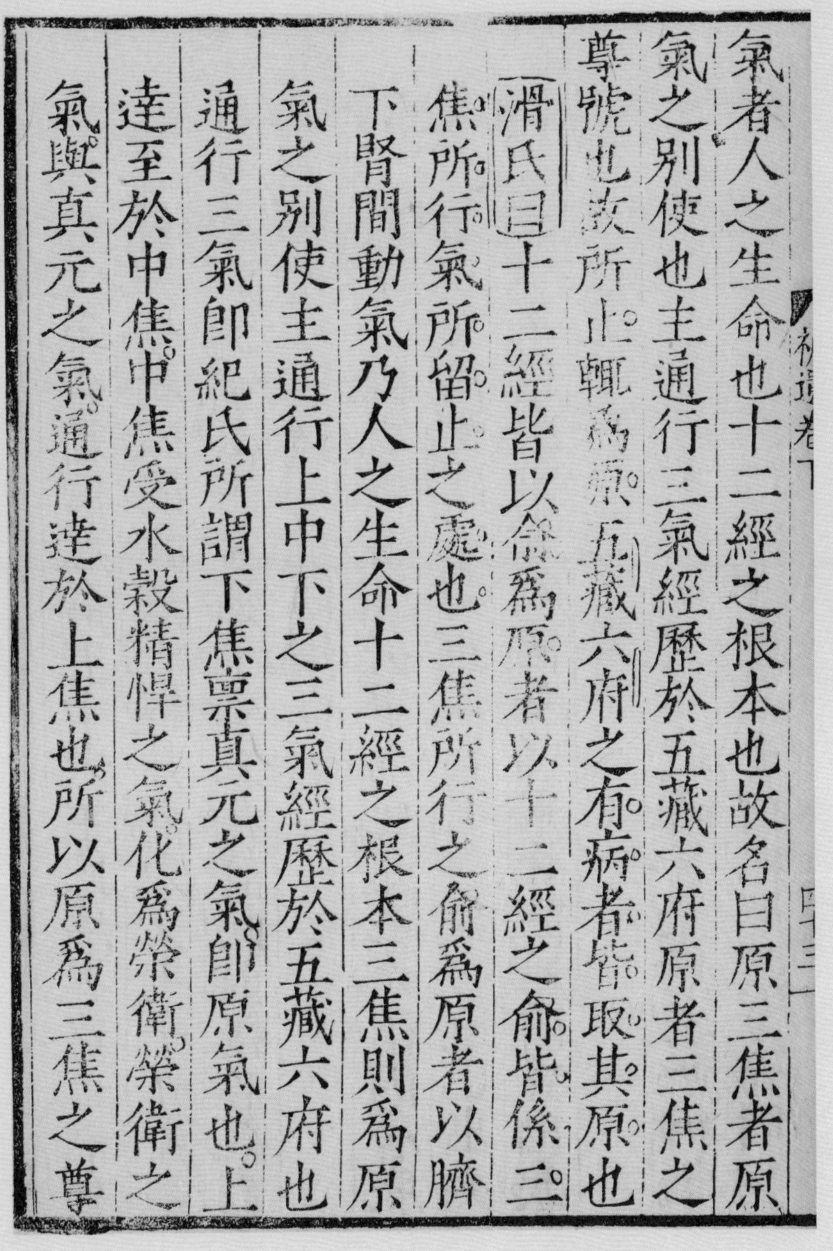

氣者人之生命也十二經之根本也故名曰原三焦者原氣之別使也主通行三氣經歷於五藏六府原者三焦之尊號也故所止輒爲原五藏六府之有病者皆取其原也

滑氏曰十二經皆以俞爲原者以十二經之俞皆係三焦所行氣所留止之處也三焦所行之俞爲原者以臍下腎間動氣乃人之生命十二經之根本三焦則爲原氣之別使主通行上中下之三氣經歷於五藏六府也通行三氣即紀氏所謂下焦禀真元之氣即原氣也上達至於中焦中焦受水穀精悍之氣化爲榮衛榮衛之氣與真元之氣通行達於上焦也所以原爲三焦之尊

號而所止輒爲原猶警蹕所至稱行在所也五藏六府之有病者皆於是而取之宜哉

六十七難曰五藏募皆在陰而俞在陽者何謂也然陰病行陽陽病行陰故令募在陰俞在陽

滑氏曰募與俞五藏空穴之總名也在腹爲陰則謂之募在背爲陽則謂之俞募猶募結之募言經氣之聚於此也俞史扁鵲傳作輸猶委輸之輸言經氣由此而輸於彼也五藏募在腹肺之募中府二穴在胸部雲門下一寸乳上三肋間動脉陷中心之募巨闕一穴在鳩尾一寸脾之募章門二穴在季脇下直臍肝之募期門二

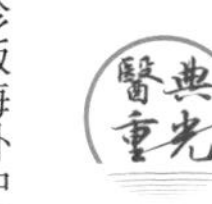

穴在不容兩旁各一寸五分。腎之募京門二穴在腰中季脇本。五藏俞在背行足太陽之經。肺俞在第三椎下。心俞在五椎下。肝俞在九椎下。脾俞在十一椎下。腎俞在十四椎下。皆俠脊兩旁各一寸五分。陰病行陽。陽病行陰者。陰陽經絡。氣相交貫。藏府腹背。氣相通應。所以陰病有時而行陽。陽病有時而行陰也。針法曰。從陽引陰。從陰引陽。

一陽曰。予作捷法中。巨章期京。三五九一四。春夏致一陰。秋冬致一陽。正此意也。

六十八難曰。五藏六府皆有井滎俞經合。皆何所主。然。經言所出為井，所流為滎，所注為俞，所行為經，所入為合。井主心下滿，滎主身熱，俞主體重節痛，經主喘咳寒熱，合主逆氣而泄。此五藏六府井滎俞經合所主病也。

【滑氏曰】主，主治也。井，谷井之井，水源之所出也。滎，絕小水也，井之源本微，故所流尚小而為滎。俞，輸也，注也。自滎而注，乃為俞也。由俞而經過於此，乃謂之經。由經而入於所合，謂之合。合者會也。《靈樞·第一篇》曰：五藏五俞，五五二十五俞；六府六俞，六六三十六俞。此俞字空穴之總名，凡諸空穴皆可以言俞。經脈十二，絡脈十五，凡二十七氣，所行皆井滎俞經合之所係，而所主病各不同。井主心下滿，肝木

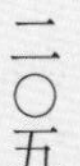

病也足厥陰之支從肝別貫膈上注肺，故井主心下滿。榮主身熱，心火病也；俞主體重節痛，脾主土病也；經主喘咳寒熱，肺金病也；合主逆氣而泄，腎水病也。謝氏曰：此舉五藏之病各一端爲例，餘病可以類推而互取也。不言六府者，舉藏足以該之。

一陽曰：此註用心融會類推，大資益施治。

六十九難曰：經言虛者補之，實者瀉之，不虛不實，以經取之，何謂也？然：虛者補其母，實者瀉其子，當先補之，然後瀉之。不虛不實，以經取之者，是正經自生病，不中他邪也，當自取其經，故言以經取之。

滑氏曰：靈樞第十篇載十二經皆有盛則瀉之，虛則補之不盛不虛以經取之虛者補其母實者瀉其子子能令母實母能令子虛也假令肝病虛即補厥陰之合曲泉是也實則瀉厥陰之榮行間是也先補後瀉即後篇陽氣不足陰氣有餘當先補其陽而後瀉其陰之意然於此義不屬非闕誤即羨文也不實不虛以經取之者即四十九難憂愁思慮則傷心形寒飲冷則傷肺云云者蓋正經之自病者也楊氏曰不實不虛是諸藏不相乘也故云自取其經。

七十難曰春夏刺淺秋冬刺深者何謂也然春夏者陽氣在上人氣亦在上故當淺取之秋冬者陽氣在下人氣亦

在下故當深取之

滑氏曰春夏之時陽氣浮而上人之氣亦然故刺之當淺欲其無太過也秋冬之時陽氣沉而下人氣亦然故刺之當深欲其無不及也經曰必先歲氣無伐天和此之謂也四明陳氏曰春氣在毛夏氣在皮秋氣在分肉冬氣在骨髓是淺深之應也

一陽曰此說與下文致一陰致一陽似悖然此是順時應用的粗法其下文云云之妙又不可言傳也

春夏各致一陰秋冬各致（從陰行陽）一陽者何謂也然春夏溫必致一陰者初下針沉之至腎肝之部得氣引持之陰也秋冬

寒必致一陽者初内針淺（從陽行陰）而浮之至心肺之部得氣推内之陽也是謂春夏必致一陰秋冬必致一陽

滑氏曰致取也春夏氣温必致一陰者春夏養陽之義也初下針即沉之至腎肝之部俟其得氣乃引針而提之以至於心肺之分所謂致一陰也秋冬氣寒必致一陽者秋冬養陰之義也初内針淺而浮之當心肺之部俟其得氣推針而内之以達於腎肝之分所謂致一陽也○此篇致陰致陽之説越人特推其理有如是者爾凡用針補瀉自有所宜初不必以是相拘也

一陽曰根本之玄春夏刺淺而何反沉之至腎肝之部

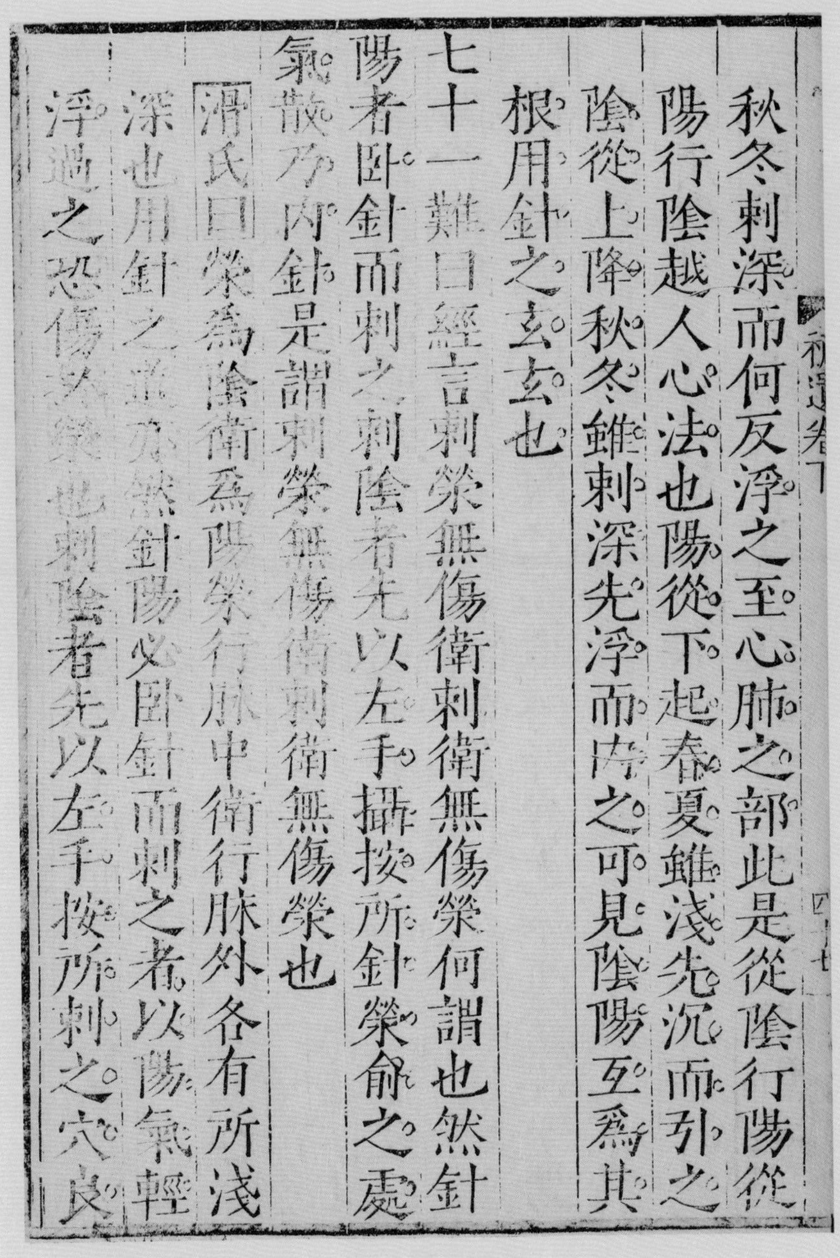

秋冬刺深而何反浮之至心肺之部此是從陰行陽從陽行陰越人心法也陽從下起春夏雖淺先沉而引之陰從上降秋冬雖刺深先浮而内之可見陰陽互為其根用針之玄玄也

七十一難曰經言刺榮無傷衛刺衛無傷榮何謂也然針陽者卧針而刺之刺陰者先以左手攝按所針榮俞之處氣散乃内針是謂刺榮無傷衛刺衛無傷榮也

滑氏曰榮為陰衛為陽榮行脉中衛行脉外各有所淺深也用針之道亦然針陽必卧針而刺之者以陽氣輕浮過之恐傷於榮也刺陰者先以左手按所刺之穴良

久令氣散乃内針。不然則傷衛氣也。無毋通禁之辭

七十二難曰：經言能知迎隨之氣，可令調之。調氣之方，必在陰陽。何謂也？然：所謂迎隨者，知榮衛之流行，經脉之往來也，隨其逆順而取之，故曰迎隨。

滑氏曰：迎隨之法，補瀉之道也。迎者，迎而奪之；隨者，隨而濟之。然必知榮衛之流行，經脉之往來，榮衛流行，經脉往來，其義一也。知之而後可以視夫病之逆順，隨其所當而為補瀉也。○四明陳氏曰：迎者，迎其氣之方來而未盛也，以瀉之；隨者，隨其氣之方往而未虚也，以補之。愚按迎隨有二，有虚實迎隨，有子母迎隨。陳氏之説

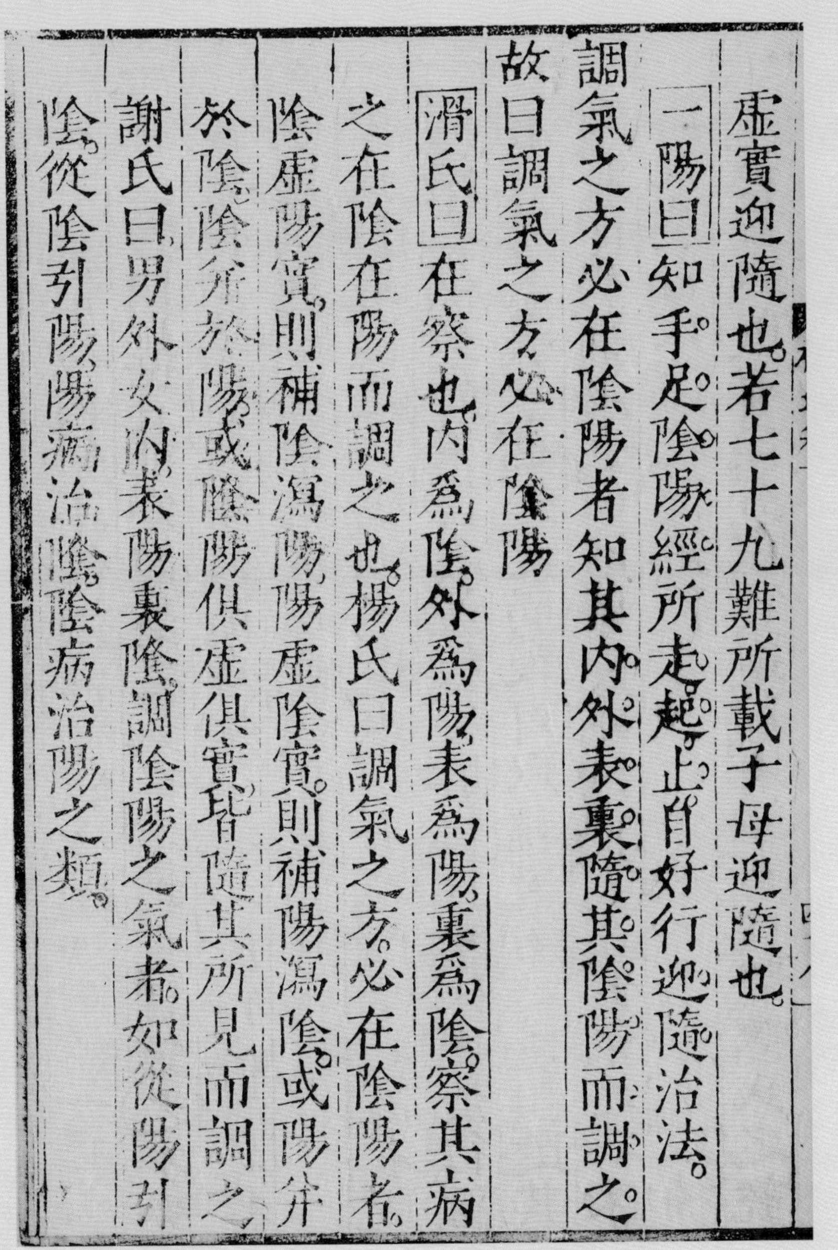

虛實迎隨也。若七十九難所載子母迎隨也。

一陽曰 知手足陰陽經所走起止目好行迎隨治法。

調氣之方必在陰陽者知其內外表裏隨其陰陽而調之。

故曰調氣之方必在陰陽

滑氏曰 在察也。內爲陰外爲陽表爲陽裏爲陰察其病之在陰在陽而調之也。楊氏曰調氣之方必在陰陽者陰虛陽實則補陰瀉陽陽虛陰實則補陽瀉陰或陽并於陰陰并於陽或陰陽俱虛俱實皆隨其所見而調之謝氏曰男外女內表陽裏陰調陰陽之氣者如從陽引陰從陰引陽陽病治陰陰病治陽之類。

七十三難曰諸井者肌肉淺薄氣少不足使也刺之柰何然諸井者木也滎者火也火者木之子當刺井者以滎寫之故經言補者不可以爲寫寫者不可以爲補此之謂也

滑氏曰諸經之井皆在手足指梢肌肉淺薄之處氣少不足使爲補寫也故設當刺井者只寫其滎以井爲木滎爲火火者木之子也詳越人此說專爲寫井者言也若當補井則必補其合故引經言補者不可以爲寫寫者不可以爲補各有攸當也補寫反則病益篤而有實實虛虛之患可不謹歟

七十四難曰經言春刺井夏刺滎季夏刺俞秋刺經冬刺

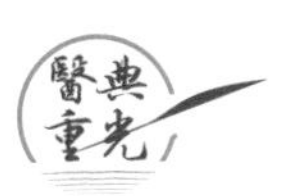

合者何謂也然春刺井者邪在肝夏刺榮者邪在心季夏刺俞者邪在脾秋刺經者邪在肺冬刺合者邪在腎

滑氏曰榮俞之繫四時者以其邪各有所在也

其肝心脾肺腎而繫於春夏秋冬者何也然五藏一病輒有五也假令肝病色青者肝也臊臭者肝也喜酸者肝也喜呼者肝也喜泣者肝也其病衆多不可盡言也四時有數而並繫於春夏秋冬者也鍼之要妙在於秋毫者也

滑氏曰五藏一病不止於五其病尤衆多也雖其衆多而四時有數故並繫於春夏秋冬及井榮輸經合之屬也用鍼者必精察之○詳此篇文義似有缺誤今且依

觧之以俟知者

一陽曰如十變獨舉心臟此只舉肝心脾肺腎例類而推

七十五難曰經言東方實西方虛瀉南方補北方何謂也然金木水火土當更相平東方木也西方金也木欲實金當平之火欲實水當平之土欲實木當平之金欲實火當平之水欲實土當平之東方肝也則知肝實西方肺也則知肺虛瀉南方火補北方水南方火火者木之子也北方水水者木之母也水勝火子能令母實母能令子虛故瀉火補水欲令金不得平木也經曰不能治其虛何問其餘此之謂也有圖

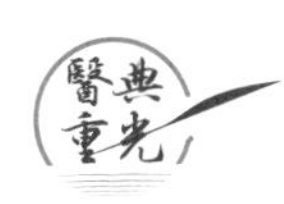

滑氏曰金不得平木不字疑衍○東方實西方虛瀉南方補北方者木金火水欲更相平也木火土金水之欲實五行之貪勝而務權也金水木火土之相平以五行所勝而制其貪也經曰一藏不平所勝平之東方肝也西方肺也東方實則知西方虛矣若西方不虛則東方安得而過於實邪或瀉或補要亦抑其甚而濟其不足損過就中之道也水能勝火子能令母實母能令子虛瀉南方火者奪子之氣使食母之有餘補北方水者益子之氣使不食於母也如此則過者退而抑者進金得平其木而東西二方無復偏勝偏虧之患矣越人之意

大抵謂東方過於實而西方之氣不足故瀉火以抑其木補水以濟其金是乃使金得與木相停故曰欲令金得平木也若曰欲令金不得平木則前後文義窒礙竟説不通使肝木不過肺不虛復瀉火補水不幾於實實虛虛耶八十一難文義正與此互相發明九峰蔡氏謂水火金木土穀惟脩取相勝以洩其過其意亦同故結句云不能治其虛何問其餘盖爲知常而不知變者之戒也此篇大意在肝實肺虛瀉火補水上○或問子能令母實母能令子虛當瀉火補土爲是盖子有餘則不食母之氣母不足則不能蔭其子瀉南方火乃奪子之

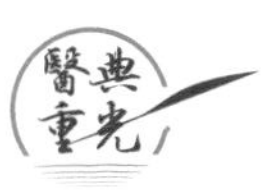

氣使食母之有餘補中央土則益母之氣使得以蔭其子也今乃瀉火補水何歟曰此越人之妙一舉而兩得之者也且瀉火一則以奪木之氣一則以去金之尅補水一則以益金之氣一則以制火之光若補土則一於助金而已不可施於兩用此所以不補土而補水也或又問母能令子實子能令母虛五行之道也今越人乃謂子能令母實母能令子虛何哉曰是各有其說也母能令子實子能令母虛者五行之生化子能令母實母能令子虛者針家之予奪固不相侔也○四明陳氏曰仲景云木行乘金名曰橫內經曰氣有餘則制己所勝

而侮所不勝木實金虛是木横而凌金侮所不勝也本實本以金平之然以其氣正強而横金平之則兩不相伏而戰戰則實者亦傷虛者亦敗金虛本資氣於土然其時土亦受制未足以資之故取水爲金之子又爲木之母於是瀉火補水使水勝火則火餒而取氣於木木乃減而不復實水爲木母此母能令子虛也木既不實其氣乃平平則金免木凌而不復虛水爲金子此子能令母實也所謂金不得平木不得徑以金平其木必瀉火補水而旁治之使木金之氣自然兩平耳今按陳氏此説亦自有理但爲不之一字所纏未免牽強費辭不

若直以不字爲衍文爾觀八十一篇中當知金平木一
語可見矣

一陽曰子能令母實如水是金之子水尅火制火不能爍金是子能令母實也母能令子虛母是祖母如土尅水是母能令子虛也

七十六難曰何謂補瀉當補之時何所取氣當瀉之時何所置氣然當補之時從衛取氣當瀉之時從榮置氣其陽氣不足陰氣有餘當先補其陽而後瀉其陰陰氣不足陽氣有餘當先補其陰而後瀉其陽榮衛通行此其要也

滑氏曰靈樞五十二篇曰浮氣之不循經者爲衛氣其

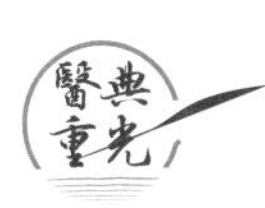

精氣之行於經者爲榮氣蓋補則取浮氣之不循經者以補虛處瀉則從榮置其氣而不用也置猶弃置之置然人之病虛實不一補瀉之道亦非一也是以陽氣不足而陰氣有餘則先補陽而後瀉陰以和之陰氣不足而陽氣有餘則先補陰而後瀉陽以和之如此則榮衛自然通矣補瀉之法見下篇

七十七難曰經言上工治未病中工治已病者何謂也然所謂治未病者見肝之病則知肝當傳之與脾故先實其脾氣無令得受肝之邪故曰治未病焉中工者見肝之病不曉相傳但一心治肝故曰治已病也

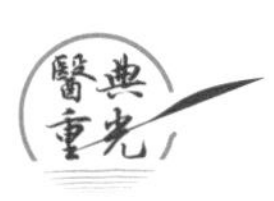

滑氏曰見肝之病先實其脾使邪無所入治未病也是爲上工見肝之病一心治肝治已病也是爲中工靈樞五十五篇曰上工刺其未生也其次刺其未盛者也其次刺其已衰者也下工刺其方襲者也與其形之盛者也與其病之與脉相逆者也故曰方其盛也勿敢毁傷刺其已衰事必大昌故曰上工治未病不治已病此之謂也

七十八難曰針有補瀉何謂也然補瀉之法非必呼吸出內針也知爲針者信其左不知爲針者信其右當刺之時先以左手厭按所針榮俞之處彈而努之爪而下之其

之來如動脉之狀順針而刺之得氣因推而內之是謂補動而伸之是謂瀉不得氣乃與男外女內不得氣是謂十死不治也

滑氏曰彈而努之鼓勇之也努讀若怒爪而下之搯之稍重皆欲致其氣之至也氣至搯下如動脉之狀乃乘其至而刺之順猶循也乘也停針待氣氣至針動是得氣也因推針而內之是謂補動針而伸之是謂瀉此越人心法非呼吸出內者也是固然也若停針候氣久而不至乃與男子則淺其針而候之衛氣之分女子則深其針而候之榮氣之分如此而又不得氣是謂其病終

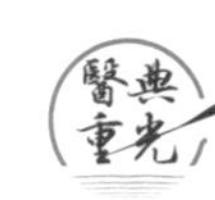

不可治也。篇中前後二氣字不同，不可不辨。前言氣之來如動脉狀，未刺之前左手所候之氣也；後言得氣不得氣，針下所候之氣也。此自兩節。周仲立乃云凡候氣左手宜累重之，候之不得，乃與男則少輕其手於衛氣之分以候之，女則重其手於榮氣之分以候之，如此則既無前後之分，又昧停針待氣之道，尚何所據爲補瀉耶。

一陽曰：信其左。左下有許多神會妙處，得氣不得氣皆在針下。說男外是陽分，在衛上；女內是陰分，在榮上。

七十九難曰：經言迎而奪之，安得無虛；隨而濟之，安得無

實虛之與實若得若失實之與虛若有若無何謂也

滑氏曰出靈樞第一篇得求而獲也失縱也遺也其第二篇曰言實與虛若有若無者謂實者有氣虛者無氣也言虛與實若得若失者謂補者佖然若有得也瀉者恍然若有失也即第一篇之義

然迎而奪之者寫其子也隨而濟之者補其母也假令心病寫手心主俞是謂迎而奪之者也補手心主井是謂隨而濟之者也

滑氏曰迎而奪之者寫也隨而濟之者補也假令心病心火也土爲火之子手心主之俞大陵也實則寫之是

迎而奪之也木者火之母手心主之井中衝也虛則補之是隨而濟之也迎者迎於前隨者隨其後此假心爲例而補寫則云手心主卽靈樞所謂少陰無俞者也當與六十六難並觀

所謂實之與虛者牢濡之意也氣來實牢者爲得濡虛者爲失故曰若得若失也

滑氏曰氣來實牢濡虛以隨濟迎奪而爲得失也前云虛之與實若得若失實之與虛若有若無此言實之與虛若得若失蓋得失有無義實相同互舉之省文爾

八十難曰經言有見如入有見如出者何謂也然所謂有

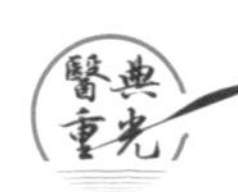

見如入者謂左手見氣來至乃內針針入見氣盡乃出針是謂有見如入有見如出也

滑氏曰所謂有見如入下當欠有見如出四字如讀若而孟子書望道而未之見而讀若如蓋通用也○有見而入出者謂左手按穴待氣來至乃下針針入候其氣應盡而出針也

一陽曰此又言左手見氣來可見信其左有見如入全在信其左手指下有見如出是右手針下此見字非眼目之見乃心融神會以我之神合彼之神玄玄微微心妙神竅經曰神乎神守其門這門窍神在指下針下說

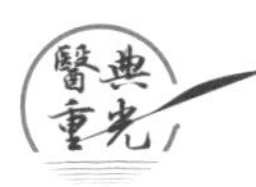

八十一難曰經言無實實虛虛損不足而益有餘是寸口脉耶將病自有虛實耶其損益柰何然是病非謂寸口脉也謂病自有虛實也假令肝實而肺虛肝者木也肺者金也金木當更相平當知金平木假令肺實而肝虛微少氣用針不補其肝而反重實其肺故曰實實虛虛損不足而益有餘此者中工之所害也

滑氏曰是病二字非誤卽衍肝實肺虛金當平木如七十五難之說若肺實肝虛則當抑金而扶木也用針者乃不補其肝而反重實其肺此所謂實其實而虛其虛損不足而益有餘殺人必矣中工中常之工猶云粗工

也○按難經八十一篇篇辭甚簡然而榮衛度數尺寸位置陰陽王相藏府內外脉法病能經絡流注針刺穴俞莫不該盡而此篇尤創艾切切蓋不獨爲用針者之戒凡爲治者皆所當戒又絶筆之微意也於乎越人當先秦戰國時與內經靈樞之出不遠必有得以口授面命傳聞曄曄者故其見之明而言之詳不但如史家所載長桑君之遇也邵肌乃謂經之當難者未必止此八十一條噫猶有望於後人歟

醫學統宗難經本義補遺卷下

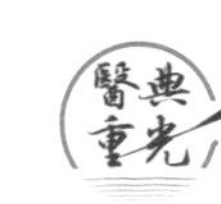

醫學統宗治病鍼法

海陵一陽何東文選授正

六安李氏曾祖號石磷仕六安衛千帥公暇精岐黄業而留心於鍼灸焉見其經書隱秘理法玄微誠浩瀚難窮不便於後學者也乃於子午八法取六摽由之旨著爲詩章以授我先大父號四一叟我先大父授我父號杏庄我父授予語約義博辭典理完鍼灸中之捷徑者也予嘗誦之則精微奥妙固未得其渾融而陰陽五行之藴風寒暑濕之變一按圖而可以識其槩矣予與維揚一陽何公友何公久得鍼法之正傳予與公朝夕相論潜合符節不敢自

私托一陽公鋟梓與四方同志者共焉俾我曾祖仁天下康後世之心一陽公與予之心得以綿綿而未泯也高明君子勿以僭踰見誚予惟敘其源流云 時

嘉靖己酉中秋旦六安後學李松壽莕友鶴謹著於熈春草堂 曾祖李玉字成章 祖李春字時盛 父李如字哲夫

一陽曰 六十二難至八十一越人備載用鍼之法但世人多不尋繹正經根本上做工夫只在毫末上説些話頭自爲知要妄謬尊大有海言我是天星十一穴某家傳授我是子午流注我是捷徑八法某家傳授噫是何言哉騙財事小而陰損人壽元害大予不得已又續鍼治心法一册内採集近理切要者成帙以便時俗之尚以資與醫者之用於中有心領神會默得指趣者自成一家俾靈樞越人之意千萬世不泯由粗入精在茲布徑亦予志道之初心也不揣譾劣是爲引云

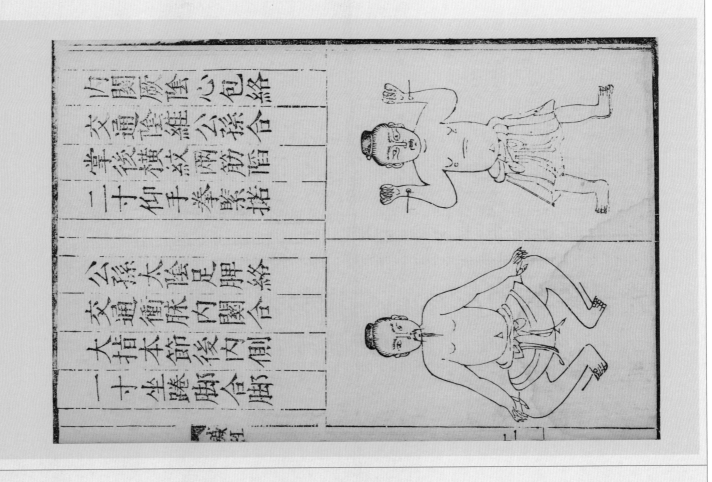

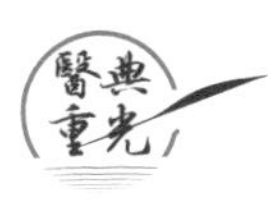

內關厥陰心包絡
交通陰維公孫合
掌後横紋兩筋陷
二寸仰手拳緊搭

公孫太陰足脾絡
交通衝脉內關合
大指本節後內側
一寸坐蹺脚合脚

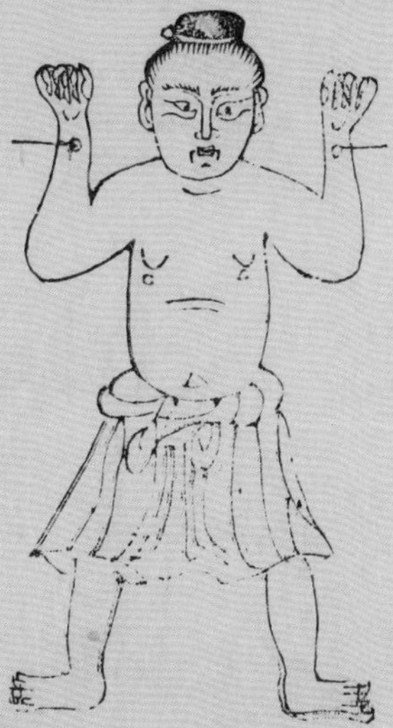

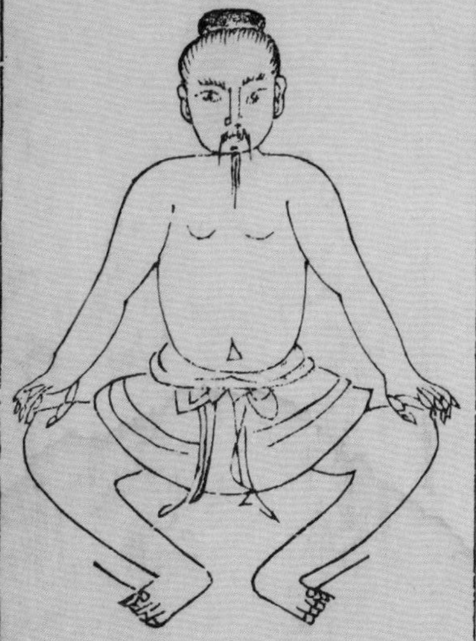

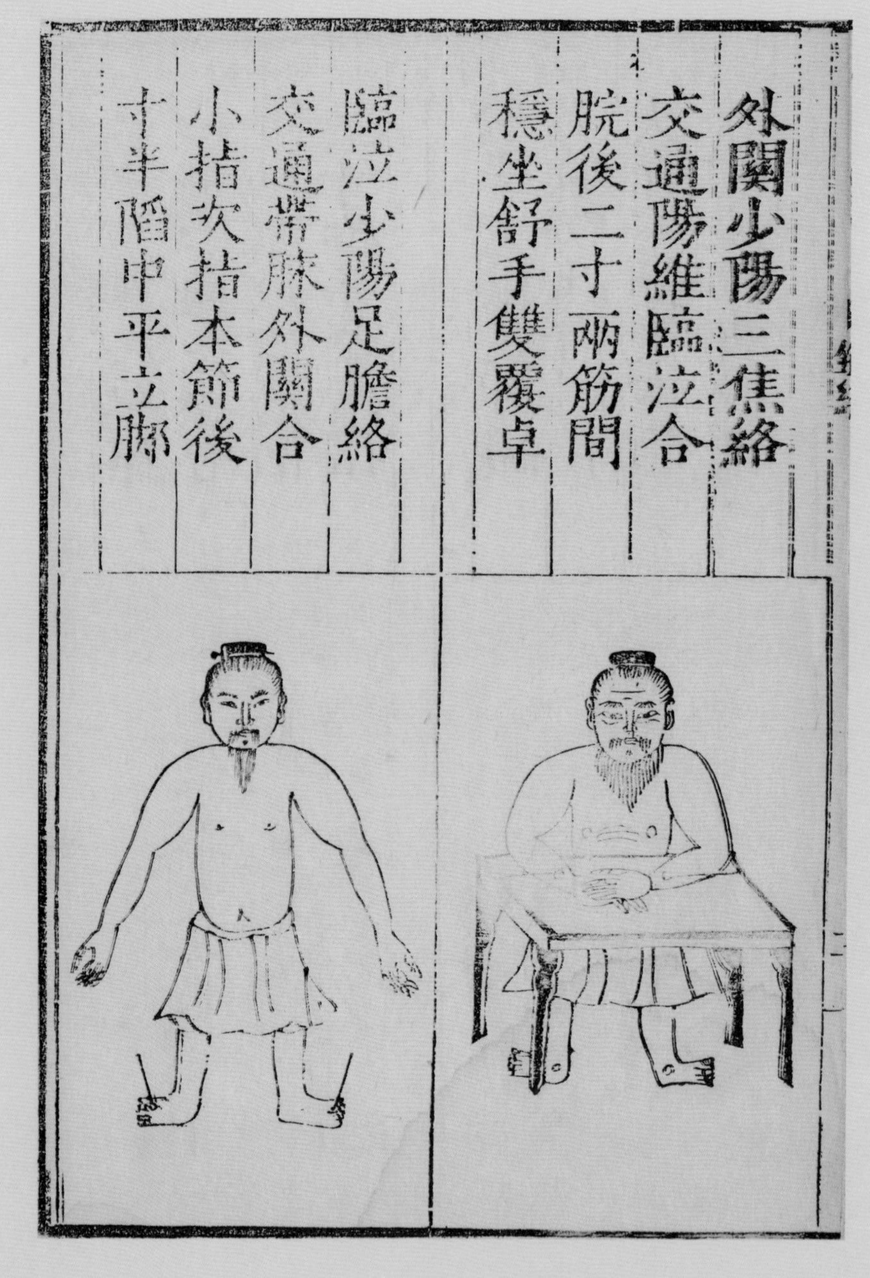
外關少陽三焦絡
交通陽維臨泣合
腕後二寸兩筋間
穩坐舒手雙覆卓

臨泣少陽足膽絡
交通帶脉外關合
小指次指本節後
寸半陷中平立脚

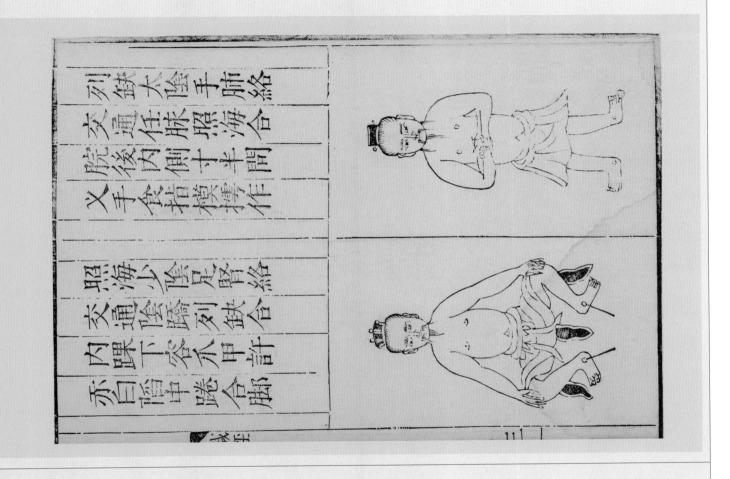

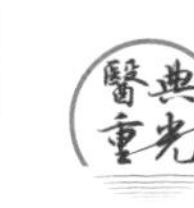

列鈌太陰手肺絡
交通任脉照海合
腕後内側寸半間
义手食指模摶作

照海少陰足腎絡
交通陰蹻列鈌合
内踝下容爪甲許
亦白陷中蹉合脚

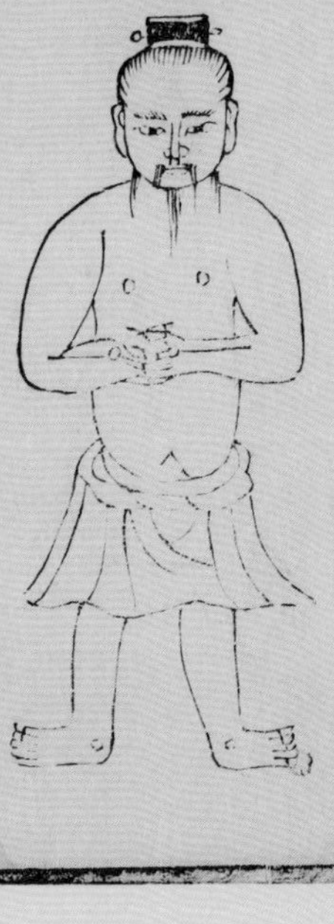

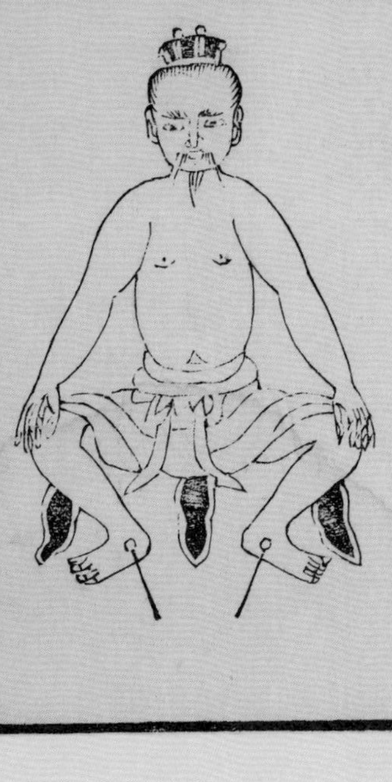

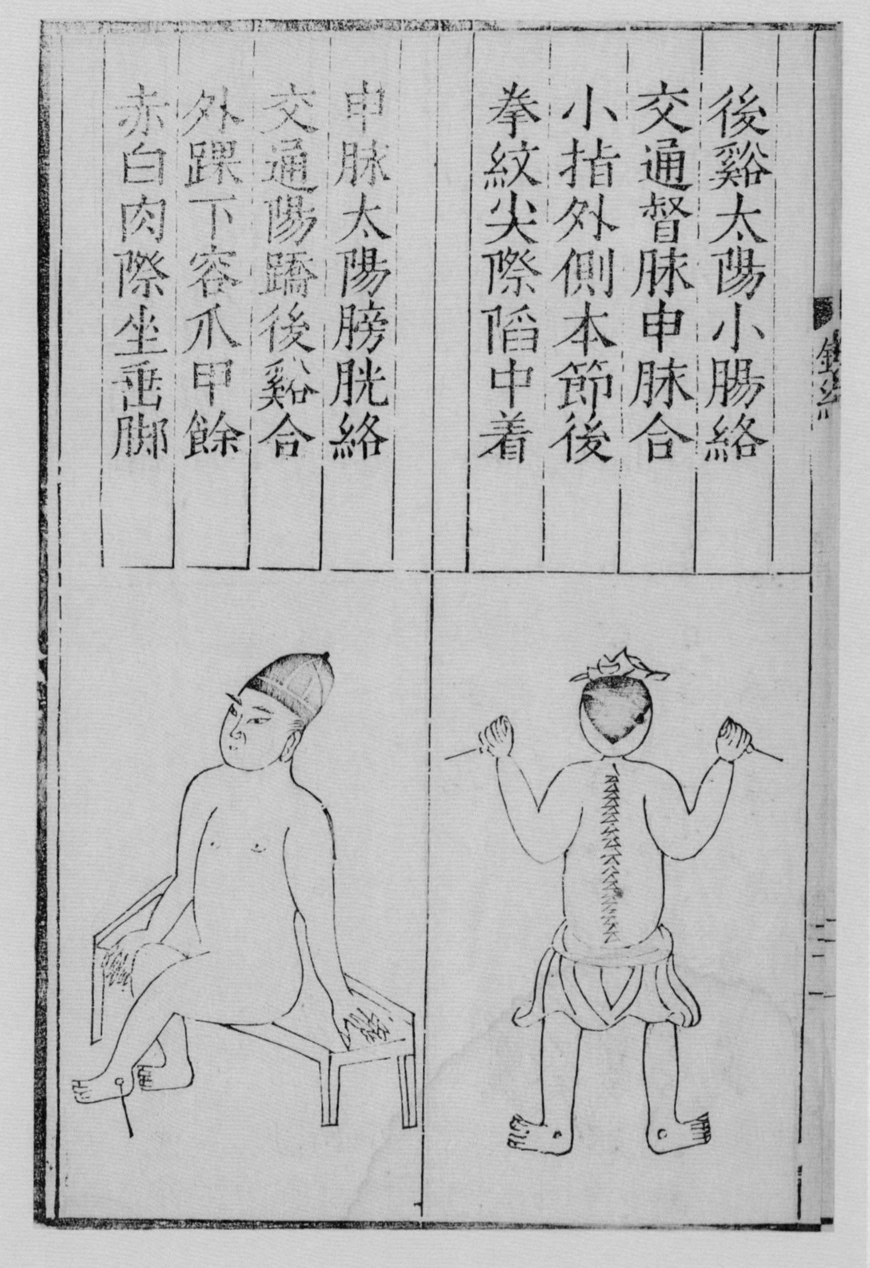
後谿太陽小腸絡
交通督脉申脉合
小指外側本節後
拳紋尖際陷中着

申脉太陽膀胱絡
交通陽蹻後谿合
外踝下容爪甲餘
赤白肉際坐垂脚

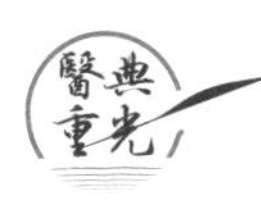

八補瀉

陰陽並虛實　子午子母刺　呼吸與提按　迎隨轉鍼畢

陰陽補瀉

臟血為陰腑氣陽　血榮氣衛細消詳　時日逢陽知氣旺

屬陰時日血榮昌　子寅辰午申戌字　庚壬甲丙戊皆陽

丑卯巳未兼酉亥　乙丁辛巳癸陰鄉

虛實補瀉

實外入兮虛內出　望聞問切得其樞　健嗜熱痛有實力

羸癢麻冷無力虛　真虛不足當行補　邪實方宜奪瀉餘

更究西虛東實義　瀉南補北越人殊

子午補瀉

子後為陽午後陰　熱因陽動冷陰生　子初至巳六陽止

午初至亥六陰沉　一陽巳動方施補　陰氣纔生始瀉行

六陽發表扶陽足　六陰下裡助陰平

子母補瀉

補母瀉子何經病　金不足令補土鄉　土虛補火木虛水

水弱裨金火木強　木實瀉火金實水　水餘瀉木土金當

火實瀉土金生子　生金為母論陰陽

呼吸補瀉

鼻天口地為玄牝　吸涼呼熱泄仙機　天氣入收呼地氣

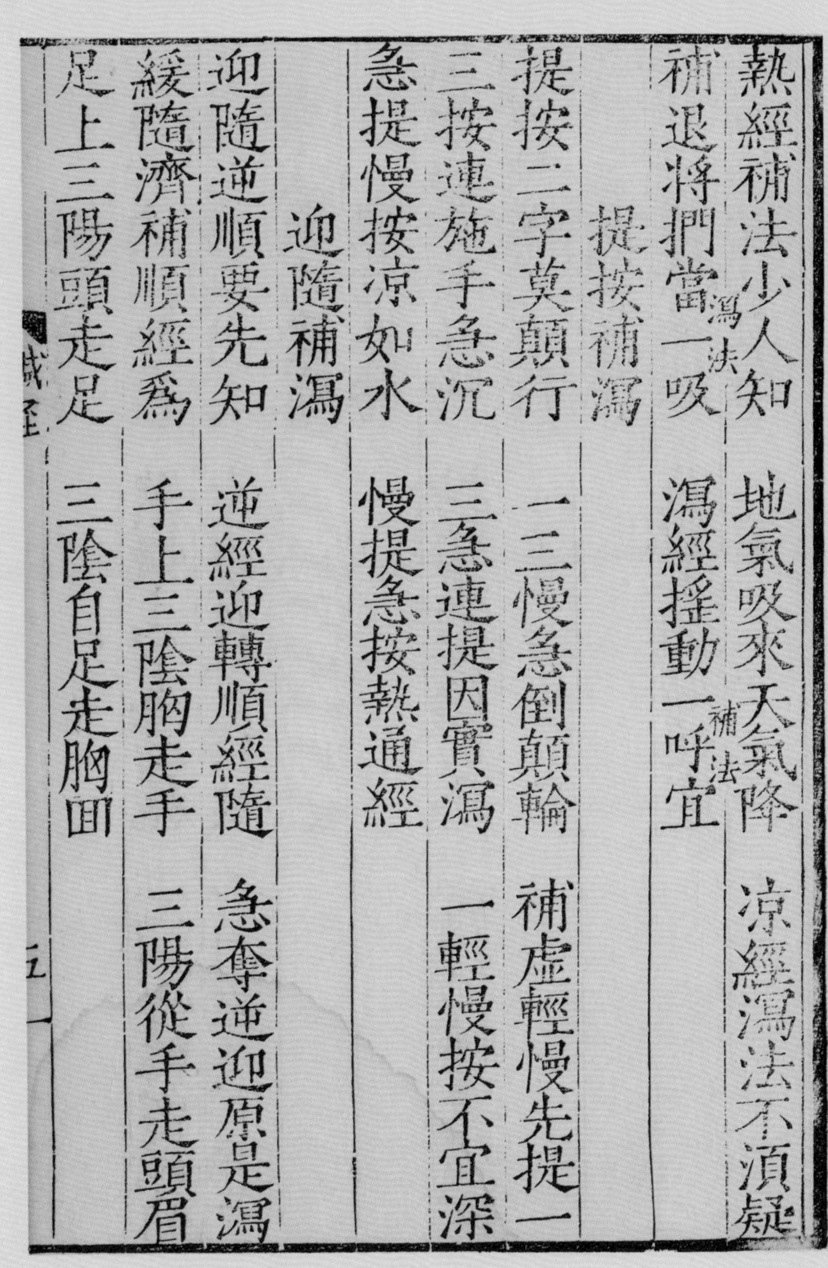

熱經補法少人知　地氣吸來天氣降　涼經瀉法不須疑

補退將捫當一吸（瀉法）　瀉經搖動一呼宜（補法）

提按補瀉

提按二字莫顛行　一三慢急倒顛輪　補虛輕慢先提一

三按連施手急沉　三急連提因實瀉　一輕慢按不宜深

急提慢按涼如水　慢提急按熱通經

迎隨補瀉

迎隨逆順要先知　逆經迎轉順經隨　急奪逆迎原是瀉

緩隨濟補順經爲　手上三陰胸走手　三陽從手走頭眉

足上三陽頭走足　三陰自足走胸面

轉鍼補瀉

左外右内指頭移　緊慢上下急留施　左順慢轉留鍼補
右逆緊移疾出之　左内右外上行氣　右内左外下行奇
至緊太過人受痛　極輕不及病難離

龍虎昇騰

氣龍血虎要昇騰　指頭規矩後前分　前行一轉通勿斷
後方斷退是催行

蒼龍擺尾

蒼龍擺尾法幽然　過關走節妙通玄　輕伏鍼頭須左右盤法
先行此勢氣過全

赤鳳搖頭

赤鳳搖頭若櫓浮　下行閉上上下求　各經逆順須明記

後催血氣遍身週

龍虎交戰

真氣爲陽故號龍　陰血號虎兩和通　氣淺血深分逆順

先九後六一般同

燒山火

燒山火法譬如珍　順陽九撚莫加增　地部分中三出入

出輕入重熱如蒸

透天凉

透天凉法善驅陽　逆陰六撚後神當　人地部中三出入

入輕出重若冰凉

子午搗臼

子午搗臼得傳稀　子後慢出入沉施　午後急出當輕入

九出六入有參差

嘉靖二十八年八月十五日夜月下指授心法

先三出天地一入　貳二出天地一入　共五出二入

天地人留豆許

一出一入　一出一入　一出一入　一出一入

補法　隨迎徐疾輕重留深　隨迎慢急淺留

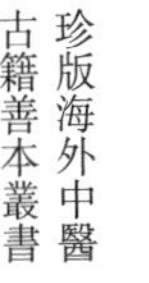

循捫攝按撣努爪切　進伸撣撚

龍虎昇騰　蒼龍擺尾　赤鳳搖頭　一提三按

燒山火　子午搗臼　龍虎交戰　撚搓出搓入

退留豆許順卧鍼出捫

瀉法　迎隨疾徐重輕淺疾　迎隨急慢深疾

循捫按攝撣努切爪　進伸撚撣

龍虎昇騰　蒼龍擺尾　赤鳳搖頭　三提一按

透天凉　子午搗臼　龍虎交戰　撚搓出搓入

退留豆許迎卧鍼搖出

左手右足三陽　右手左足三陰　食指向前隨順

大指向前逆迎

右手左足三陽　左手右足三陰　大指向前隨順

食指向前逆迎

子午流注六十六穴

寅手太陰辛肺傳　少商井木大指端　內側相去爪甲許

一韭葉後穴初旋　魚際滎火手大指　本節陷後內側裏

散脉中穴接太淵　俞土掌後陷中底　經渠經金寸脉中

尺澤合水約文止

卯手陽明大腸庚　金井商陽食指分　內側去爪角如韭

二間本節前水滎　三間俞木本節後　岐骨罅脉合谷名

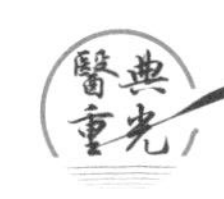

陽谿經火腕之中　側上兩筋間陷存　曲池合土在肘外
輔骨囲肘拱胷平
厲足陽明戊干胃　大指次指端後背　去爪甲如韭葉許
土府金井是厲兊　内庭滎水次指外　陷骨俞木但陷内
大指次指本節後　相去二寸内庭銳　衝陽原附輔骨上
五寸骨間動脉會　陷骨三寸後點穴　衝脉寸半經火配
觧谿腕上陷中間　三里合土膝下位　犢鼻去下三寸間
掀外大筋宛宛内
巳足太陰巳土脾　足大指内側端微　去爪甲角如韭葉
隱白井木始相隨　大都滎火本節後　太白俞土核骨畨

商丘經金踝微前　合木伸足陰陵泉　膝下內側輔骨下

以上四穴陷中邊

午手少陰心丁火　井出為初木少衝　小指內兼側後去

瓜甲角如韭葉終　少府滎火手小指　本節陷後直勞宮

神門俞土在掌後　兌骨端上陷之中　靈道經金亦掌後

相去橫紋寸半逢　少海肘內兼合水　肘內大骨外傍肌

去肘端後五分許　取法屈指向頭知

未手太陽小腸內　少澤井金小指端　去爪甲下一分陷

前谷滎水外側邊　本節前陷連俞木　後谿節後陷中間

腕骨為原手外側　腕前起骨下陷看　陽谷經火手外側

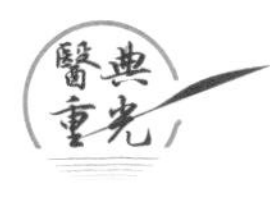

兊骨向下陷中安　小海合土在肘內　大骨之外細揣循
相去肘端五分陷　向頭屈手取方真
申足太陽膀胱壬　金井初開號至陰　小指外側去爪中
角後猶如韭葉形　通骨滎水足小指　外側本節前陷里
束骨俞木小指外　側邊本節後陷彼　京骨過原足外側
赤白肉際大骨底　崑崙經火外踝後　腳跟骨上陷縫裏
委中合土膕中央　約文動脉來應指
酉足少陰癸水腎　湧泉井木足中心　陷宛屈足捲指取
然谷滎火內踝隣　前起大骨下陷內　太谿俞土踝下真
腳跟骨上其動脉　踝上二寸復溜經　陷中動脉經金八

隂骨合水曲膝膕　輔骨之後大筋下　小筋上應手方鍼
戍手厥隂心包絡　水井中衝中指端　去爪甲如韭葉陷
勞宫滎火掌紋看　無名指屈動脉是　大陵俞土兩筋間
掌紋陷内接間使　經金掌後寸該三　曲澤合水内廉肘
陷中屈肘若弓灣
亥手少陽三焦井　無名指上關衝金　端後相去爪甲角
一韭葉後用餘鍼　液門滎水節前陷　中渚俞木節後間
陽池原未腕上陷　支溝經火兩筋間　腕後三寸兩骨陷
天井合土肘尖邊　大骨肘上一寸陷　取法屈肘兩筋間
子足少陽甲木膽　金井竅隂依法取　小指次指端向後

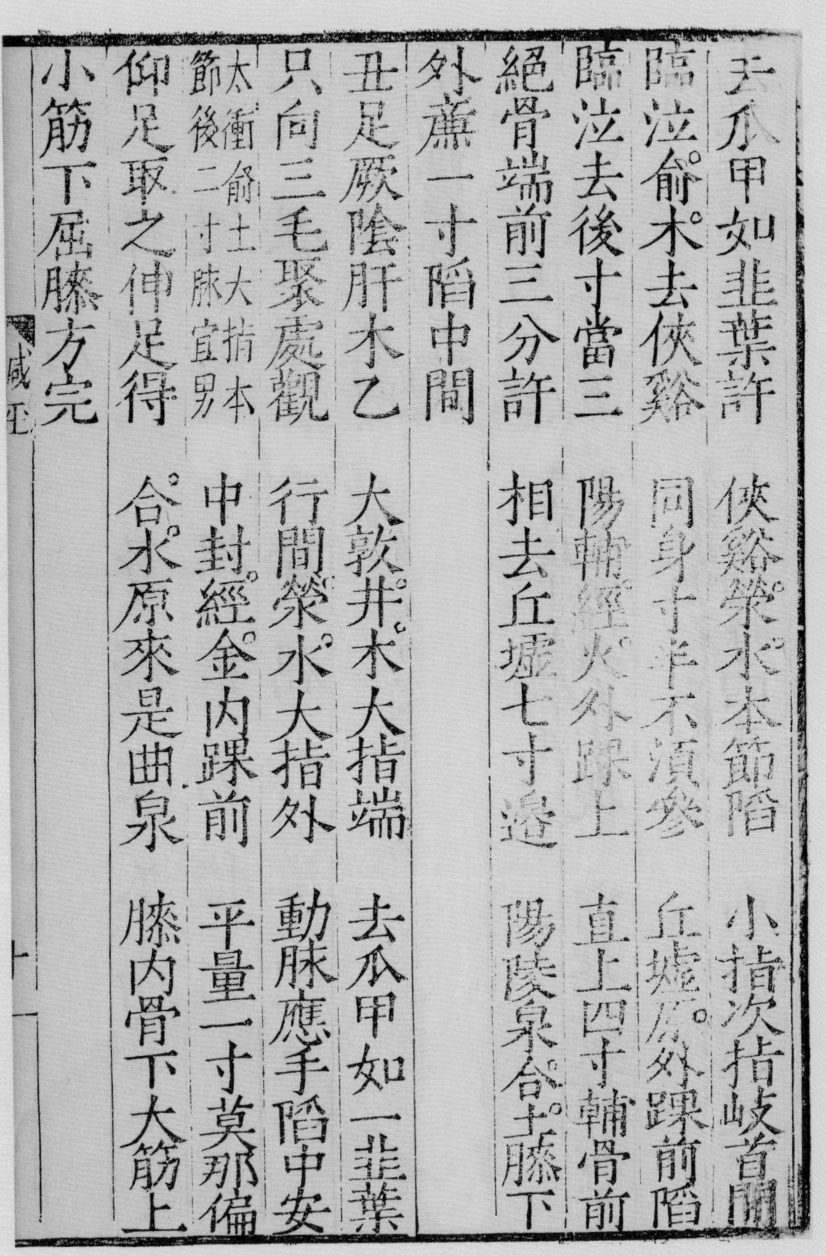

去爪甲如韭葉許　俠谿滎水本節陷　小指次指歧首間
臨泣俞木去俠谿　同身寸半不須參　丘墟原外踝前陷
臨泣去後寸當三　陽輔經火外踝上　直上四寸輔骨前
絕骨端前三分許　相去丘墟七寸邊　陽陵泉合于膝下
外廉一寸陷中間

丑足厥陰肝木乙　大敦井木大指端　去爪甲如一韭葉
只向三毛聚處觀　行間滎水大指外　動脉應手陷中安
太衝俞土大指本節後二寸脉宜另　中封經金內踝前　平量一寸莫邪偏
仰足取之伸足得　合水原來是曲泉　膝內骨下大筋上
小筋下屈膝方完

咸　王　十一

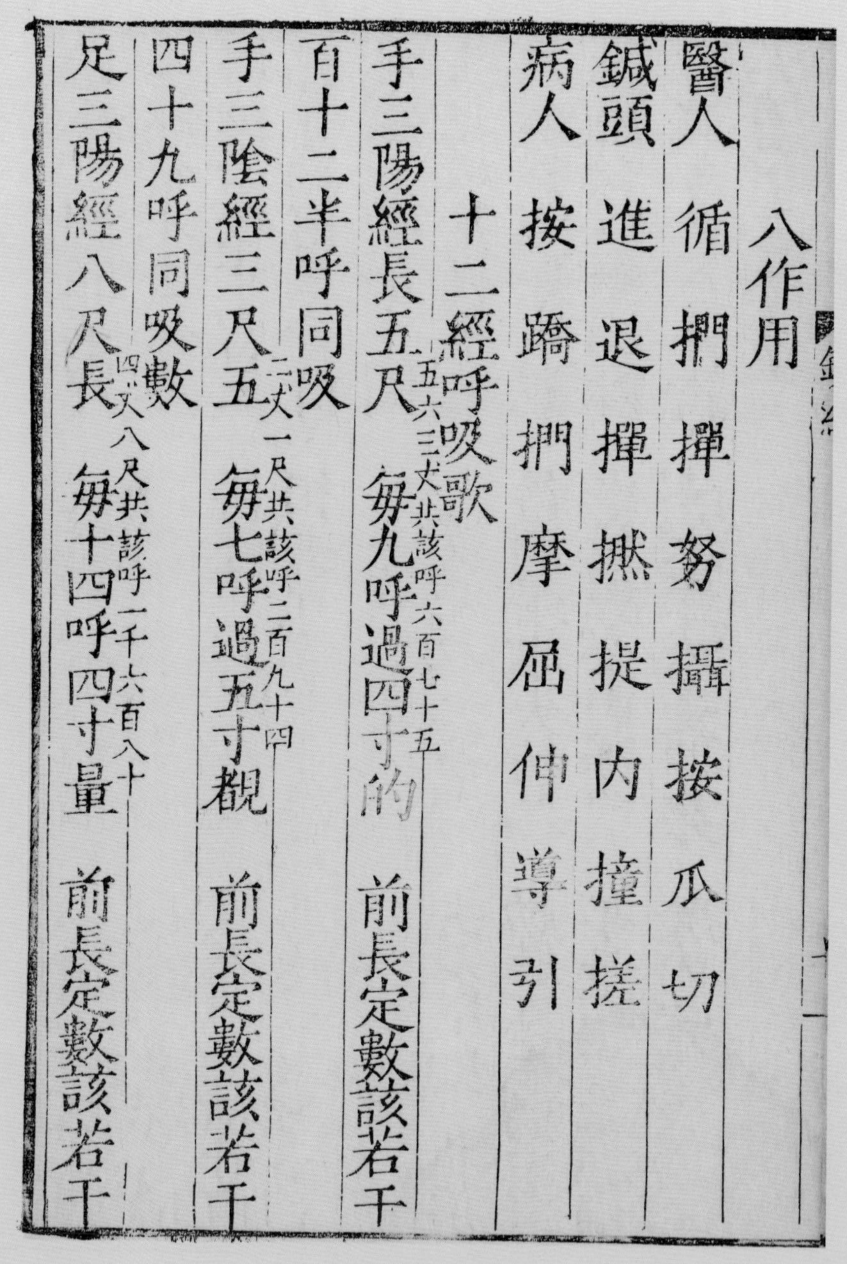

八作用

醫人　循　捫　撣　努　攝　按　爪　切

鍼頭　進　退　撣　撚　提　内　撞　搓

病人　按　蹻　捫　摩　屈　伸　導　引

十二經呼吸歌

手三陽經長五尺五六三丈共該呼六百七十五　每九呼過四寸的　前長定數該若干

百十二半呼同吸

手三陰經三尺五三六二丈一尺共該呼二百九十四　每七呼過五寸覩　前長定數該若干

四十九呼同吸數

足三陽經八尺長四六四丈八尺共該呼一千六百八十　每十四呼四寸量　前長定數該若干

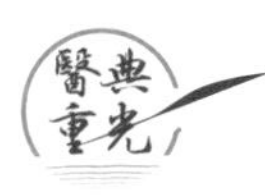

二百八十呼同詳
足三陰經六尺半 三丈九尺共該呼九百三十六 每十二呼五寸斷 前長定數該若干
百五十六呼同筭 以上總三千五百八十五

九鍼形制治病歌

鑱似巾鍼寸六制 去來頭大末鋭利 令云治病專功効
熱在頭身瀉陽氣
圓似絮鍼一寸六 箭身卵鋒瀉氣速 令云治病寫分氣
揩摩不得傷肌肉
鍉鍼三寸五分記 鋒似粟鋭按脉治 令云治病專功効
按脉邪出勿陷氣

鋒似絮鍼寸六拘　箭身鋒末刃三隅　今云治病專功効
癰熱去血痼疾除

鈹廣二分半四寸　形似劍鋒雙利刃　今云治病專功効
癰膿兩熱火去淨

圓利寸六似毫鍼　中身微大圓銳精　今云治病專功効
癰痺暴氣可內深

毫長三寸六分直　蚊虻喙尖功最急　今云治病專功効
寒熱痛痺平虛實

長鍼七寸其鍼同　身長細薄尖銳鋒　今云治病專功効
能除深邪遠痺通

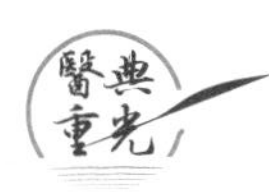

大鍼四寸鍼鋒粗　其鋒微圓尖挺模　令云治病專功效
能寫機關水即無

鍼经　十二

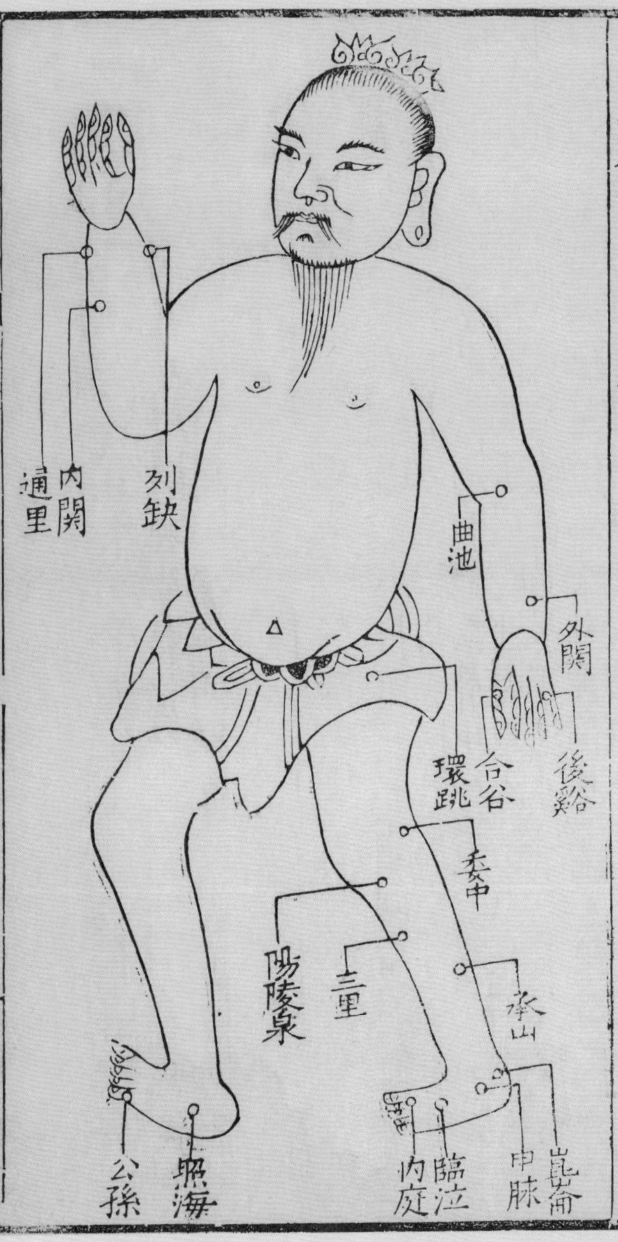

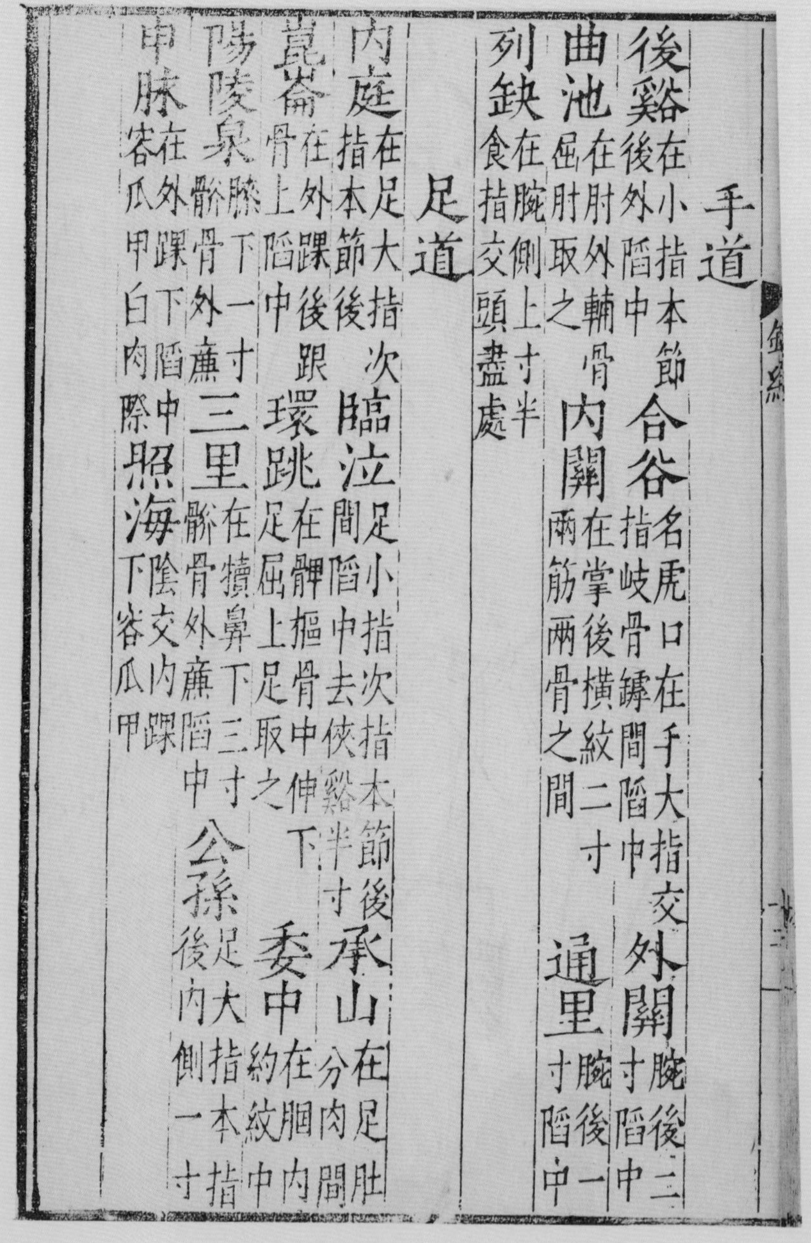

手道

後谿在小指本節後外陷中　合谷名虎口在手大指交指岐骨罅間陷中　外關腕後二寸陷中

曲池在肘外輔骨屈肘取之　內關在掌後橫紋二寸兩筋兩骨之間　通里腕後一寸陷中

列缺在腕側上寸半食指交頭盡處

足道

內庭在足大指次指本節後　臨泣足小指次指本節後間陷中去俠谿半寸　承山在足肚分肉間

崑崙在外踝後跟骨上陷中　環跳在髀樞骨中伸下足屈上足取之　委中在膕內約紋中

陽陵泉膝下一寸䯒骨外廉　三里在犢鼻下三寸䯒骨外廉陷中　公孫足大指本指後內側一寸

申脈在外踝下陷中容爪甲白肉際　照海陰交內踝下容爪甲

天突

雲 中 周 胸 天 食
氣 庫 屋 膺 乳 乳
俞 彧 神 靈 神 步
璇 華 紫 玉 膻 中
璣 蓋 宮 堂 中 庭
府 中 藏 墟 封 廊
戶 房 翳 窗 中 根
門 府 容 鄉 谿 竇

鳩 蔽骨 五下 尾

期 日 腹
不 承 梁 關 太 滑 天 外 大
幽 通 陰 石 商 肓 中 四 氣 大 橫
巨 上 中 建 下 水 神 陰 氣 石 關 中 曲
闕 脘 脘 里 脘 分 闕 交 海 門 元 極 骨
門 谷 都 關 曲 俞 注 滿 穴 赫 骨
容 滿 門 門 乙 肉 樞 陵 巨 道
門 哀 橫 結 舍 門
章 京 帶 五 大 腹 維 府 衝 居
門 門 脈 樞 道 髎

曲骨

脇 歸 來 堂
氣 陰 衝
會陰

腧經

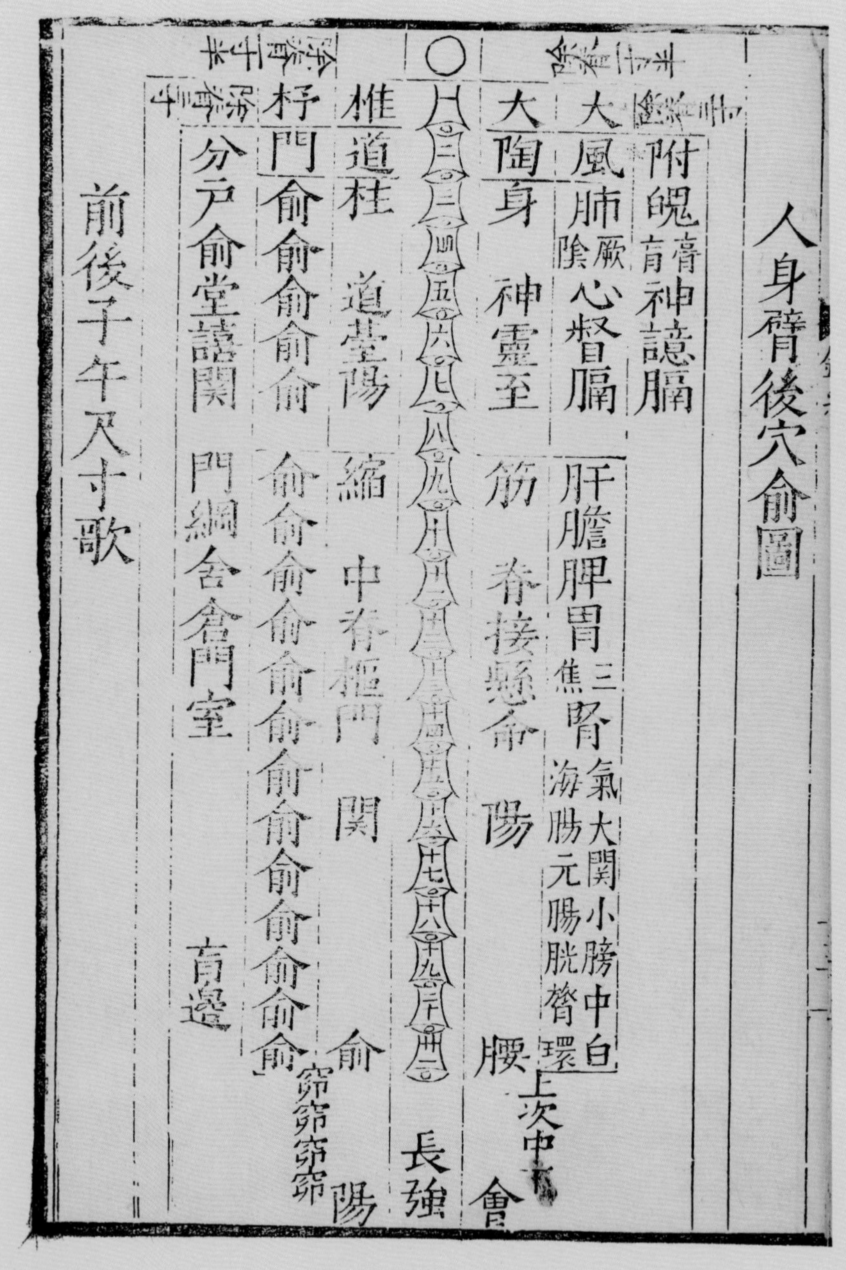
人身背後穴俞圖
附 魄 膏肓 神 譩譆 膈
大 風 肺 厥陰 心 督 膈
肝 膽 脾 胃 三焦 腎 氣海 大腸 關元 小腸 膀胱 中膂 白環
大 陶 身 神 靈 至 筋 脊 接 懸 命 陽 腰 會
上 次 中 下
長強
椎 道 柱 道 臺 陽 縮 中 脊 樞 門 關 俞 陽
杼 門 俞 俞 俞 俞 俞 俞 俞 俞 俞 俞 俞 俞 俞 俞 俞
分 戶 俞 堂 譩譆 關 門 綱 舍 倉 門 室 肓 邊

前後子午尺寸歌

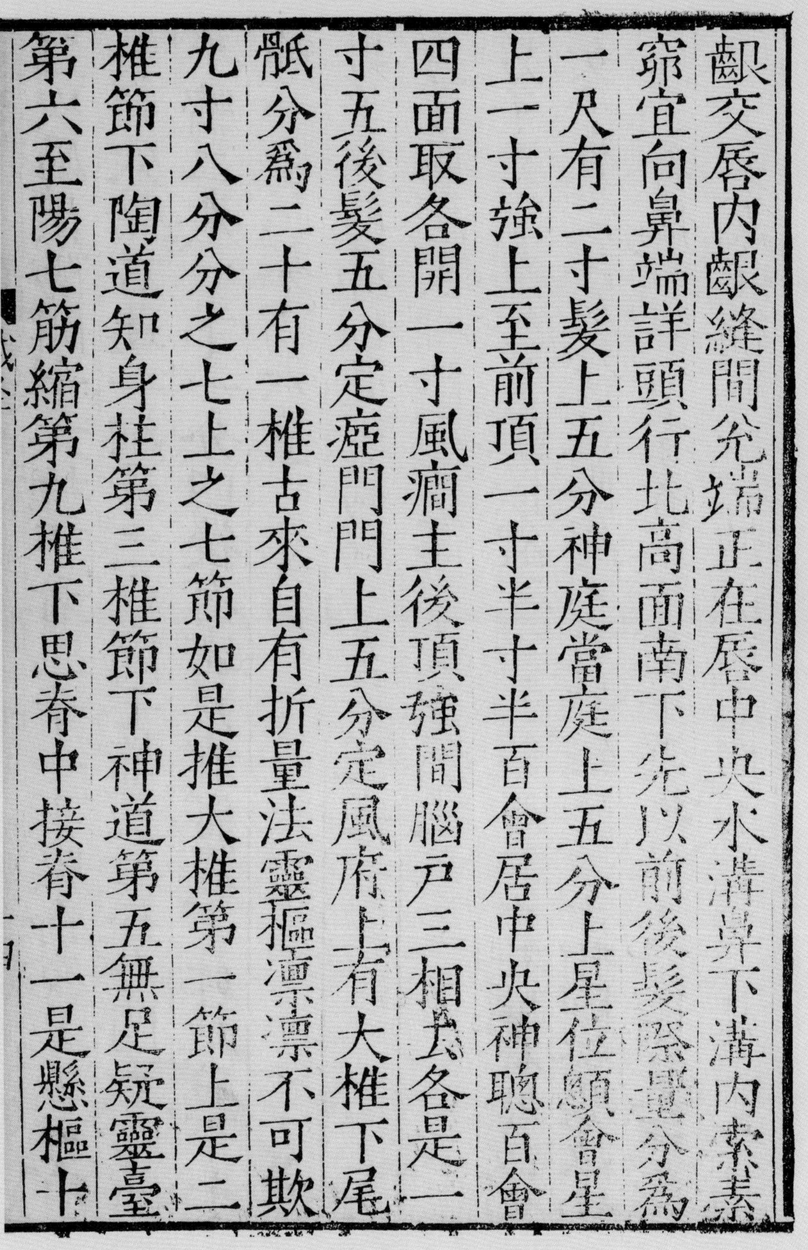

齦交唇內齦縫間兊端正在唇中央水溝鼻下溝內索素
窌宜向鼻端詳頭行北高面南下先以前後髮際量分爲
一尺有二寸髮上五分神庭當庭上五分上星位顖會星
上一寸強上至前頂一寸半寸半百會居中央神聰百會
四面取各開一寸風癇主後頂強間腦户三相㚌各是一
寸五後髮五分定瘂門門上五分定風府上有大椎下尾
骶分爲二十有一椎古來自有折量法靈樞凛凛不可欺
九寸八分分之七上之七節如是推大椎第一節上是二
椎節下陶道知身柱第三椎節下神道第五無足疑靈臺
第六至陽七筋縮第九椎下思脊中接脊十一是懸樞上

三次屬累陽關十六椎下看二十一下腰俞窺其下再有長強穴請君逐一細尋之中間七節長二分命門十四前平臍二尺一寸一分四後有密戶宜審思下此是名下七節一寸二分爲六釐

男子向前爲補退後爲瀉　女子反之

男子陽經要補陰經要瀉　女子反之

男子先鍼陽經後鍼陰經不可竝鍼恐氣血相鬭發脹故也

女子先鍼陰經後鍼陽經不可竝鍼恐氣血相鬭發脹故也

男子看他血氣俱虛者用平補平瀉之法不論陰經全要瀉

亦然先補退後三轉鍼後瀉向前三轉鍼是謂平補

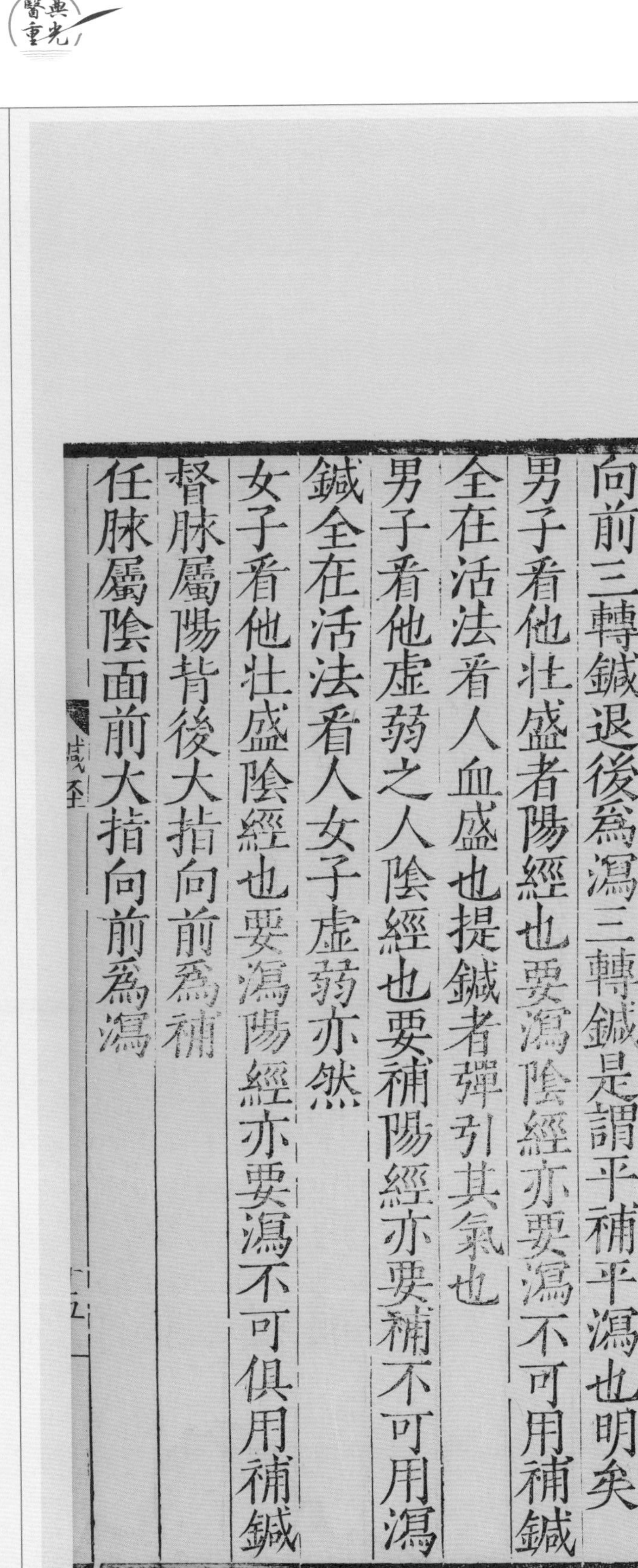

平瀉乃爲先補向前三轉鍼後瀉退後三轉鍼是謂平補

平瀉也亦不論男子陽經全要補陰經全要瀉俱要先補

向前三轉鍼退後爲瀉三轉鍼是謂平補平瀉也明矣

男子看他壯盛者陽經也要瀉陰經亦要瀉不可用補鍼

全在活法看人血盛也提鍼者彈引其氣也

男子看他虛弱之人陰經也要補陽經亦要補不可用瀉

鍼全在活法看人女子虛弱亦然

女子看他壯盛陰經也要瀉陽經亦要瀉不可俱用補鍼

督脉屬陽背後大指向前爲補

任脉屬陰面前大指向前爲瀉

鍼男子右手左足三陽經以我大指向前爲補
鍼男子左手右足三陽經以我大指退後爲補
鍼男子右手左足三陰經以我大指退後爲補
鍼男子左手右足三陰經以我大指向前爲補
鍼女子補瀉反之
凡補瀉順吾之手而行補瀉
手三陰經足三陽經補瀉迎隨兩說載詳
鍼男子當子後大指向前爲補大指退後爲瀉
鍼女子子後反之
鍼男子當午後大指退後爲補大指向前爲瀉

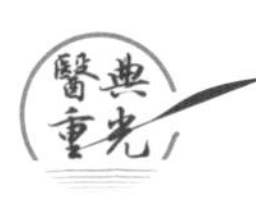

女子午後反之不用呼吸之法
凡氣未至先要搓那補其氣使氣至然後看病行補瀉之
法鍼之中間只管搓那如楊柳隨風之状到搓那盡頭始
或用其補或用其瀉

八穴主治病證與諸書同

公孫二穴通衝脉脾之經在足大指内側本節後一寸陷
中令病人坐合兩掌相對取之　主治三十一證
凡治後證必先取公孫爲主吹取各穴應之
○九種心疼一切冷氣
大陵二穴　中脘一穴　隱白二穴

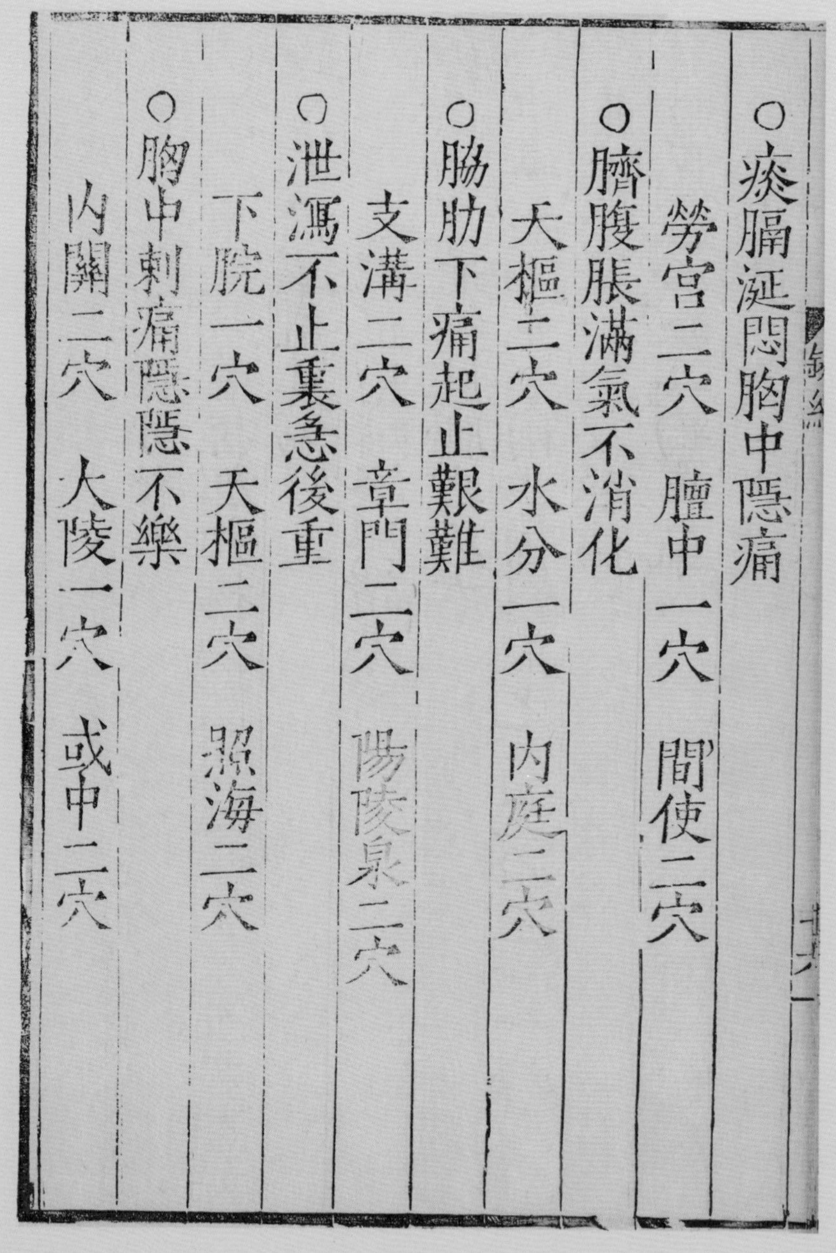

○痰膈涎悶胸中隱痛

勞宮二穴　膻中一穴　間使二穴

○臍腹脹滿氣不消化

天樞二穴　水分一穴　内庭二穴

○脇肋下痛起止艱難

支溝二穴　章門二穴　陽陵泉二穴

○泄瀉不止裏急後重

下脘一穴　天樞二穴　照海二穴

○胸中刺痛隱隱不樂

内關二穴　大陵一穴　彧中二穴

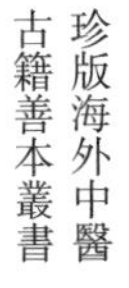

○兩脇脹滿氣攻痰痛

陽陵泉穴　章門二穴　絶骨二穴一名懸鍾

○中滿不快翻胃吐食

中脘一穴　太白二穴　中魁二穴一名陽谿

○氣膈五噎飲食不下

膻中一穴　三里二穴　太白二穴

○胃脘停痰口吐清水

巨闕一穴　厲兑二穴　中脘一穴

○中脘停食痛刺不已

解谿二穴　三里二穴　太倉一穴一名中脘穴

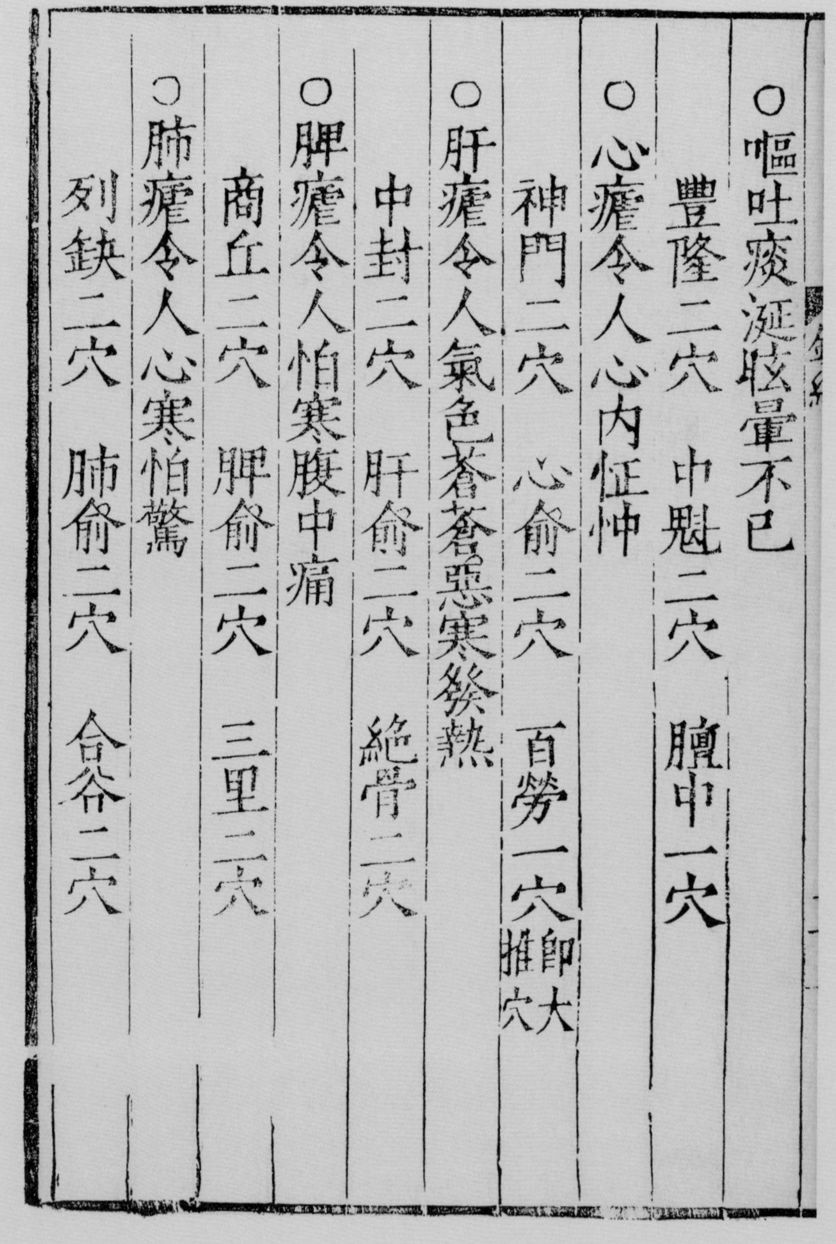

○嘔吐痰涎眩暈不已

豐隆二穴　中魁二穴　膻中一穴

○心瘧令人心內怔忡

神門二穴　心俞二穴　百勞一穴即大椎穴

○肝瘧令人氣色蒼蒼惡寒發熱

中封二穴　肝俞二穴　絶骨二穴

○脾瘧令人怕寒腹中痛

商丘二穴　脾俞二穴　三里二穴

○肺瘧令人心寒怕驚

列缺二穴　肺俞二穴　合谷二穴

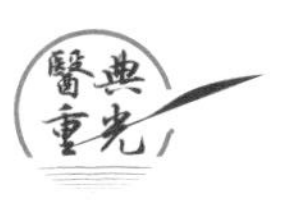

○腎瘧令人灑淅熱腰脊強痛

大鍾二穴　腎俞二穴　申脉二穴

○瘧疾大熱不退

間使二穴　百勞一穴　絶骨一穴

○瘧疾先寒後熱

後谿二穴　曲池二穴　勞宫二穴

○瘧疾先熱後寒

曲池二穴　百勞一穴　絶骨二穴

○瘧疾心胸疼痛

内關二穴　上脘一穴　大陵二穴

○瘧疾頭痛眩暈吐痰不已

合谷二穴　中脘一穴　列缺二穴

○瘧疾骨節痠痛

魄戶二穴　百勞一穴　然谷二穴

○瘧疾口渴不已

關冲二穴　人中一穴　間使二穴

○胃瘧令人善飢而不能食

厲兌二穴　胃俞二穴　大都二穴

○膽瘧令人惡寒怕驚睡卧不安

臨泣二穴　膽俞二穴　期門二穴

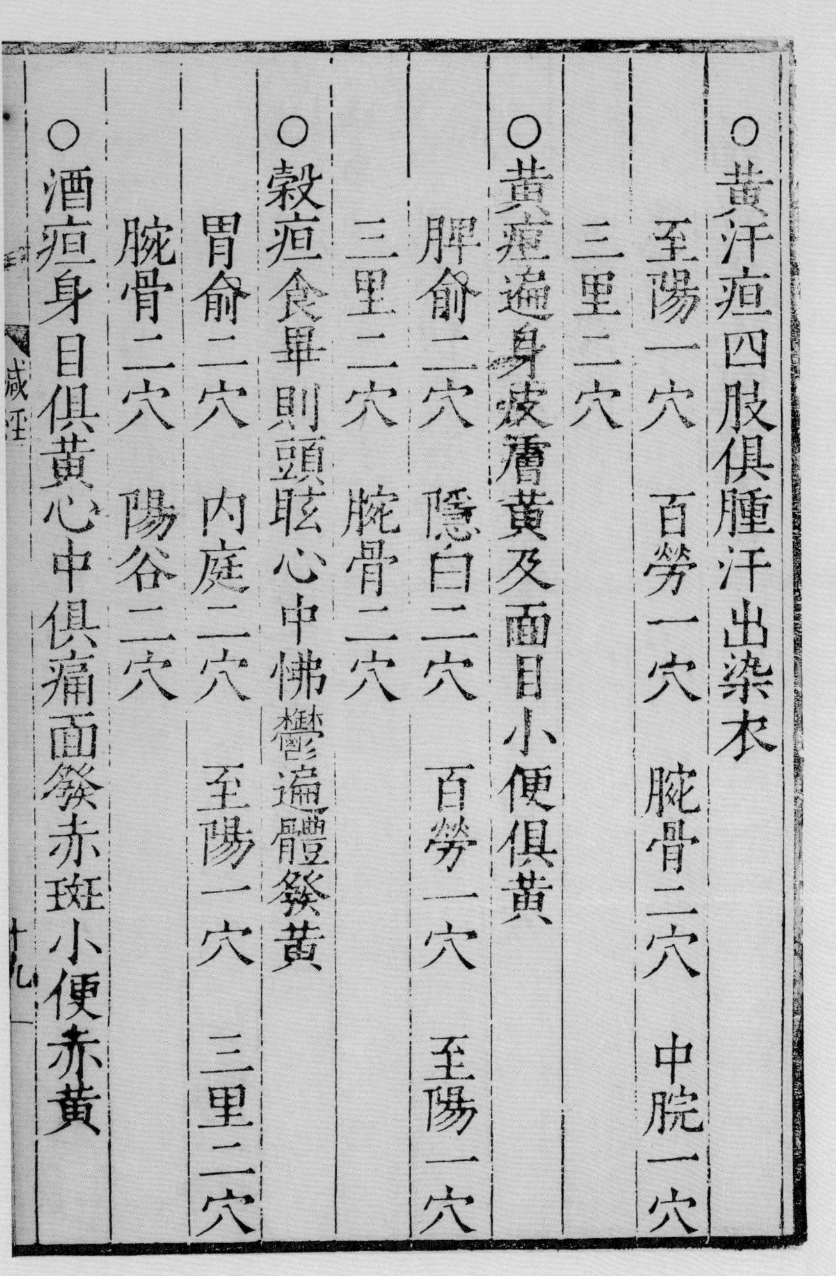

○黄汗疸四肢俱腫汗出染衣

至陽一穴　百勞一穴　腕骨二穴　中脘一穴

三里二穴

○黄疸遍身皮膚黄及面目小便俱黄

脾俞二穴　隱白二穴　百勞一穴　至陽一穴

三里二穴　腕骨二穴

○穀疸食畢則頭眩心中怫鬱遍體發黄

胃俞二穴　内庭二穴　至陽一穴　三里二穴

腕骨二穴　陽谷二穴

○酒疸身目俱黄心中俱痛面發赤斑小便赤黄

膽俞二穴　至陽一穴　委中一穴　腕骨二穴

○女癆疸身目俱黄發熱惡寒小便不利

關元一穴　腎俞二穴　然骨二穴　至陽一穴

内關二穴陰維脉心包絡之經在掌後二寸兩筋之間陷

中患人穩坐仰手取之　主治二十五證

○中滿不快胃脘傷寒

中脘一穴　大陵二穴　三里二穴

○中焦痞滿兩脇刺痛

支溝二穴　章門二穴　膻中一穴

○脾胃虚冷嘔吐不已

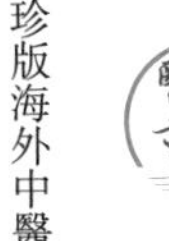

內庭二穴　中脘一穴　氣海一穴　公孫二穴

○脾胃氣虚心腹脹滿

太白二穴　三里二穴　氣海一穴　水分一穴

○脇肋下疼心腹刺痛

氣海一穴　行間二穴　陽陵泉二穴

○痞塊不散心中悶痛

大陵二穴　中脘一穴　三陰交二穴

○食癥不散人漸羸瘦

腕骨二穴　脾俞二穴　公孫二穴

○食積血瘕腹中隱痛

胃俞二穴　行間二穴　氣海一穴

○五積氣塊血積血癖

膈俞二穴　肝俞二穴　大敦二穴　照海二穴

○臟腑虛冷兩脇疼痛

支溝二穴　建里一穴　章門二穴　陽陵泉二穴

○風壅氣滯心腹刺痛

風門二穴　膻中一穴　勞宫二穴　三里二穴

○大腸虛冷脱肛不收

百會一穴　命門一穴　長強一穴　承山二穴

○大便艱難用力脱肛

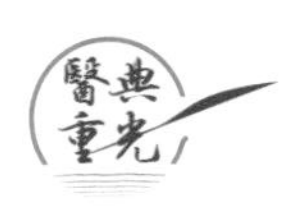

照海二穴　百會一穴　支溝二穴

○臟毒腫痛便血不止

承山二穴　肝俞二穴　膈俞二穴　長強一穴

○五種痔疾攻痛不已

合陽二穴　長強一穴　承山二穴

○五癇等證口中吐沫

後谿二穴　神門二穴　心俞二穴　鬼眼四穴

○心性呆痴悲泣不已

通里二穴　後谿二穴　神門二穴　大鍾二穴

○心驚發狂不識親踈

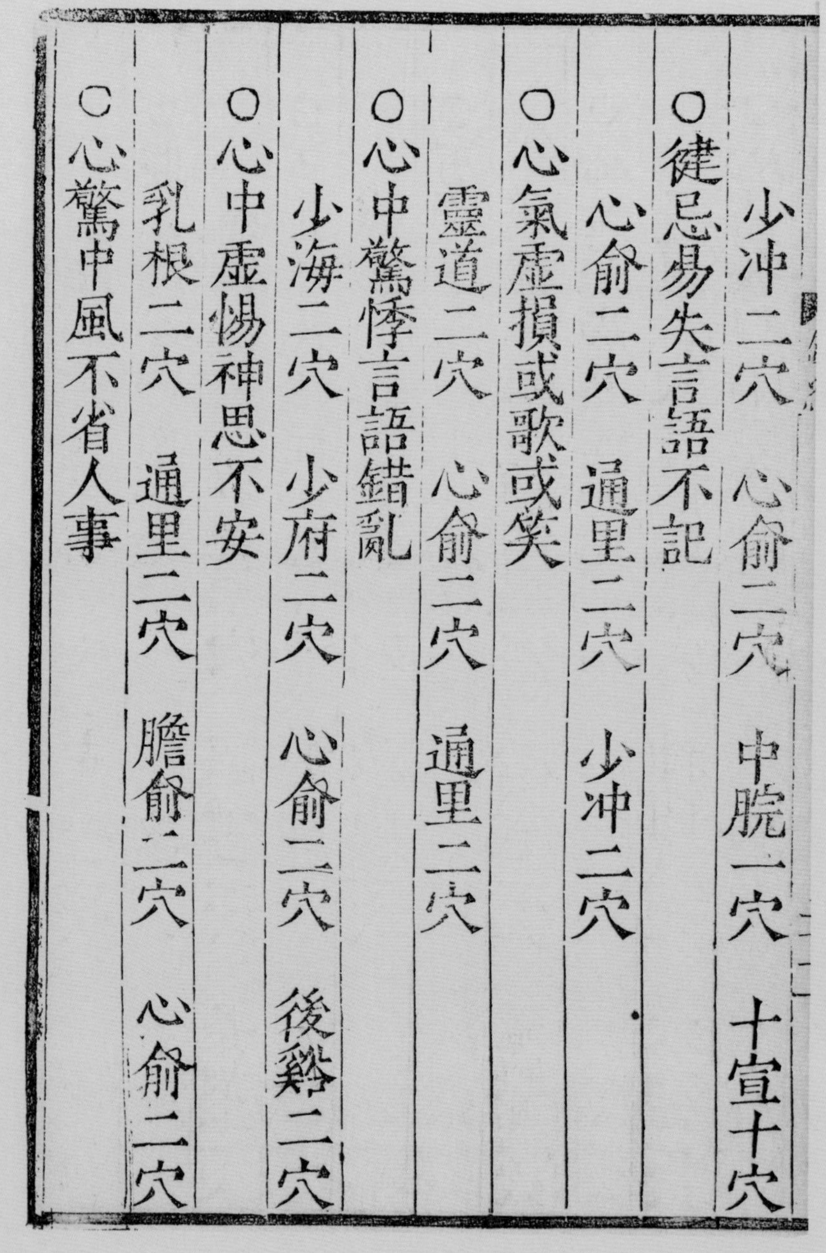

少冲二穴　心俞二穴　中脘一穴　十宣十穴

〇健忘易失言語不記

心俞二穴　通里二穴　少冲二穴

〇心氣虚損或歌或笑

靈道二穴　心俞二穴　通里二穴

〇心中驚悸言語錯亂

少海二穴　少府二穴　心俞二穴　後谿二穴

〇心中虚惕神思不安

乳根二穴　通里二穴　膽俞二穴　心俞二穴

〇心驚中風不省人事

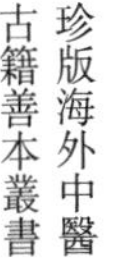

中冲二穴　百會一穴　大敦二穴

○心臟諸虛心怔驚悸

陰郄二穴　心俞二穴　通里二穴

○心虛膽寒四體顫悼

膽俞二穴　通里二穴　臨泣二穴

臨泣二穴通帶脉膽之經在足小指次指間去侠谿一寸五分令患者垂足取之　主治二十五證

○足趺腫痛久不能消

行間二穴　大谿二穴　申脉二穴

○手足麻痺不知痒痛

太冲二穴　曲池二穴　大陵二穴　合谷二穴

三里二穴　中渚二穴

○兩足顫悼不能行步

太冲二穴　崑崙二穴　陽陵泉二穴

○兩手顫悼不能握物

曲澤二穴　腕骨二穴　合谷二穴　中渚二穴

○足指拘攣筋緊不開

坵墟二穴　公孫二穴　陽陵泉二穴

○手指拘攣伸縮疼痛

尺澤二穴　陽谿二穴　中渚二穴　五虎二穴

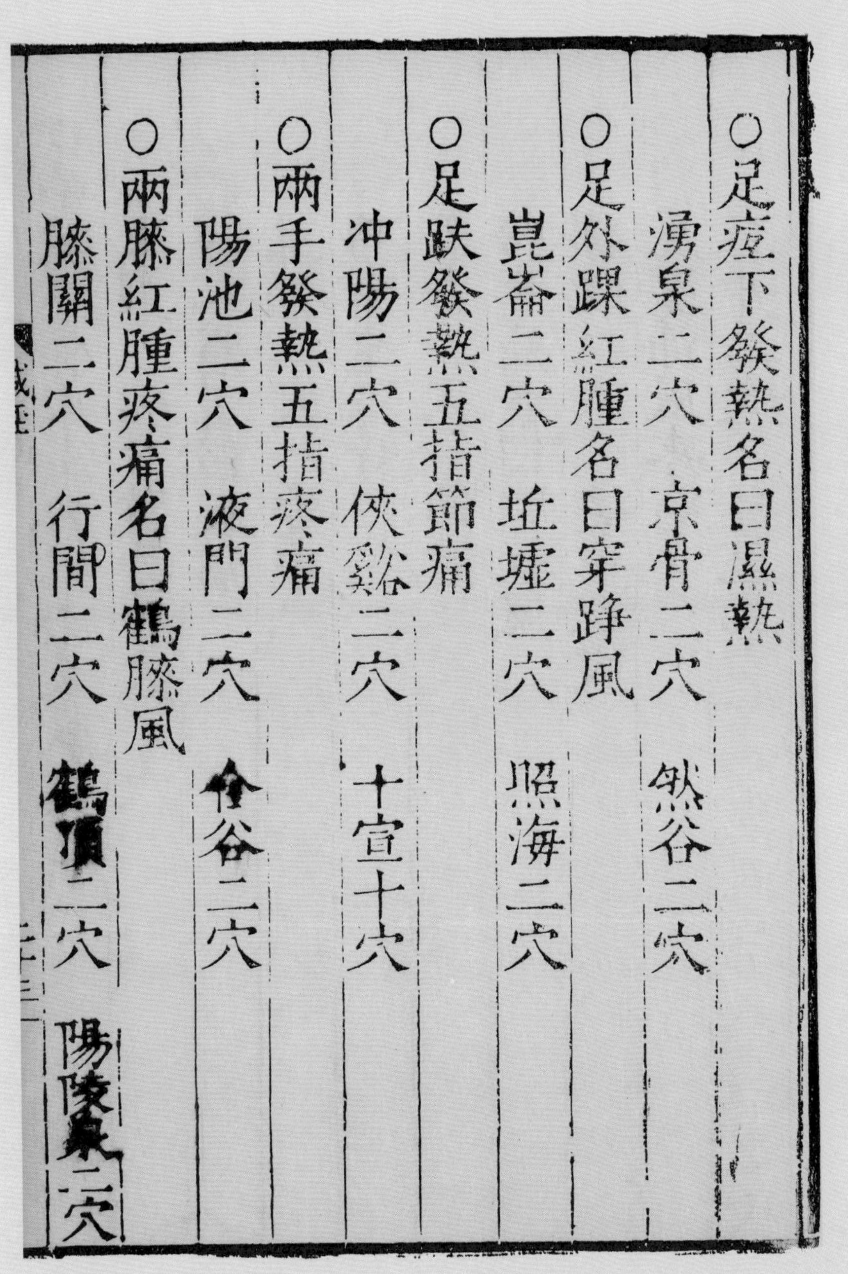

○足痘下發熱名曰濕熱

湧泉二穴　京骨二穴　然谷二穴

○足外踝紅腫名曰穿蹄風

崑崙二穴　坵墟二穴　照海二穴

○足趺發熱五指節痛

冲陽二穴　俠谿二穴　十宣十穴

○兩手發熱五指疼痛

陽池二穴　液門二穴　合谷二穴

○兩膝紅腫疼痛名曰鶴膝風

膝關二穴　行間二穴　鶴頂二穴　陽陵泉二穴

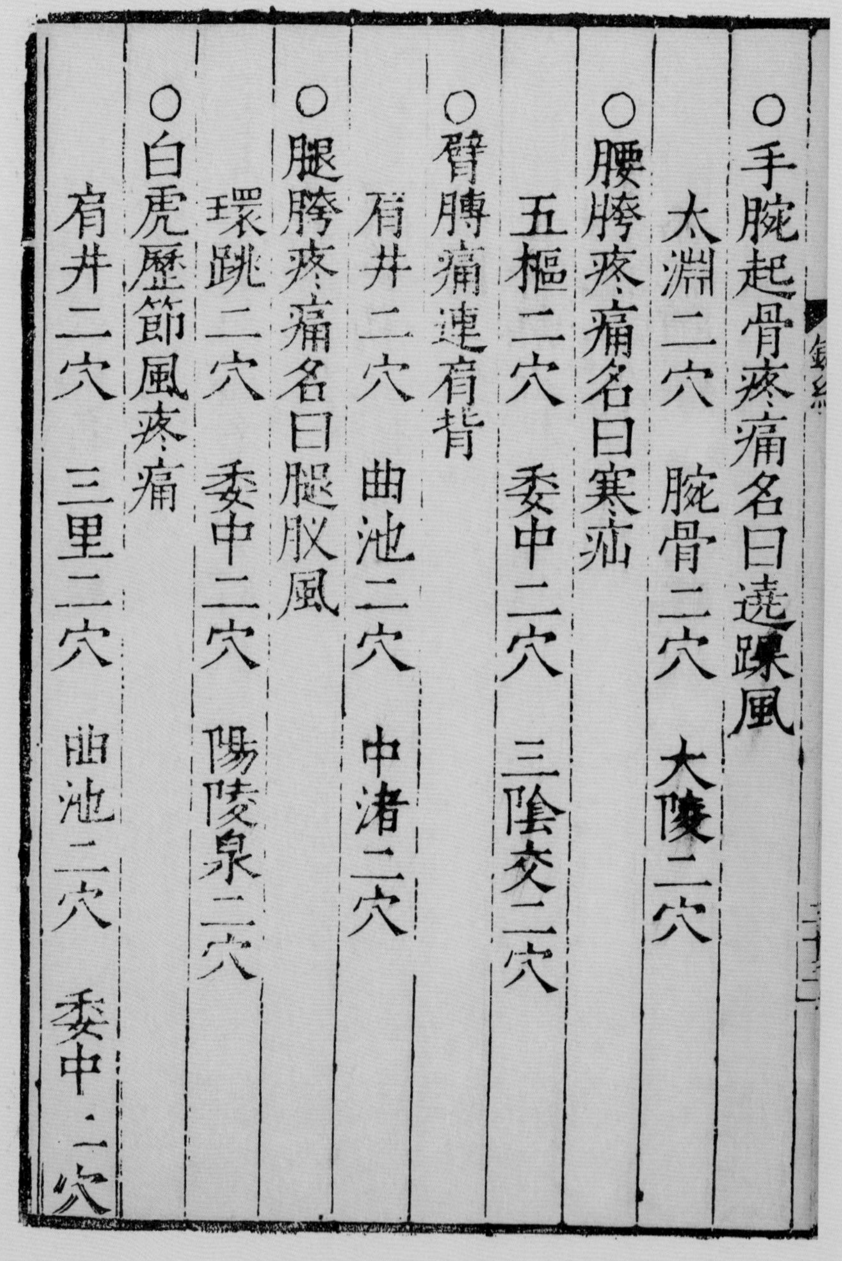

○手腕起骨疼痛名曰遶踝風

太淵二穴　腕骨二穴　大陵二穴

○腰胯疼痛名曰寒疝

五樞二穴　委中二穴　三陰交二穴

○臂膊痛連肩背

肩井二穴　曲池二穴　中渚二穴

○腿胯疼痛名曰腿股風

環跳二穴　委中二穴　陽陵泉二穴

○白虎歷節風疼痛

肩井二穴　三里二穴　曲池二穴　委中二穴

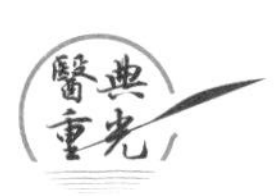

合谷二穴　行間二穴　天應穴（遇痛處鍼彈努出血）

○走之風遊走四肢疼痛

天應之穴　曲池二穴　三里二穴　委中二穴

○浮風渾身搔痒

百會一穴　太陽紫脉　百勞一穴　命門一穴

風市二穴　絶骨二穴　水分一穴　氣海一穴

血海二穴　委中二穴　曲池二穴

○頭項紅腫強痛

承漿一穴　風池二穴　肩井二穴　風府一穴

○腎虚腰痛舉動艱難

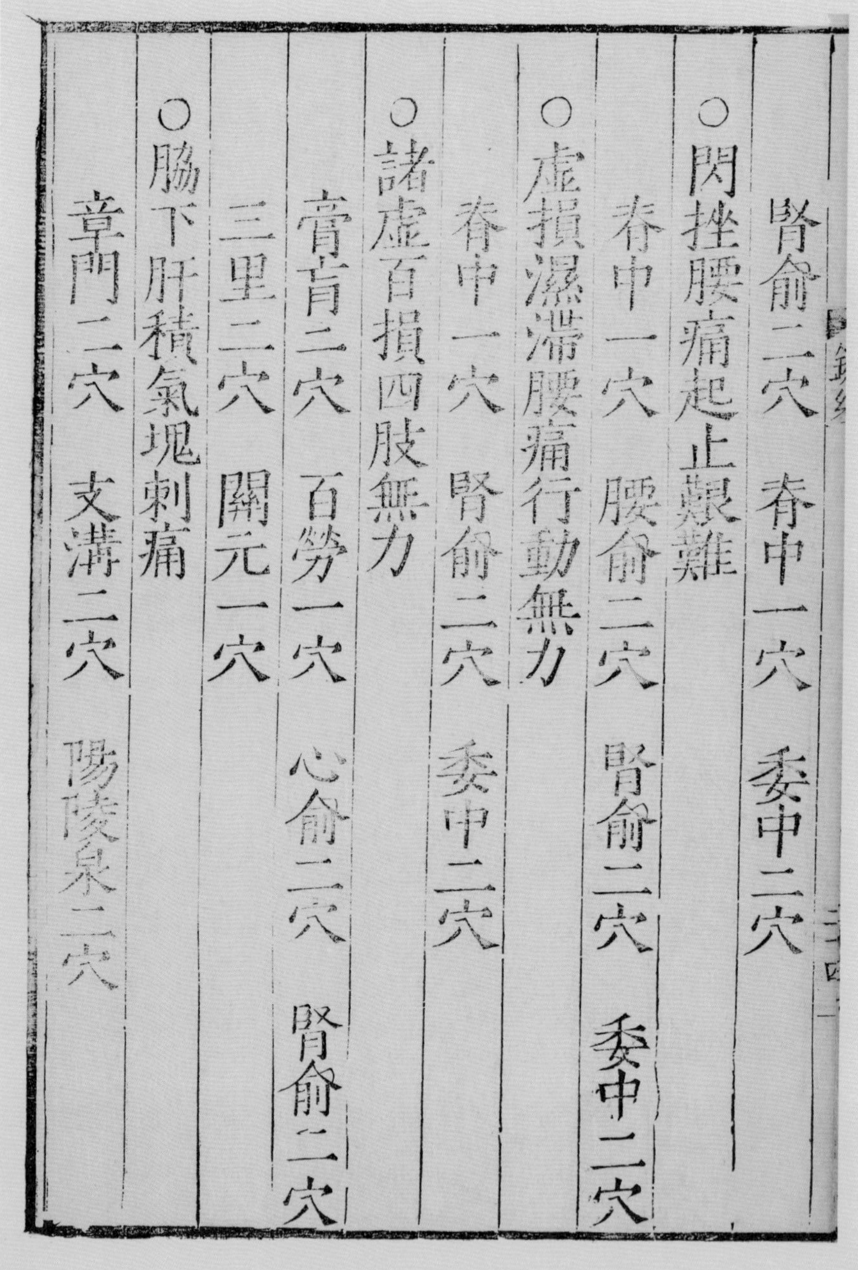

腎俞二穴　脊中一穴　委中二穴

○閃挫腰痛起止艱難

脊中一穴　腰俞二穴　腎俞二穴　委中二穴

○虛損濕滯腰痛行動無力

脊中一穴　腎俞二穴　委中二穴

○諸虛百損四肢無力

膏肓二穴　百勞一穴　心俞二穴　腎俞二穴

三里二穴　關元一穴

○脇下肝積氣塊刺痛

章門二穴　支溝二穴　陽陵泉二穴

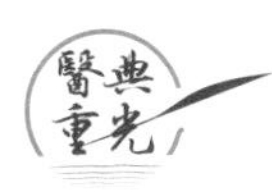

○腎急堅痛胸脹脇痛

中脘一穴　大陵二穴　支溝二穴

外關二穴陽維脉三焦之經在手背腕後二寸陷中令患人穩坐覆手取之　主治二十七證

○肩膊紅腫肢節疼痛

肘髎二穴　肩髃二穴　腕骨二穴

○足内踝骨紅腫疼痛名曰遶踝風

俠谿二穴　坵墟二穴　臨泣二穴　崑崙二穴

○手指節痛不能伸屈

陽谷二穴　五虎二穴　腕骨二穴　合谷二穴

○足指節痛不能行步

内庭二穴　太冲二穴　崑崙二穴

○五臟結熱吐血不已　取五臟俞穴并血會治之

心俞二穴　肝俞二穴　脾俞二穴　肺俞二穴

腎俞二穴　膈俞二穴

○六腑結熱血妄行不已　取六腑俞穴并血會治之

膽俞二穴　胃俞二穴　小腸俞二穴　大腸俞穴

膀胱俞穴　三焦俞穴　膈俞二穴

○鼻衄不止名血妄行

少澤二穴　心俞二穴　膈俞二穴　湧泉二穴

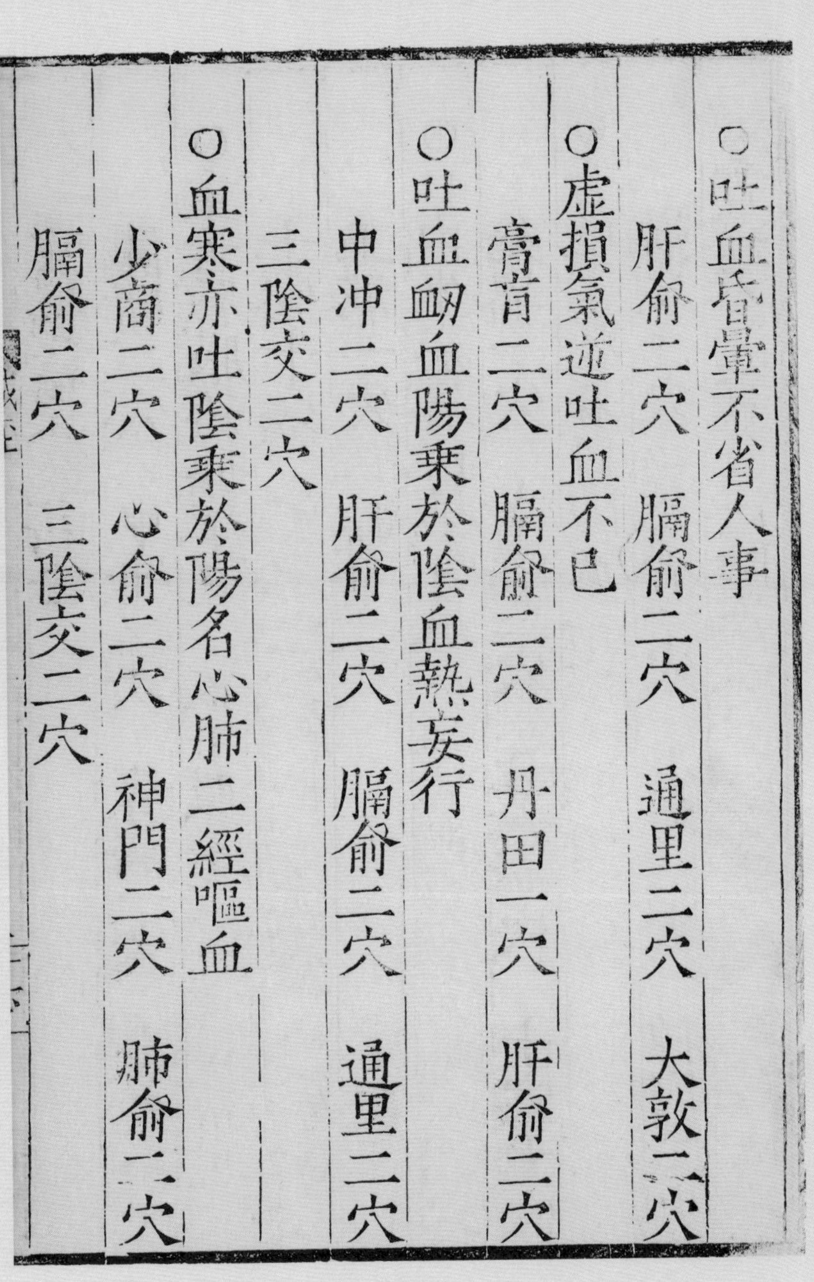

○吐血昏暈不省人事

肝俞二穴　膈俞二穴　通里二穴　大敦二穴

○虚損氣逆吐血不已

膏肓二穴　膈俞二穴　丹田一穴　肝俞二穴

○吐血衄血陽乘於陰血熱妄行

中冲二穴　肝俞二穴　膈俞二穴　通里二穴

三陰交二穴

○血寒亦吐陰乘於陽名心肺二經嘔血

少商二穴　心俞二穴　神門二穴　肺俞二穴

膈俞二穴　三陰交二穴

○舌強難言及生白胎

關冲二穴　中冲二穴　承漿一穴　廉泉一穴

○重舌腫脹熱極難言

十宣十穴　海泉一穴在舌底中　金津一穴在舌下左邊

玉液一穴在舌下右邊

○口内生瘡名曰枯曹風

兊端一穴　支溝二穴　承漿一穴　十宣十穴

○舌吐不收名曰陽強

湧泉二穴　兊端一穴　少冲二穴　神門二穴

舌縮不能言名曰陰強

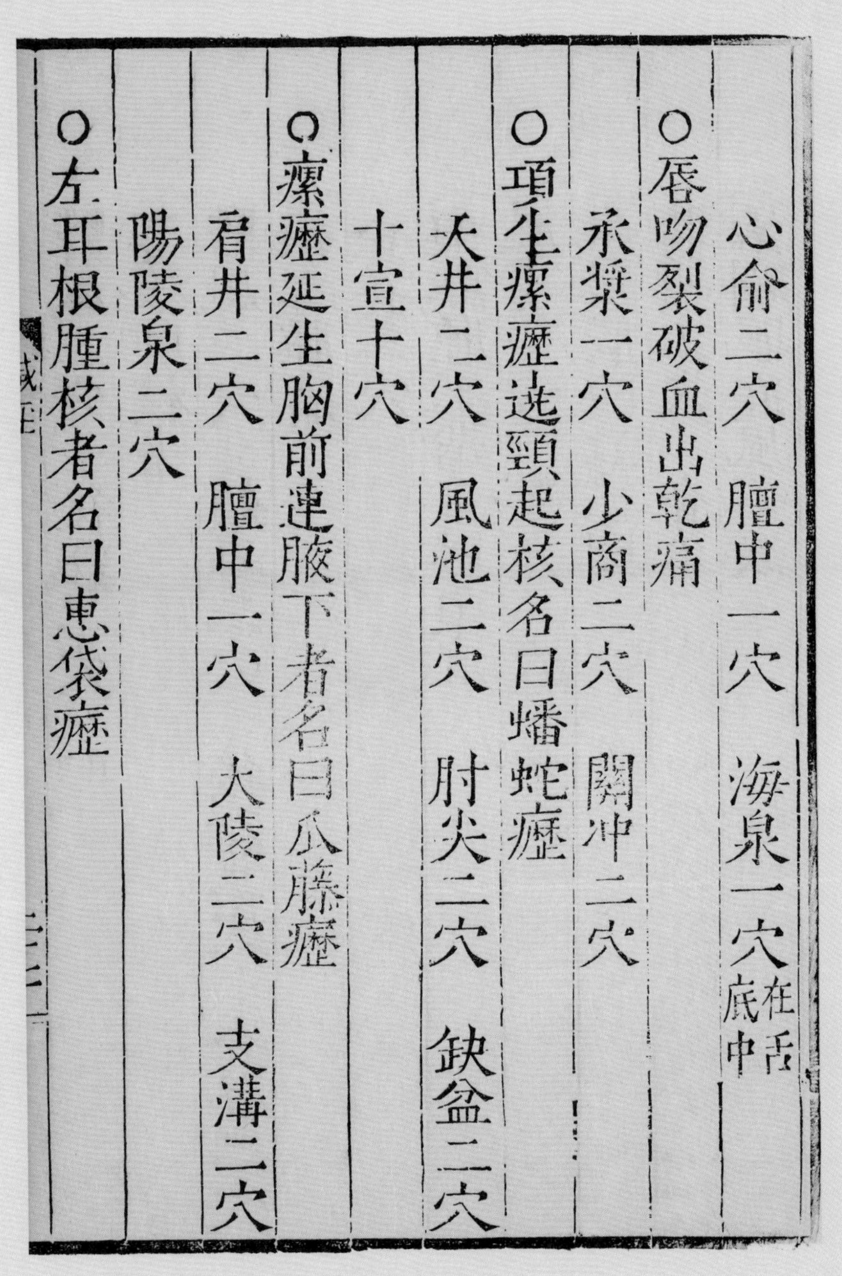

心俞二穴　膻中一穴　海泉一穴在舌底中

○唇吻裂破血出乾痛

承漿一穴　少商二穴　關冲二穴

○項生瘰癧遶頸起核名曰蟠蛇癧

天井二穴　風池二穴　肘尖二穴　缺盆二穴

十宣十穴

○瘰癧延生胸前連腋下者名曰瓜藤癧

肩井二穴　膻中一穴　大陵二穴　支溝二穴

陽陵泉二穴

○左耳根腫核者名曰惠袋癧

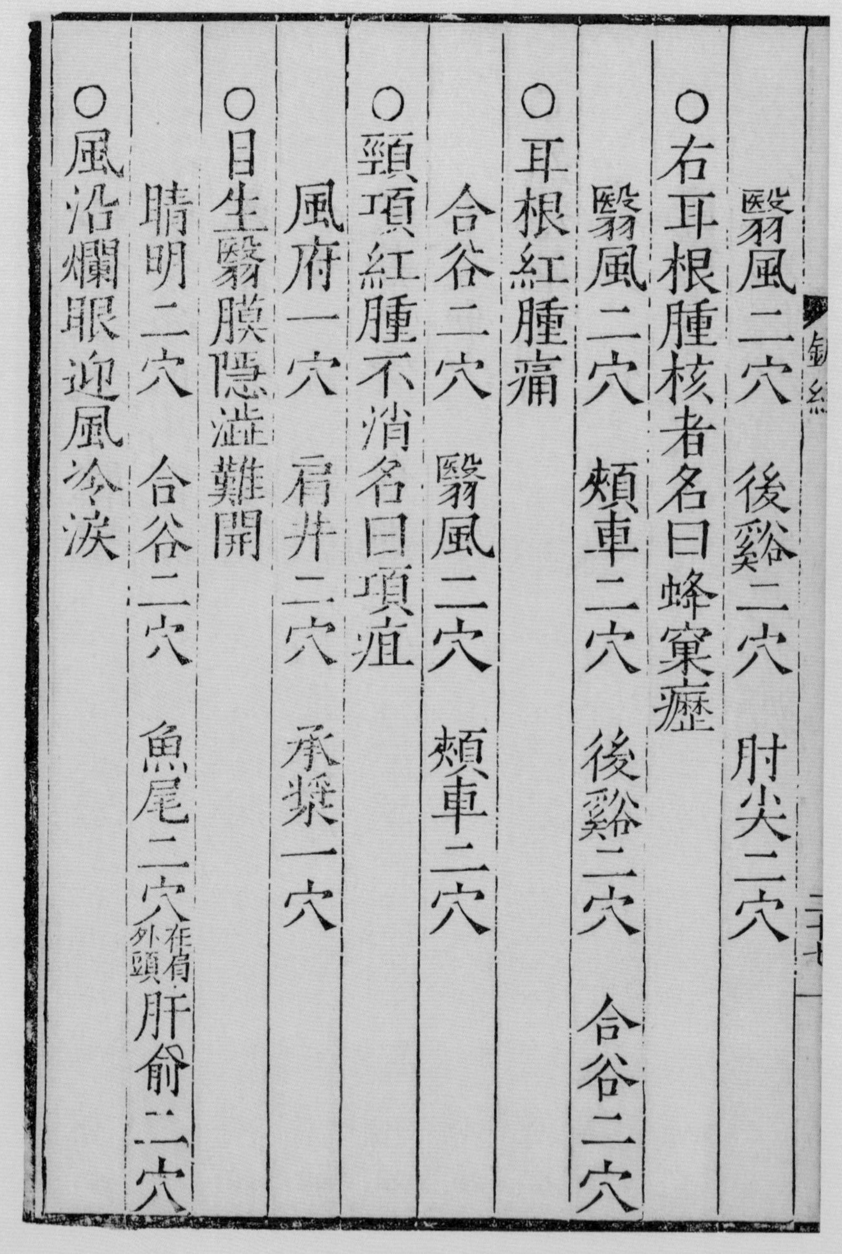

翳風二穴　後谿二穴　肘尖二穴

○右耳根腫核者名曰蜂窠癧

翳風二穴　頰車二穴　後谿二穴　合谷二穴

○耳根紅腫痛

合谷二穴　翳風二穴　頰車二穴

○頸項紅腫不消名曰項疽

風府一穴　肩井二穴　承漿一穴

○目生翳膜隱澁難開

睛明二穴　合谷二穴　魚尾二穴（在眉外頭）　肝俞二穴

○風沿爛眼迎風冷淚

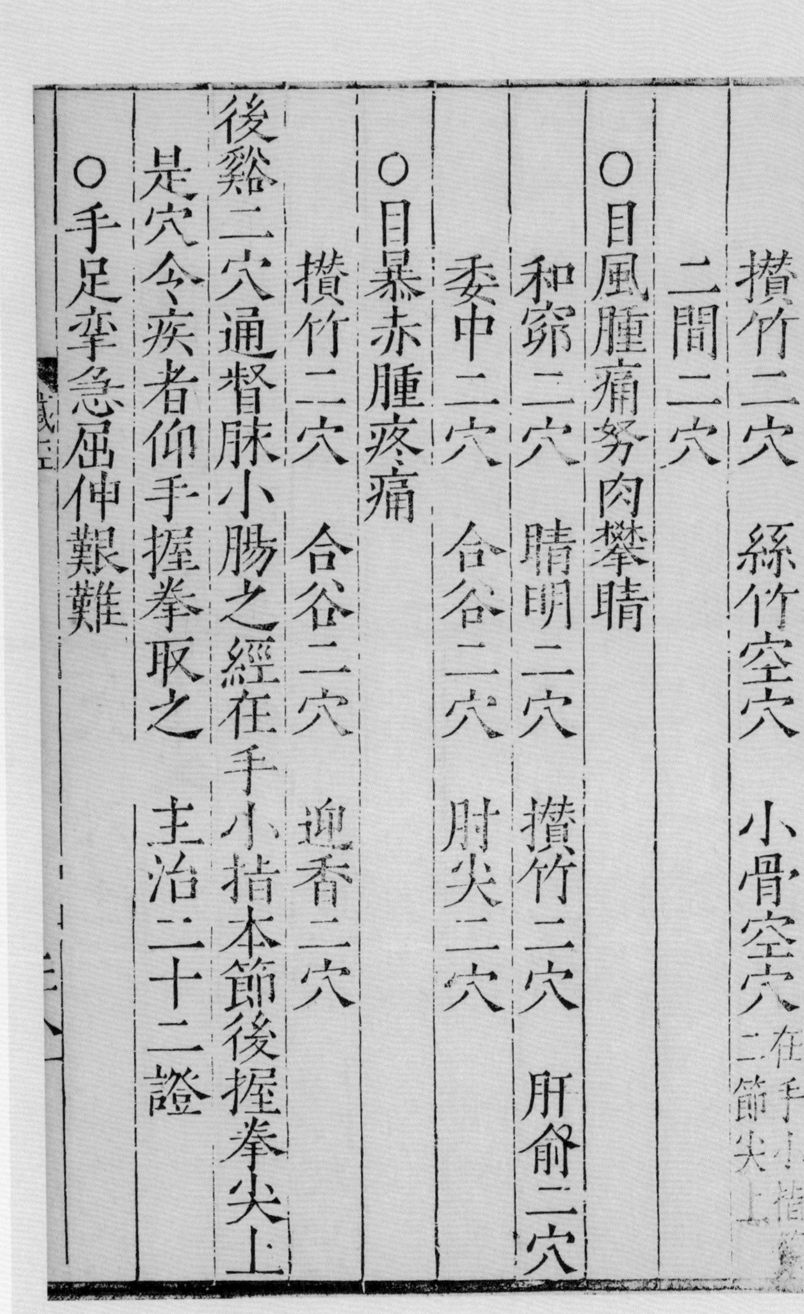

攢竹二穴　絲竹空穴　小骨空穴在手小指二節尖上

二間二穴

○目風腫痛努肉攀睛

和窌二穴　睛明二穴　攢竹二穴　肝俞二穴

委中二穴　合谷二穴　肘尖二穴

○目暴赤腫疼痛

攢竹二穴　合谷二穴　迎香二穴

後谿二穴通督脉小腸之經在手小指本節後握拳尖上

是穴令疾者仰手握拳取之　主治二十二證

○手足攣急屈伸艱難

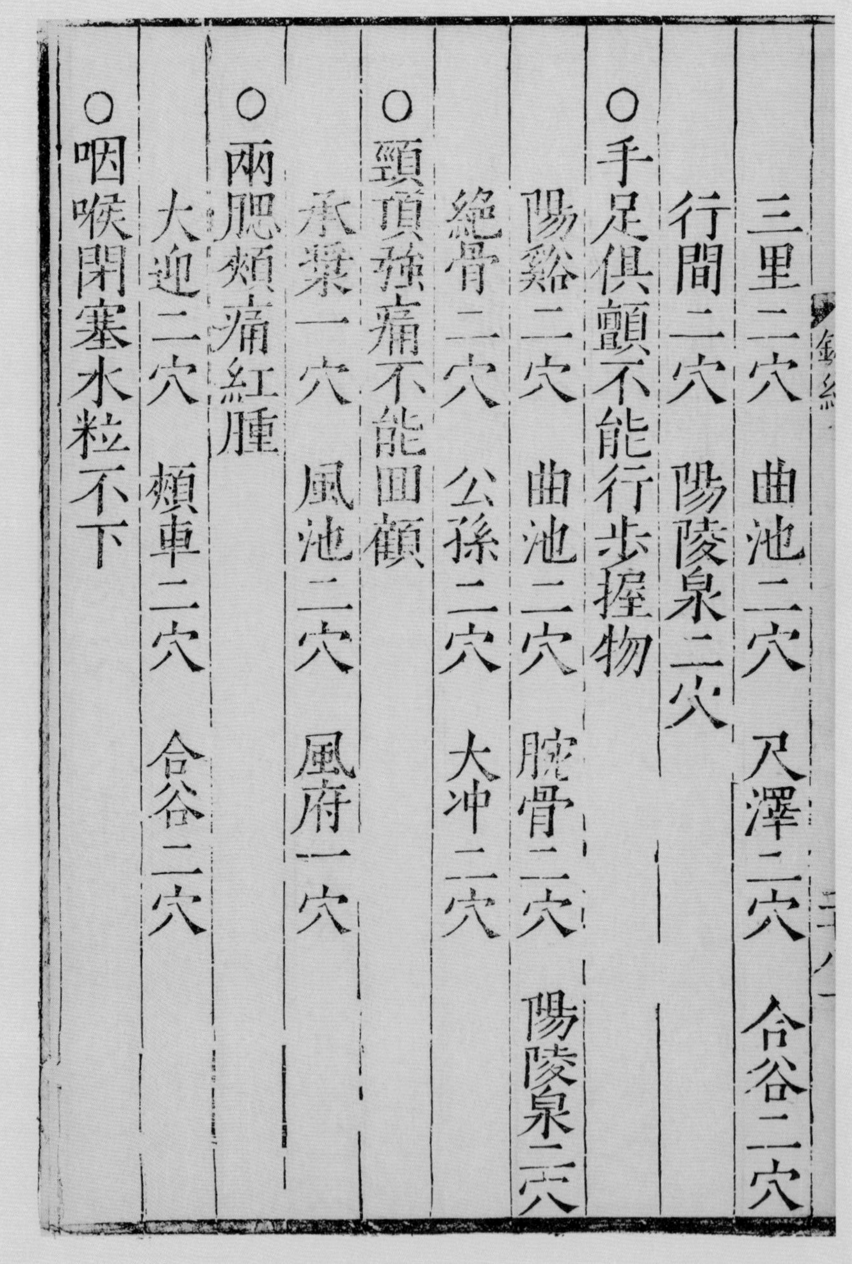

三里二穴　曲池二穴　尺澤二穴　合谷二穴

行間二穴　陽陵泉二穴

○手足俱顫不能行步握物

陽谿二穴　曲池二穴　腕骨二穴　陽陵泉二穴

絶骨二穴　公孫二穴　太冲二穴

○頸項強痛不能回顧

承漿一穴　風池二穴　風府一穴

○兩腮頰痛紅腫

大迎二穴　頰車二穴　合谷二穴

○咽喉閉塞水粒不下

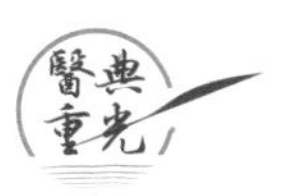

天突一穴　商陽二穴　照海二穴　十宣十穴

○雙鵝風喉閉不通此乃心肺二經熱

少商二穴　金津一穴　玉液一穴　十宣十穴

○單鵝風喉中腫痛此乃肺三焦經熱

關冲二穴　天突一穴　合谷二穴　照海二穴

列缺二穴　十宣十穴

○牙齒兩頷腫痛

人中一穴　合谷二穴　吕細二穴即大谿穴也

○上片牙疼及牙關緊急不開

太淵二穴　頰車二穴　合谷二穴　吕細二穴

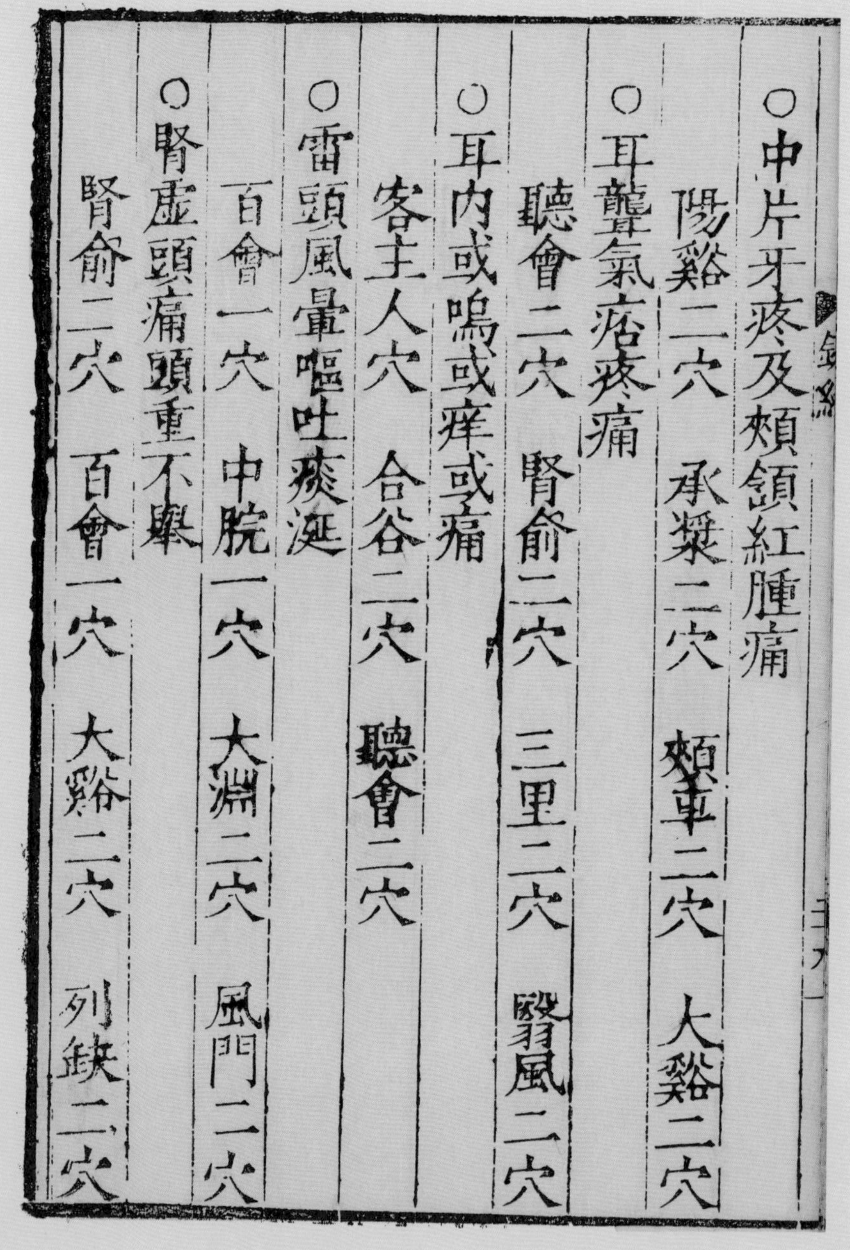

○中片牙疼及頰頷紅腫痛

陽谿二穴　承漿二穴　頰車二穴　大谿二穴

○耳聾氣痞疼痛

聽會二穴　腎俞二穴　三里二穴　翳風二穴

○耳内或鳴或痒或痛

客主人穴　合谷二穴　聽會二穴

○雷頭風暈嘔吐痰涎

百會一穴　中脘一穴　大淵二穴　風門二穴

○腎虚頭痛頭重不舉

腎俞二穴　百會一穴　大谿二穴　列缺二穴

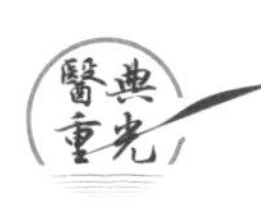

○肝厥頭暈及頭目昏沉

大敦二穴　肝俞二穴　百會一穴

○頭項痛名曰正頭風

上星一穴　百會一穴　腦空一穴　湧泉二穴

合谷二穴

○偏正頭風及兩額角痛

頭臨泣穴　絲竹空穴　太陽紫脉　列缺二穴

合谷二穴

○兩眉角痛不已

攢竹二穴　陽白二穴　合谷二穴　頭維二穴

印堂一穴在兩眉中間

○頭目昏沉太陽痛

合谷二穴　太陽紫脉　頭縫二穴在額角髮尖處

○頭項拘急引肩背痛

承漿一穴　百會一穴　肩井二穴　中渚二穴

○醉頭風嘔吐不止惡聞人言

湧泉二穴　列缺二穴　百勞一穴　合谷二穴

○眼赤痛衝風淚下不已

攢竹二穴　合谷二穴　小骨空穴　臨泣二穴

○破傷風因他事搐發渾身發血熱顛狂

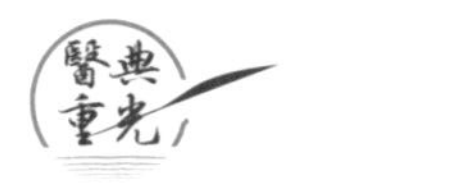

大敦二穴　合谷二穴　行間二穴　十宣十穴

太陽紫脉宜鋒鍼出血

申脉一穴陽蹻脉膀胱之經在足外踝下微前赤白肉際是穴　主治二十五證

○腰脊強不可俛仰

腰俞二穴　膏肓二穴　委中二穴決紫脉出血

○肢節煩痛牽引腰脚疼

肩髃二穴　曲池二穴　崑崙二穴　陽陵泉二穴

○中風不省人事

中冲二穴　百會一穴　印堂一穴　大敦二穴

○中風不語

少商二穴　前頂一穴　膻中一穴　人中一穴

合谷二穴　瘂門二穴

○中風半身癱瘓

曲池二穴　肩顒二穴　三里二穴　陽陵泉二穴

○中風偏枯半身不遂

手三里穴　腕骨二穴　合谷二穴　絶骨二穴

行間二穴　風市二穴　三陰交二穴

○中風偏枯疼痛無時

絶骨二穴　太淵二穴　曲池二穴　肩顒二穴

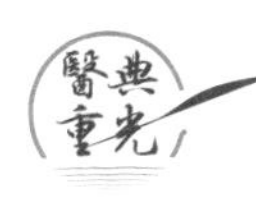

三里二穴　崑崙二穴

○中風四肢麻痹不仁

肘髎二穴　上廉二穴　魚際二穴　風市二穴

膝關二穴　三陰交二穴

○中風手足搔痒不能握物

臑會二穴　腕骨二穴　合谷二穴　行間二穴

風市二穴　陽陵泉二穴

○中風口眼喎斜牽連不已

頰車二穴鍼入一分沿大迎下地倉穴喎左瀉右喎右瀉左可灸二十壯

人中一穴　合谷二穴　太淵二穴　童子窌二穴

十宣十穴

○中風角弓反張眼目盲視

百會一穴　百勞一穴　合谷二穴　曲池二穴

行間二穴　十宣十穴　陽陵泉二穴

○中風口禁不開言語

地倉二穴透鍼頰車二穴　人中一穴　合谷二穴

夫中風有五不治開口閉眼散手遺尿喉中雷鳴鼾䵟惡候也且中風者爲百病之長至其變化各不同焉或中於臟或中於腑或痰或氣或怒或喜隨其隙而成害也中於臟者則令人不省人事痰涎上壅喉中雷鳴四

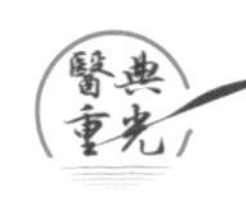

肢癱瘓不知疼痛語言蹇澁故難治也中於腑者則令人半身不遂口眼喎斜知疼痛能言語形色不變故易治也治之先於視色脉分虛實其中五臟六腑形證各有名必細察其源而體天時人事爪刺之無不効也

一肝中之狀無汗惡寒其色青名曰怒中

二心中之狀多汗怕驚其色赤名曰思慮中

三脾中之狀多汗身熱其色黄名曰喜中

四肺中之狀多汗惡風其色白名曰氣中

五腎中之狀多汗身冷其色黒名曰氣勞中

六胃中之狀飲食不下痰涎上壅其色淡黄名曰食

後中

七膽中之狀眼目牽連斜睛不醒其色緑名曰驚中

○腰脊項背疼痛

腎俞二穴　人中一穴　肩井二穴　委中二穴

○腰疼頭項強不得回顧

承漿一穴　腰俞二穴　腎俞二穴　委中二穴

○腰痛起止艱難

然谷二穴　膏肓二穴　腎俞二穴　委中二穴

○足背生毒名曰發背

內庭二穴　俠谿二穴　行間二穴　委中二穴

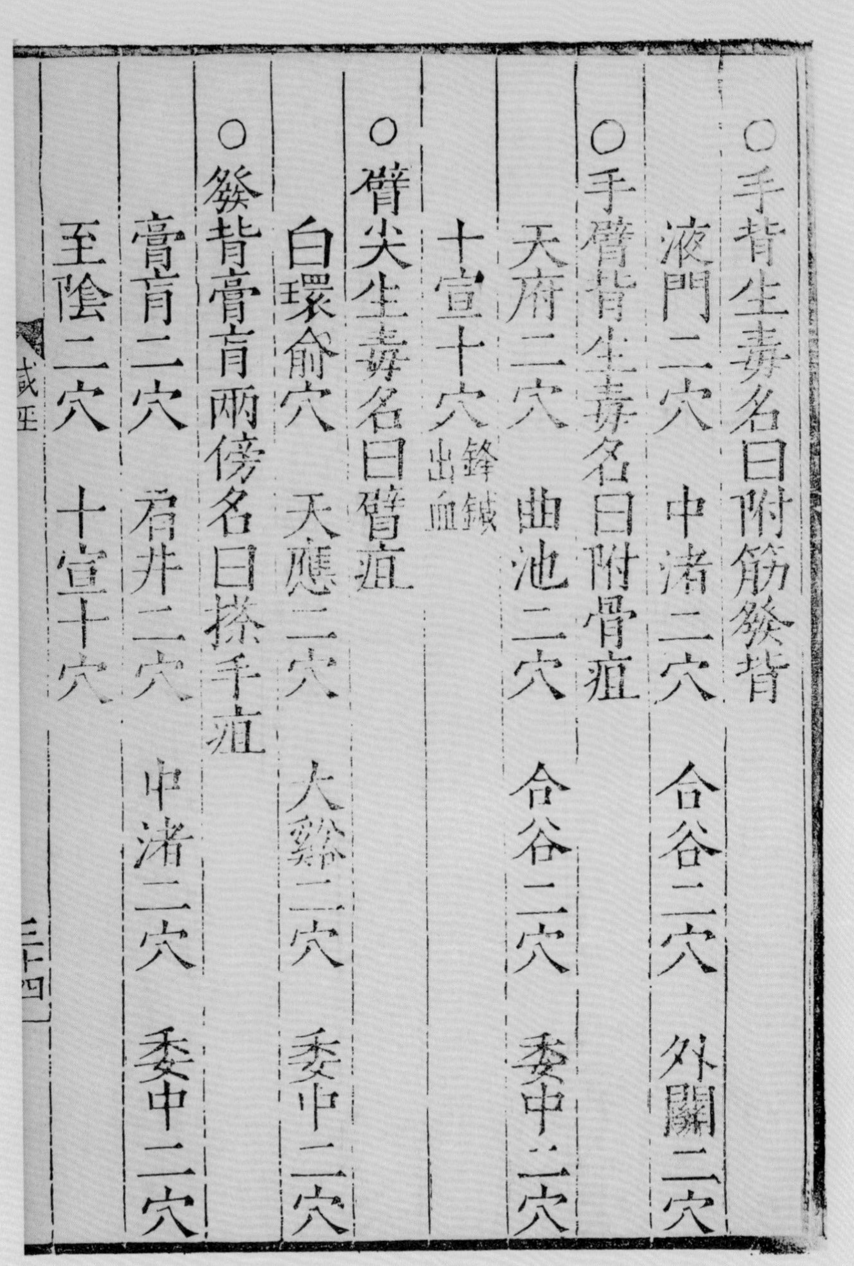

○手背生毒名曰附筋發背

液門二穴　中渚二穴　合谷二穴　外關二穴

○手臂背生毒名曰附骨疽

天府二穴　曲池二穴　合谷二穴　委中二穴

十宣十穴鋒鍼出血

○臂尖生毒名曰臂疽

白環俞穴　天應二穴　大谿二穴　委中二穴

○發背膏肓兩傍名曰搭手疽

膏肓二穴　肩井二穴　中渚二穴　委中二穴

至陰二穴　十宣十穴

試取　三十四

○發背與臍相平名曰腎疽

三焦俞穴　白環俞穴　委中二穴　大谿二穴

至陰二穴

○顋鬢後三分生毒名曰發鬢疽

頭維二穴　絲竹空穴　合谷二穴　大谿二穴

委中二穴　太陽紫脉上出血

○正項上生毒名曰對口疽

強間一穴　百勞一穴　天窓二穴　委中二穴

○頭頂生毒名曰腦疽此證難治

內迎香穴　委中二穴　十宣十穴　氣海一穴

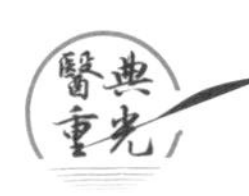

三里二穴

此證洪處士用鹽泥作飯放疽頂上可灸二七壯處士曰一切發癰疽等毒除腦疽發頤對口疽此三證難治雖騎竹馬法灸亦有少効其餘諸毒但依前法治之無不愈矣

照海二穴陰蹻脉腎之經在足内踝下微前赤白肉際陷中是穴　主治三十證

○小便淋瀝不通

陰陵泉二穴　三陰交二穴　關衝二穴　陰谷二穴

○小腹冷痛小便頻數

氣海一穴　關元一穴　三陰交二穴　腎俞二穴

○膀胱七疝賁豚等證

大敦二穴　蘭門二穴在曲骨兩傍各三寸脉上是穴　丹田一穴

湧泉二穴　章門二穴　大陵二穴　三陰交二穴

○偏墜木腎腫大如升

大敦二穴　曲泉二穴　然谷二穴　三陰交二穴

歸來二穴　蘭門二穴　膀胱俞穴　腎俞二穴

足第二指下橫紋可灸七壯

○乳絃疝氣發時冲心痛

帶脉二穴　湧泉二穴　大谿二穴　大敦二穴

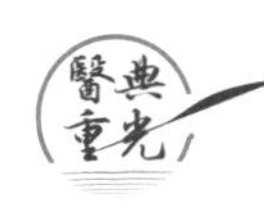

○小便淋血不止陰氣痛

陰谷二穴　湧泉二穴　三陰交穴

○遺精白濁小便頻數

關元一穴　白環俞穴　大谿二穴　三陰交穴

○夜夢鬼交遺精不禁

中極一穴　膏肓二穴　心俞二穴　然谷二穴

腎俞二穴

○婦人難産子掬母心不能下

巨闕一穴　合谷二穴　三陰交穴　至陰二穴

○女人大便不通

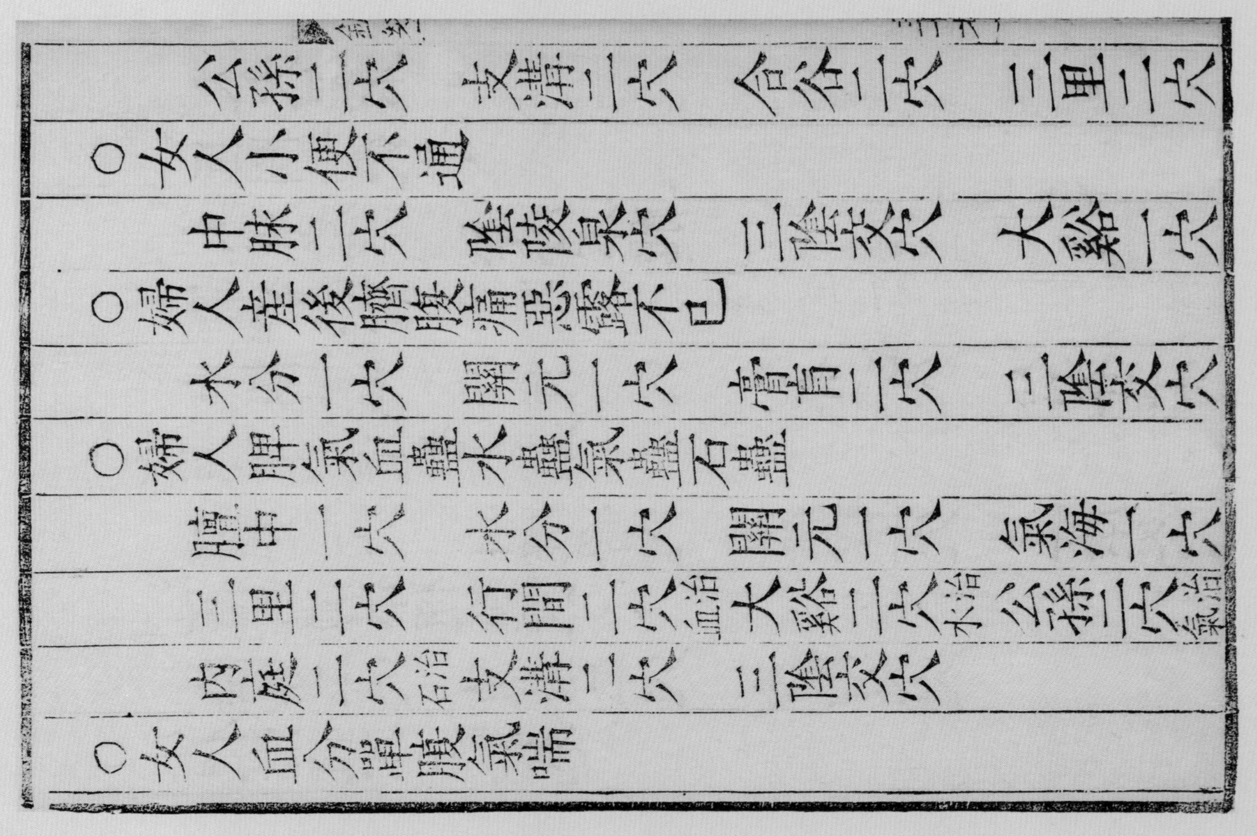

公孫二穴　支溝二穴　合谷二穴　三里二穴

○女人小便不通

中脘二穴　陰陵泉穴　三陰交穴　大谿一穴

○婦人產後臍腹痛惡露不已

水分一穴　關元一穴　膏肓二穴　三陰交穴

○婦人脾氣血蠱水蠱氣蠱石蠱

膻中一穴　水分一穴　關元一穴　氣海一穴

三里二穴　行間二穴治血　大谿二穴治水　公孫二穴治氣

內庭二穴治石　支溝二穴　三陰交穴

○女人血分單腹氣喘

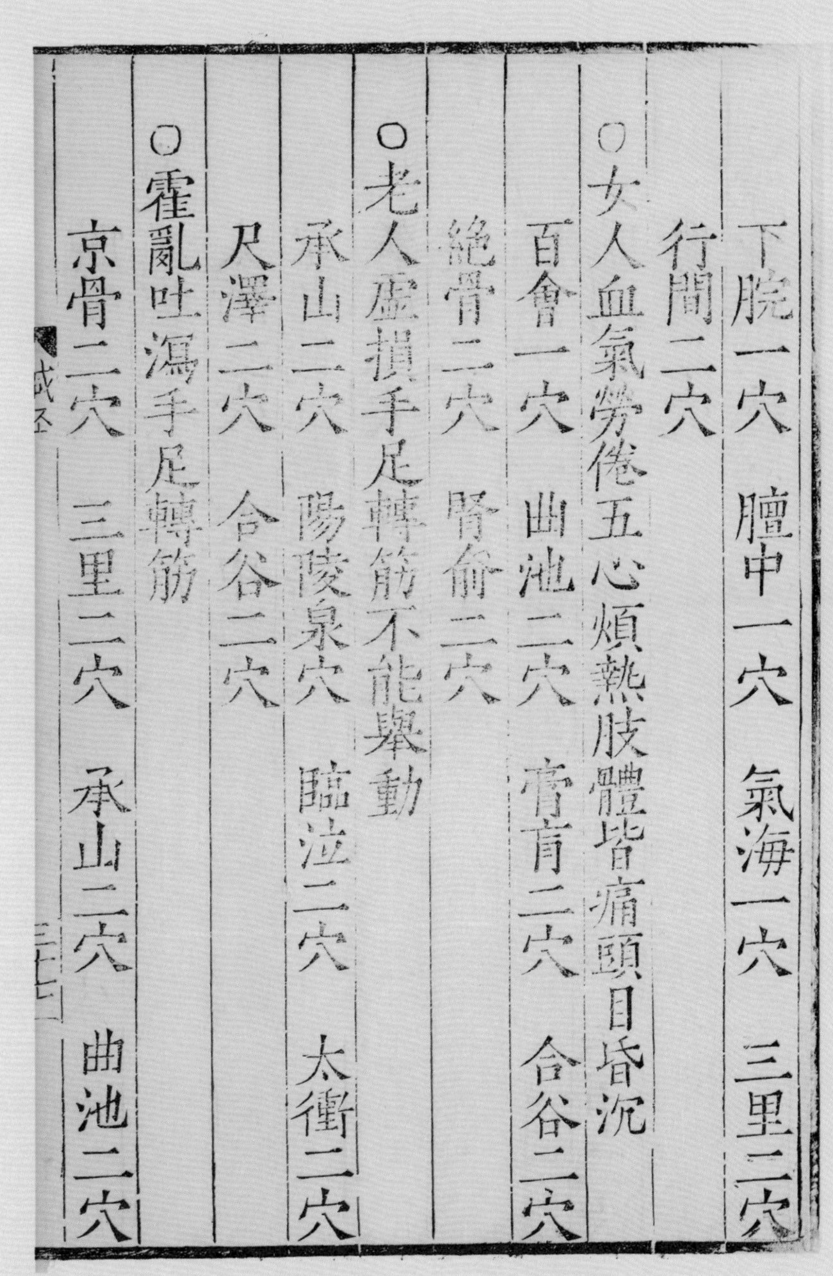

下脘一穴　膻中一穴　氣海一穴　三里二穴

行間二穴

○女人血氣勞倦五心煩熱肢體皆痛頭目昏沉

百會一穴　曲池二穴　膏肓二穴　合谷二穴

絶骨二穴　腎俞二穴

○老人虚損手足轉筋不能舉動

承山二穴　陽陵泉穴　臨泣二穴　太衝二穴

尺澤二穴　合谷二穴

○霍亂吐瀉手足轉筋

京骨二穴　三里二穴　承山二穴　曲池二穴

戌丕　三七

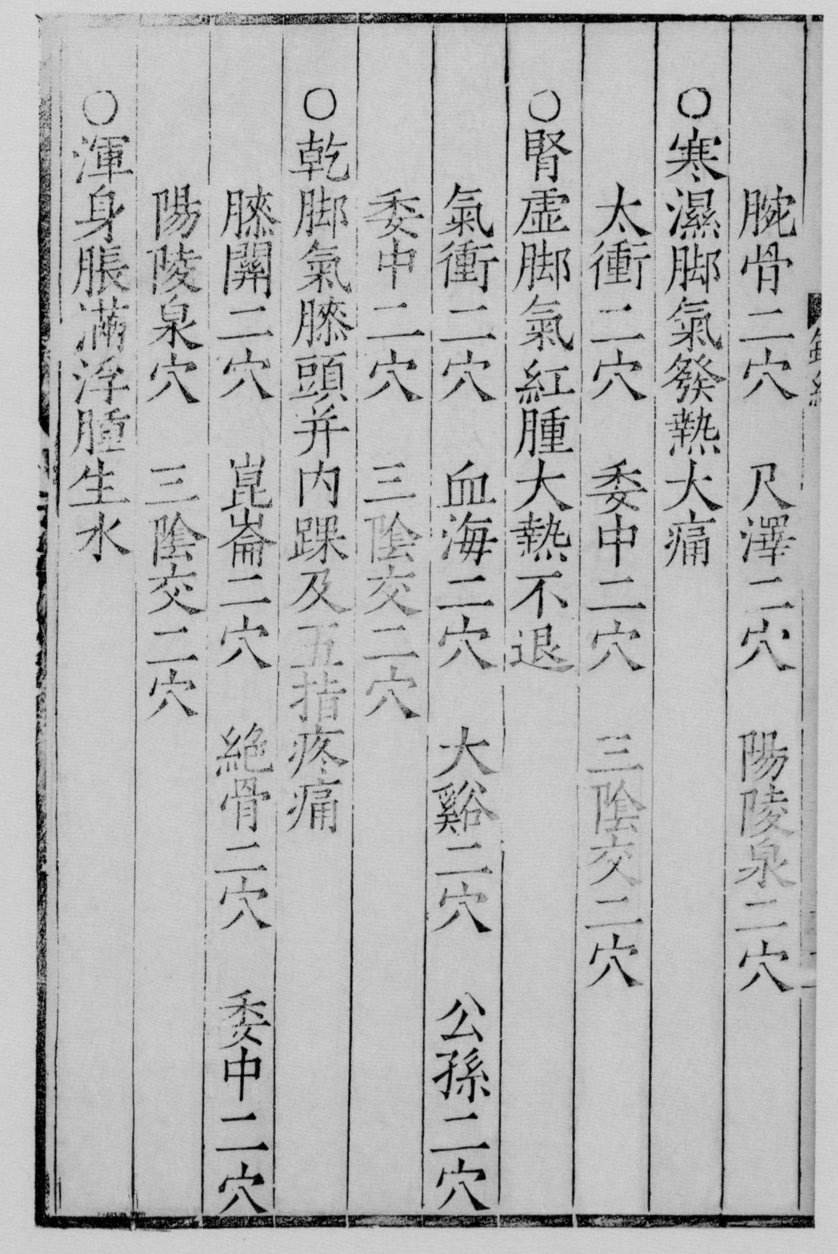

腕骨二穴　尺澤二穴　陽陵泉二穴

○寒濕脚氣發熱大痛

太衝二穴　委中二穴　三陰交二穴

○腎虚脚氣紅腫大熱不退

氣衝二穴　血海二穴　大谿二穴　公孫二穴

委中二穴　三陰交二穴

○乾脚氣膝頭并内踝及五指疼痛

膝關二穴　崑崙二穴　絶骨二穴　委中二穴

陽陵泉穴　三陰交二穴

○渾身脹滿浮腫生水

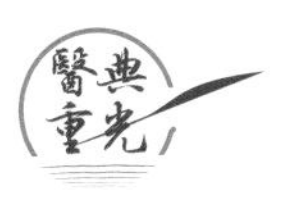

氣海一穴　三里二穴　曲池二穴　合谷二穴
內庭二穴　行間二穴　三陰交二穴

○單腹蠱脹氣喘不息
膻中一穴　氣海一穴　水分一穴　行間二穴
三里二穴　三陰交二穴

○心腹脹大如盆
中脘一穴　膻中一穴　水分一穴　行間二穴
三陰交二穴

○四肢面目浮腫大不退
人中一穴　合谷二穴　三里二穴　臨泣二穴

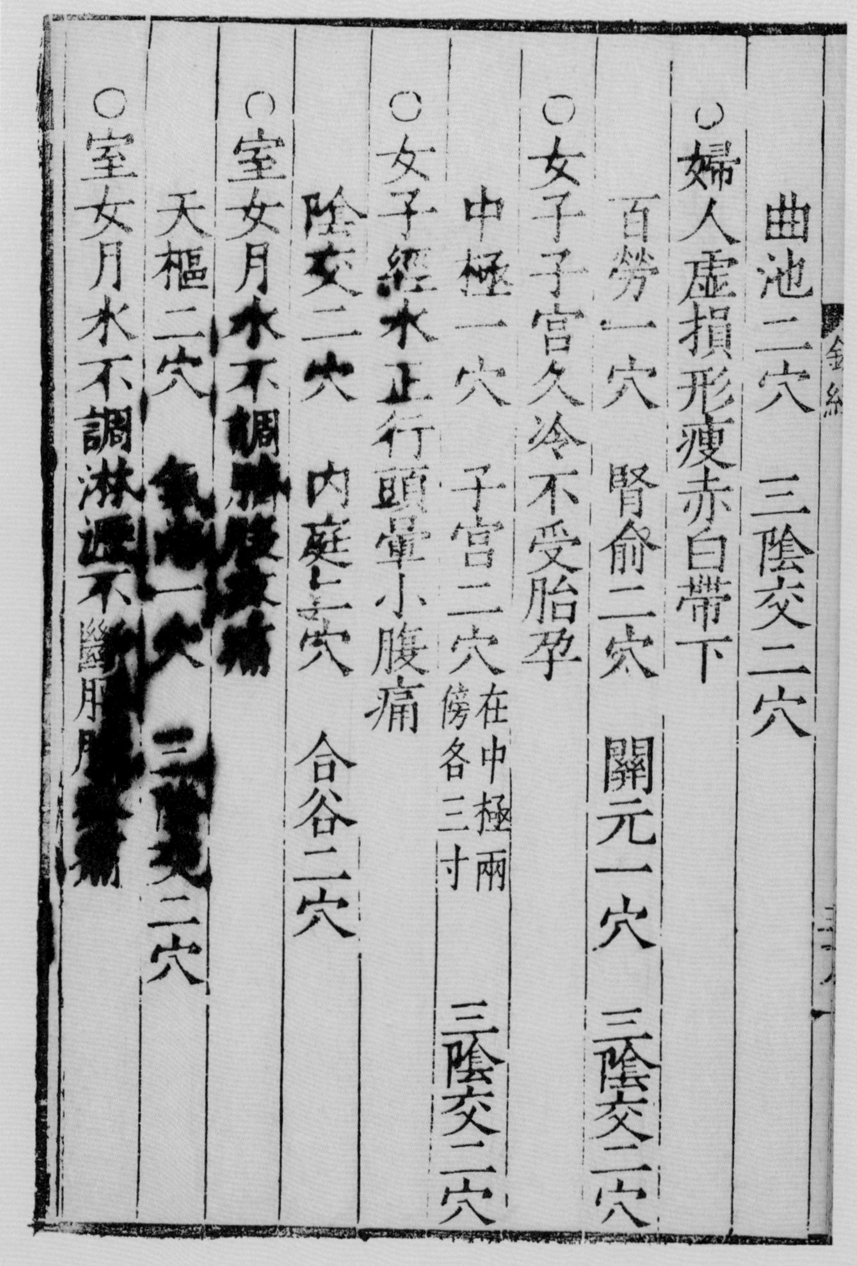

曲池二穴　三陰交二穴

○婦人虚損形瘦赤白帶下

百勞一穴　腎俞二穴　關元一穴　三陰交二穴

○女子子宫久冷不受胎孕

中極一穴　子宫二穴在中極兩傍各三寸　三陰交二穴

○女子經水正行頭暈小腹痛

陰交二穴　内庭二穴　合谷二穴

○室女月水不調臍腹疼痛

天樞二穴　氣海一穴　三陰交二穴

○室女月水不調淋瀝不斷腰腹痛

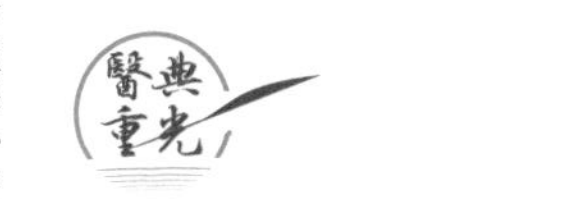

腎俞二穴　關元一穴　三陰交二穴

○婦人産難不能分娩

三陰交穴　合谷二穴　獨陰二穴即至陰穴灸郄兩手交义

列缺二穴通任脉肺之經在手上腕後一寸五分以兩

塩指頭盡處是穴兩筋間　主治三十三證

○腹中寒痛泄瀉不止

天樞二穴　中脘一穴　關元一穴　三陰交二穴

○婦人血積痛敗血不已

肝俞二穴　腎俞二穴　膈俞二穴　三陰交二穴

○咳嗽寒痰胸膈閉痛

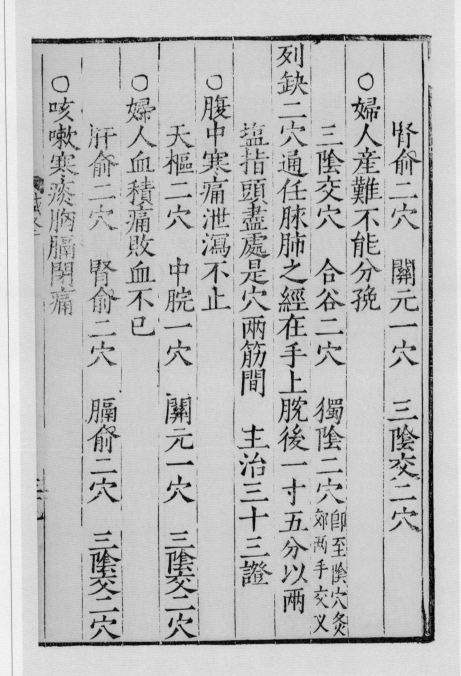

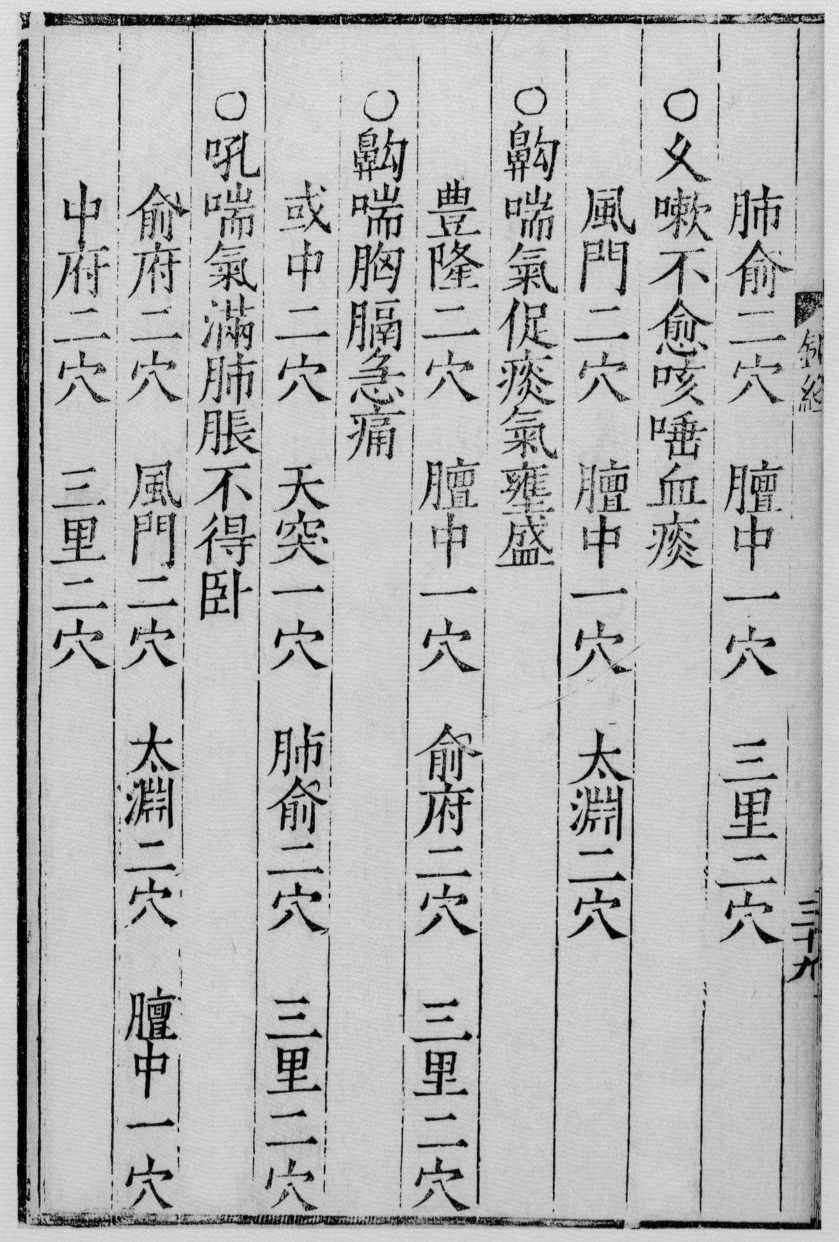

肺俞二穴　膻中一穴　三里二穴

○久嗽不愈咳唾血痰

風門二穴　膻中一穴　太淵二穴

○齁喘氣促痰氣壅盛

豐隆二穴　膻中一穴　俞府二穴　三里二穴

○齁喘胸膈急痛

或中二穴　天突一穴　肺俞二穴　三里二穴

○吼喘氣滿肺脹不得卧

俞府二穴　風門二穴　太淵二穴　膻中一穴

中府二穴　三里二穴

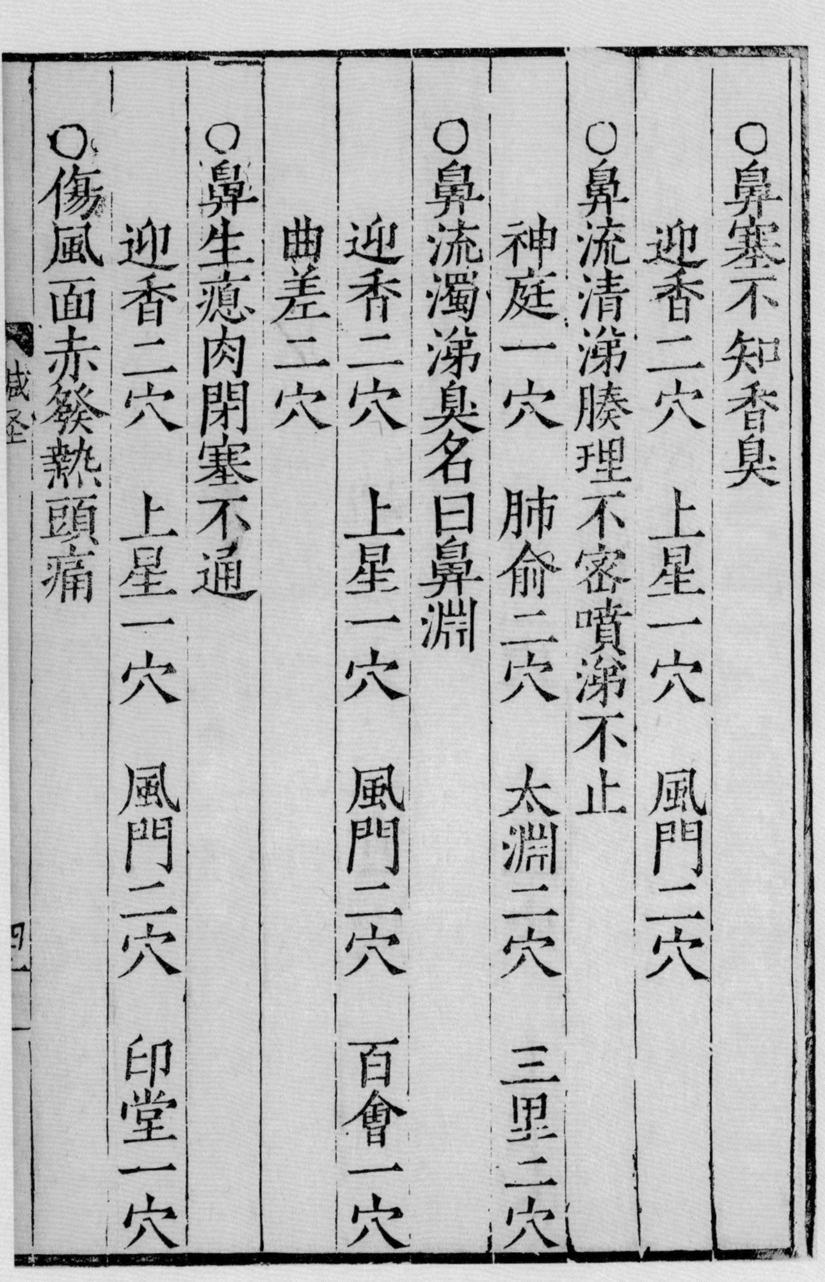

○鼻塞不知香臭

迎香二穴　上星一穴　風門二穴

○鼻流清涕腠理不密噴涕不止

神庭一穴　肺俞二穴　太淵二穴　三里二穴

○鼻流濁涕臭名曰鼻淵

迎香二穴　上星一穴　風門二穴　百會一穴

曲差二穴

○鼻生瘜肉閉塞不通

迎香二穴　上星一穴　風門二穴　印堂一穴

○傷風面赤發熱頭痛

通里二穴　曲池二穴　絶骨二穴　合谷二穴

○傷風感寒咳嗽喘滿

膻中一穴　風門二穴　合谷二穴　風府一穴

○傷風四肢煩熱頭痛

玉液一穴　地倉二穴　迎香二穴

○口氣冲人臭不可近

少冲二穴　通里二穴　人中一穴　十宣十穴

金津一穴　玉液一穴

○冒暑大熱霍亂吐瀉

委中二穴　百勞一穴　中脘一穴　曲池二穴

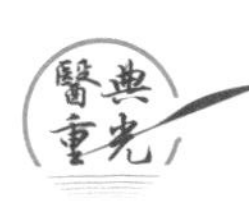

十宣十穴　三里二穴　合谷二穴

○中暑內熱小便不利

陰谷二穴　百勞一穴　中脘一穴　委中二穴

氣海一穴　陽陵泉二穴

○小兒急驚風手足搐搦

印堂一穴　百會一穴　人中一穴　中衝二穴

大敦二穴　太衝二穴　合谷二穴

○小兒慢脾風目直視手足厥口吐沫

百會一穴　上星一穴　人中一穴　大敦二穴

脾俞二穴

○消渴等證

三消其證不同。上消屬肺，多飲水而少食，大小便如常。中消屬胃，多飲食而小便赤黃。下消屬腎，小便濁淋如膏。

一陽曰：三消之治不同，諸賢俱載方治，惟東垣據經分證而條陳甚詳。

人中一穴　公孫二穴　脾俞二穴　中脘一穴

關衝二穴　照海二穴消肺　三里二穴消胃　大谿二穴消腎

○黑砂腹痛頭疼，發熱惡寒，腰背強痛不得睡卧

百勞一穴　天府二穴　委中二穴　十宣十穴

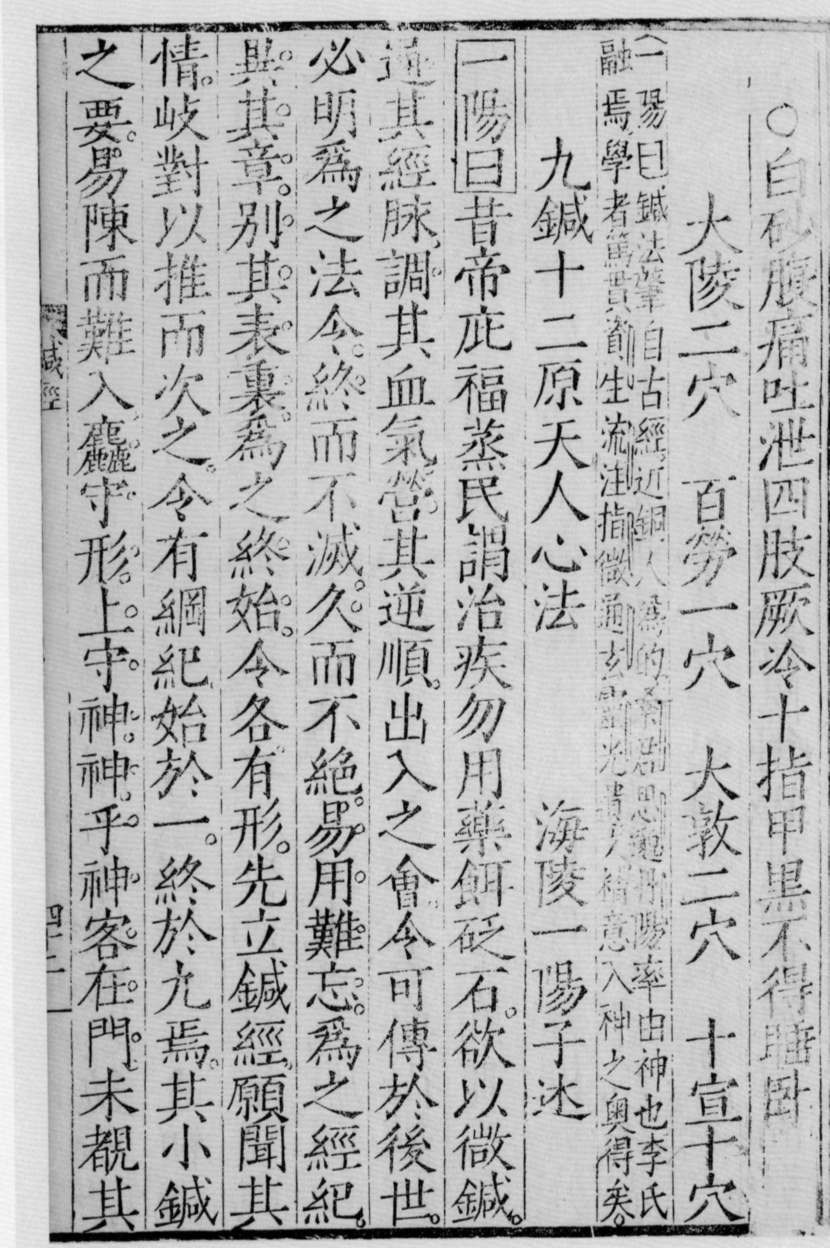

○白砂腹痛吐泄四肢厥冷十指甲黑不得睡臥

大陵二穴　百勞一穴　大敦二穴　十宣十穴

一陽曰鍼法肇自古經近銅人爲的[illegible][illegible]思邈[illegible]陽率由神也李氏融焉學者篤貫劑生流注指微通玄密光貴乎精意入神之與得矣

九鍼十二原天人心法　　海陵一陽子述

一陽曰昔帝庇福蒸民。謂治疾勿用藥餌砭石。欲以微鍼。通其經脉。調其血氣。營其逆順出入之會。令可傳於後世。必明爲之法。令終而不滅。久而不絕。易用難忘。爲之經紀。異其章。別其表裏。爲之終始。令各有形。先立鍼經。願聞其情。岐對以推而次之。令有綱紀。始於一。終於九焉。其小鍼之要。易陳而難入。麤守形。上守神。神乎神。客在門。未覩其疾惡知其原。刺之微在速遲。麤守關。上守機。機之動。不離其空。空中之機。清靜而微。其來不可逢。其往不可追。知機之道者。不可掛以髮。不知機道。叩之不發。知其往來。要與之期。麤之闇乎。妙哉工獨有之。往者爲逆。來者爲順。明知逆順。正行無問。迎而奪之。惡得無虛。追而濟之。惡得無實。迎之隨之。以意和之。鍼道畢矣。○凡用鍼者。虛則實之。滿則泄之。宛陳則除之。邪勝則虛之。大要曰。徐而疾則實。疾而徐則虛。言實與虛。若有若無。察後與先。若存若亡。爲虛與實。若得若失。虛實之要。九鍼最妙。補寫之時。以鍼爲之。○寫曰。必持內之。放而出之。排陽得鍼。邪氣得泄。按而引

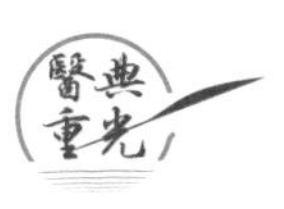

鍼是謂內温血不得散氣不得出也○補曰隨之隨之意若妄之若行若按如蚊虻止如留如還去如絃絶令左屬右其氣故止外門已閉中氣乃實必無留血急取誅之持鍼之道堅者爲寳正指直刺無鍼左右神在秋毫屬意病者審視血脉者刺之無殆方刺之時必在懸陽及與兩衛神屬勿去知病存亡血脉者在腧横居視之獨澄切之獨堅○九鍼之名各不同形一曰鑱鍼長一寸六分二曰員鍼長一寸六分三曰鍉鍼長三寸半四曰鋒鍼長一寸六分五曰鈹鍼長四寸廣二分半六曰員利鍼長一寸六分七曰毫鍼長三寸六分八曰長鍼長七寸九曰大鍼長四

寸。○鑱鍼者。頭大末銳。去寫陽氣。員鍼者。鍼如卵形。揩摩分間。不得傷肌肉。以寫分氣。鍉鍼者。鋒如黍粟之銳。主按脉勿陷。以致其氣。鋒鍼者。刃三隅。以發痼疾。鈹鍼者。末如劍鋒。以取大膿。員利鍼者。大如氂。且員且銳。中身微大。以取暴氣。毫鍼者。尖如蚊虻喙。靜以徐往。微以久留之而養。以取痛痺。長鍼者。鋒利身薄。可以取遠痺。大鍼者。尖如挺。其鋒微員。以寫機關之水也。九鍼畢矣。○夫氣之在脉也。邪氣在上。濁氣在中。清氣在下。故鍼陷脉則邪氣出。鍼中脉則濁氣出。鍼大深則邪氣反沉。病益。故曰皮肉筋脉。各有所處。病各有所宜。各不同形。各以任其所宜。無實無虛。

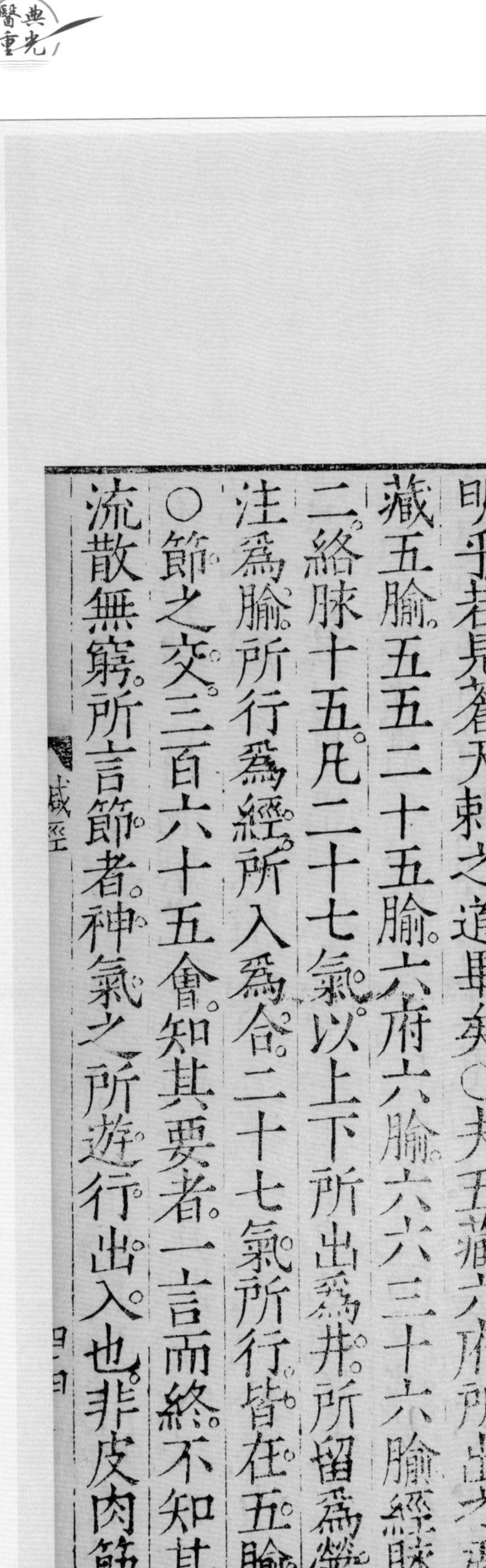

損不足而益有餘。是謂甚病。病益甚。取五脉者死。取三脉者恇。奪陰者死。奪陽者狂。鍼害畢矣。○刺之而氣不至。無問其數。刺之而氣至。乃去之。勿復鍼。鍼各有所宜。各不同形。各任其所爲。刺之要。氣至而有効。効之信。若風之吹雲。明乎若見蒼天。刺之道畢矣。○夫五藏六府所出之處。五藏五腧。五五二十五腧。六府六腧。六六三十六腧。經脉十二。絡脉十五。凡二十七氣。以上下所出爲井。所留爲滎。所注爲腧。所行爲經。所入爲合。二十七氣所行。皆在五腧也。○節之交。三百六十五會。知其要者。一言而終。不知其要。流散無窮。所言節者。神氣之所遊行出入也。非皮肉筋骨

也覩其色察其目知其散復一其形聽其動靜知其邪正右主推之左持而禦之氣至而去之凡將用鍼必先診脉視氣之劇易乃可以治也○五藏之氣已絶於内而用鍼者反實其外是謂重竭重竭必死其死也靜治之者輒反其氣取腋與膺○五藏之氣已絶於外而用鍼者反實其内是謂逆厥逆厥則必死其死也躁治之者反取四末刺之害中而不去則精泄害中而去則致氣精泄則病益甚而恇致氣則生癰瘍○五藏有六府六府有十二原十二原出於四關四關主治五藏五藏有疾當取之十二原十二原者五藏之所以禀三百六十五節氣味也五藏有疾

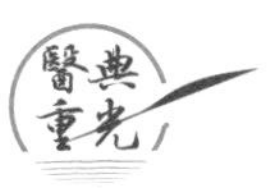

也應出十二原十二原各有所出明知其原覩其應而知五藏之害矣○陽中之少陰肺也其原出於太淵太淵二○陽中之太陽心也其原出於大陵大陵二○陰中之少陽肝也其原出於太衝太衝二○陰中之至陰脾也其原出於太白太白二○陰中之太陰腎也其原出於太谿太谿二○膏之原出於鳩尾鳩尾一○肓之原出於脖胦脖胦一○凡此十二原者主治五藏六府之有疾也○脹取三陽飧泄取三陰今夫五藏之有疾也譬猶刺也猶污也猶結也猶閉也刺雖久猶可拔也污雖久猶可雪也結雖久猶可解也閉雖久猶可決也或言久疾之不可取者非

其說也夫善用鍼者取其疾也猶拔刺也猶雪汚也猶解結也猶決閉也疾雖久猶可畢也言不可治者未得其術也刺者熱者如以手探湯刺寒清者如人不欲行陰有陽疾者取之下陵三里正往無殆氣下乃止不下復始也疾高而内者取之陰之陵泉疾高而外者取之陽之陵泉也

一陽曰

前所謂易陳者易言也○難入者難著於人也○麤守形者守刺法也○上守神者守人之血氣有餘不足可補寫也○神客者正邪共會也○神者正氣也○客者邪氣也○在門者邪循正氣之所出入也○未覩其疾者先知邪正何經之疾也○惡知其原者先知何經之病所

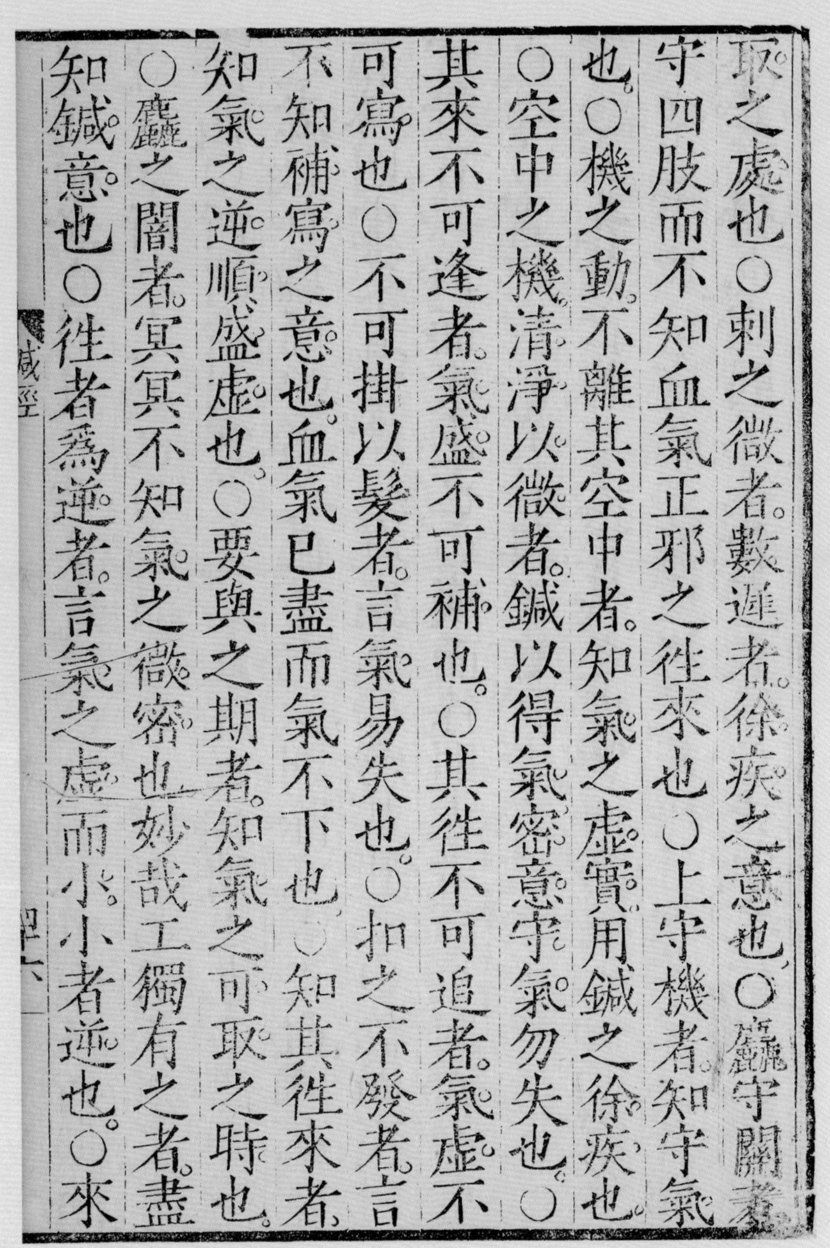

取之處也○刺之微者數遲者徐疾之意也○麤守關者守四肢而不知血氣正邪之往來也○上守機者知守氣也○機之動不離其空中者知氣之虛實用鍼之徐疾也○空中之機清淨以微者鍼以得氣密意守氣勿失也○其來不可逢者氣盛不可補也○其往不可追者氣虛不可寫也○不可掛以髮者言氣易失也○扣之不發者言不知補寫之意也血氣已盡而氣不下也○知其往來者知氣之逆順盛虛也○要與之期者知氣之可取之時也○麤之闇者冥冥不知氣之微密也妙哉工獨有之者盡知鍼意也○往者爲逆者言氣之虛而小小者逆也○來

鍼經

者爲順者言形氣之平平者順也○明知逆順正行無問者言知所取之處也○迎而奪之者寫也○追而濟之者補也○所謂虛則實之者氣口虛而當補之也○滿則泄之者氣口盛而當寫之也○宛陳則除之者去血脉也○邪勝則虛之者言諸經有盛者皆寫其邪也○徐而疾則實者言徐内而疾出也○疾而徐則虛者言疾内而徐出也○言實與虛若有若無者言實者有氣虛者無氣也○察後與先若亡若存者言氣之虛實補寫之先後也察其氣之已下與常存也○爲虛與實若得若失者言補者佖然若有得也寫則怳然若有失也○夫氣之在脉也邪氣

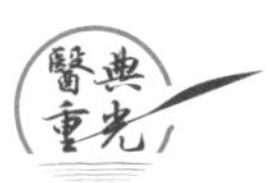

在上者言邪氣之中人也高故邪氣在上也○濁氣在中者言水穀皆入于胃其精氣上注於肺濁溜于腸胃言寒溫不適飲食不節而病生于腸胃故命曰濁氣在中也○清氣在下者言清濕地氣之中人也必從足始故曰清氣在下也○鍼陷脉則邪氣出者取之上○鍼中脉則邪氣出者取之陽明合也○鍼大深則邪氣反沉者言淺深之病不欲深刺也深則邪氣從之入故曰反沉也○皮肉筋脉各有所處者言經絡各有所主也○取五脉者死言病在中氣不足但用鍼盡大寫其陰之脉也○取三陽之脉者唯言盡寫三陽之氣令病人恇然不復也○奪陰者死

言取尺之五里五往者也○奪陽者狂正言也○覩其色察其目知其散復一其形聽其動靜者言上工知相五色于目有知調尺寸小大緩急滑濇以言所病也○知其邪正者知論虛邪與正邪之風也○右主推之左持而禦之者言持鍼而出入也○氣至而去之者言補寫氣調而去之也○調氣在于終始一者持心也○節之交三百六十五會者絡脈之滲灌諸節者也○所謂五藏之氣已絕于內者脈口氣內絕不至反取其外之病處與陽經之合有留鍼以致陽氣陽氣至則內重竭重竭則死矣其死也無氣以動故靜○所謂五藏之氣以絕于外者脈口氣外絕

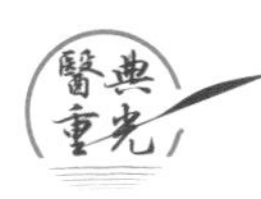

不至反取其四末之輸有留鍼以致其陰氣陰氣至則陽氣反入入則逆逆則死矣其死也陰氣有餘故躁○所以察其目者五藏使五色循明循明則聲章聲章者則言聲與平生異也

、九鍼[九變]刺十二經刺五藏刺心法

一陽曰九鍼之宜各有所爲長短大小各有所施不得其用病弗能移○夫疾淺深鍼内傷良肉皮膚爲癰○病深鍼淺病氣不寫支爲大膿○病小鍼大氣寫太甚疾必爲害○病大鍼小氣不泄寫亦復爲敗失鍼之宜大者寫小者不移○夫病在皮膚無常處者取以鑱鍼于病所膚白勿

取。○病在分肉間。取以員鍼于病所。○病在經絡痼痺者。
取以鋒鍼。○病在脉氣少。當補之者。取之鍉鍼。○于井榮
分輸病爲大膿者。取以鈹鍼。○病痺氣暴發者。取以員利
鍼。○病痺氣痛而不去者。取以毫鍼。○病在中者。取以長
鍼。○病水腫不能通關節者。取以大鍼。○病在五藏固居
者。取以鋒鍼。瀉于井榮分輸。取以四時。○凡刺又有九日
應九變。○一曰輸刺。輸刺者。刺諸經榮輸藏腧也。○二曰
遠道刺。遠道刺者。病在上。取之下。刺府腧也。○三曰經刺。
經刺者。刺大經之結絡經分也。○四曰絡刺。絡刺者。刺小
絡之血脉也。○五曰分刺。分刺者。刺分肉之間也。○六曰

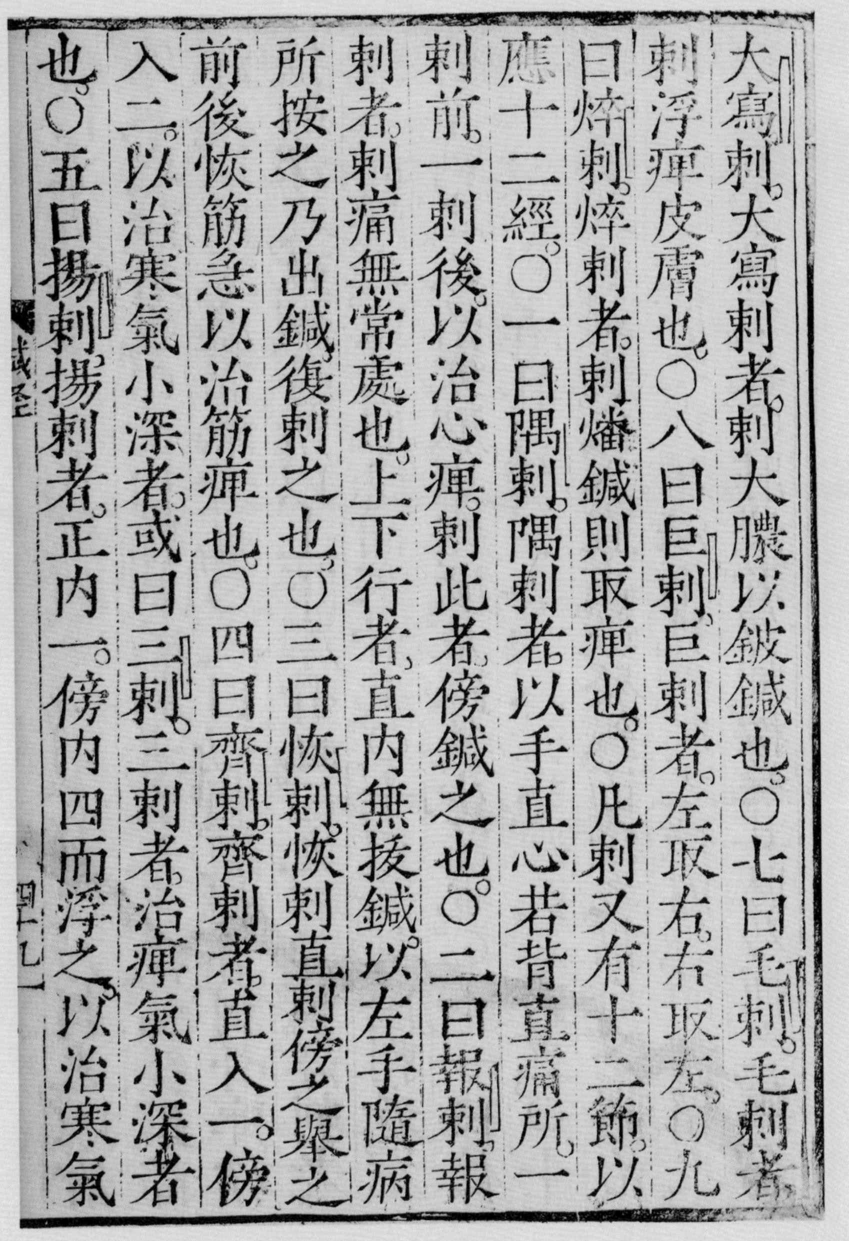

大寫刺大寫刺者刺大膿以鈹鍼也○七曰毛刺毛刺者
刺浮痺皮膚也○八曰巨刺巨刺者左取右右取左○九
曰焠刺焠刺者刺燔鍼則取痺也○凡刺又有十二節以
應十二經○一曰偶刺偶刺者以手直心若背直痛所一
刺前一刺後以治心痺刺此者傍鍼之也○二曰報刺報
刺者刺痛無常處也上下行者直內無拔鍼以左手隨病
所按之乃出鍼復刺之也○三曰恢刺恢刺者直刺傍之舉之
前後恢筋急以治筋痺也○四曰齊刺齊刺者直入一傍
入二以治寒氣小深者或曰三刺三刺者治痺氣小深者
也○五曰揚刺揚刺者正內一傍內四而浮之以治寒氣

之博大者也○六曰直鍼刺直鍼刺者引皮乃刺之以治寒氣之淺者也○七曰輸刺輸刺者直入直出稀發鍼而深之以治氣盛而熱者也○八曰短刺短刺者刺骨痹稍搖而深之致鍼骨所以上下摩骨也○九曰浮刺浮刺者傍入而浮之以治肌急而寒者也○十曰陰刺陰刺者左右卒刺之以治寒厥中寒厥足踝後少陰也○十一曰傍鍼刺傍鍼刺者直刺傍刺各一以治留痹久居者也○十二曰贊刺贊刺者直入直出數發鍼而淺之出血是謂治癰腫也○大脉之所居深不見者刺之微内鍼而久留之以治其空脉氣也○脉淺者勿刺按絶其脉乃刺之無令

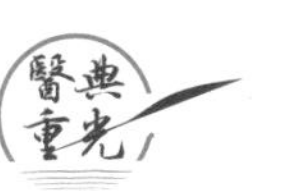

精出。獨出其邪氣耳。○所謂五刺，則穀氣出先淺刺絶皮以出陽邪。○再刺陰邪出者少益深絶皮致肌肉止未入分肉間也。已入分肉之間，則穀氣出故刺法曰：始刺淺之以逐邪氣而來血氣。○後刺深之以致陰氣之邪。○最後刺極深之以下穀氣，此之謂也。○故用鍼者，不知年之所加，氣之盛衰，虚實之所起，不可以爲工。○凡刺者，又有五以應五藏。○一曰半刺，半刺者，淺内而疾發鍼，無鍼傷肉，如拔毛狀，以取皮氣，此肺之應也。○二曰豹文刺，豹文刺者，左右前後鍼之，中脉爲故，以取經絡之血者，此心之應也。○三曰關刺，關刺者，直刺左右盡筋上，以取筋痺，慎無

出血，此肝之應也。或曰淵刺。一曰豈刺。○四曰合谷刺。合谷刺者，左右雞足，鍼于分肉之間，以取肌痺，此脾之應也。○五曰輸刺。輸刺者，直入直出，深内之至骨，以取骨痺，此腎之應也。

醫經小學鍼法歌 海陵劉宗厚集此書，凡爲人子者不可不熟讀

先說平鍼法，含鍼口内温，按揉令氣散，掐穴故教深。持鍼安穴上，令他嗽一聲，隨嗽歸天部，停鍼再至人，再停歸地部，待氣候鍼沉。氣若不來至，指甲切其經，次提鍼向病，鍼退天地人。

先以揉按，令其氣散，次掐穴定，力重此最好，右手持鍼

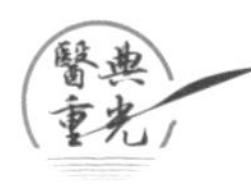

安於穴上隨令患者嗽一聲左右用鍼轉入天部皮膚之間也少時左右進至人部肌肉之間也再少時進至地部筋骨之間也凡穴當一寸許如此作三次進之大抵疼痛實瀉麻痺虛補經云鍼法手如握虎如待貴人凡取穴手掐前哲又有八法彈而怒之迎而奪之使經氣腹滿令邪氣散而正氣行也循而捫之隨而濟之撫摩上下見動脉之處攝而按之推而納之以手掐加力按所鍼之穴使邪氣泄而易散病者不知其鍼爪而下之切而散之方寸既見其穴端正使鍼易入不差病人亦不知其痛

補必隨經刺。令他吹氣頻隨。吹隨左轉。逐歸天地人。待氣停鍼久。三彈更熨温。出鍼口吸氣。急急閉其門。瀉欲迎經取吸。則内其鍼。吸時須右轉。依次進天人。轉鍼仍復吸。依法要停鍼。出鍼吹出氣。搖動大其門。

凡出鍼不可猛出。必須作兩三次。徐徐轉而出之。則無血。若猛出者必見血也。有暈鍼者。奪穴救之。男左女右。取左不回却再取右。女亦然。此穴正在手膊上側筋骨陷中。即是蝦蟇兒上邊也。從肩至肘。正當中。凡刺之道。必須知禁忌。經云毋刺渾渾之脉。熇熇之熱。漉漉之汗。如大風大雨。嚴寒盛暑。卑濕煩燥。便黑吐血。暴然失聽。

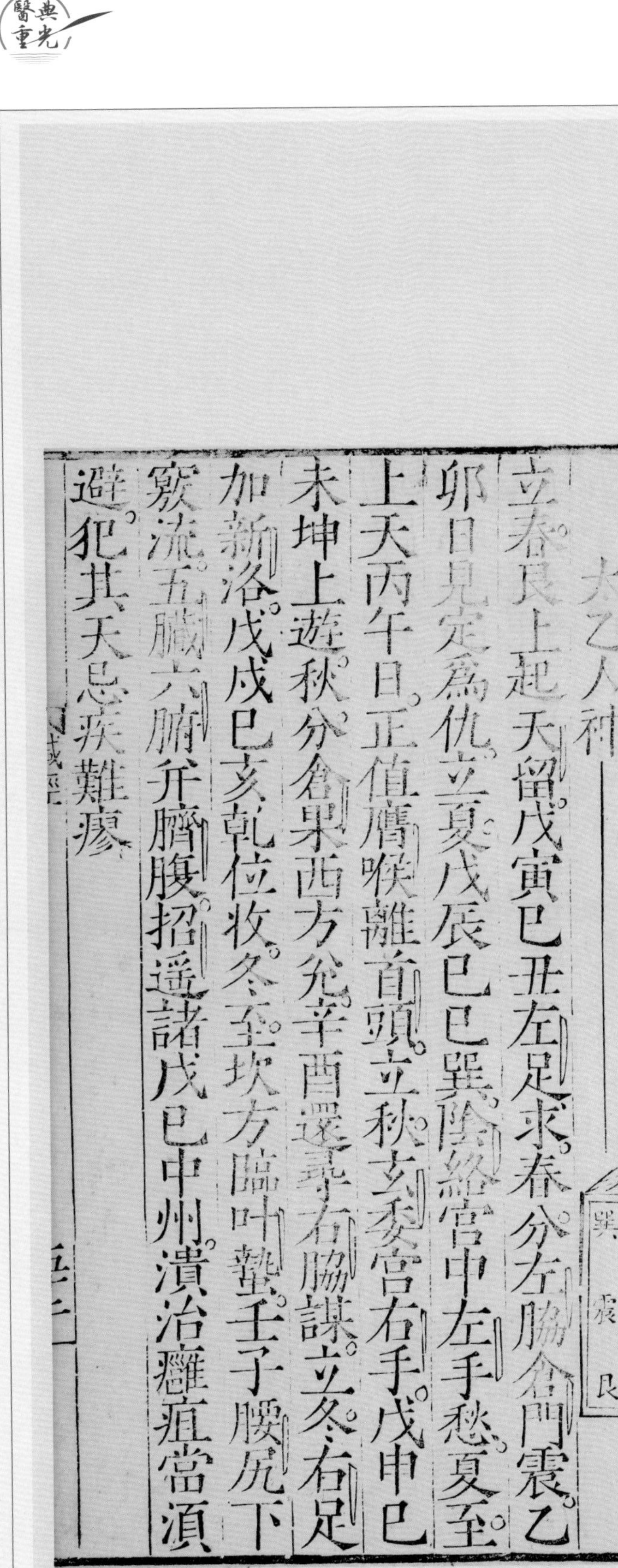

失明。失意。失使溺。失神。及七情五傷。醉飽皆不可刺。來

車馬遠來。亦候氣血定。然後刺之。

太乙人神

立春。艮上起天留。戊寅己丑左足。求春分左脇倉門震。乙卯日見定爲仇。立夏戊辰己巳巽。陰絡宮中左手。愁夏至。上天丙午日。正值膺喉離首頭。立秋玄委宮右手。戊申己未坤上遊。秋分倉果西方兌。辛酉還身右脇。謀立冬。右足加新洛。戊戌己亥乾位。收冬至。坎方臨叶蟄。壬子腰尻下竅流。五臟六腑幷臍腹。招遙諸戊己中州。潰治癰疽當須避。犯其天忌疾難瘳。

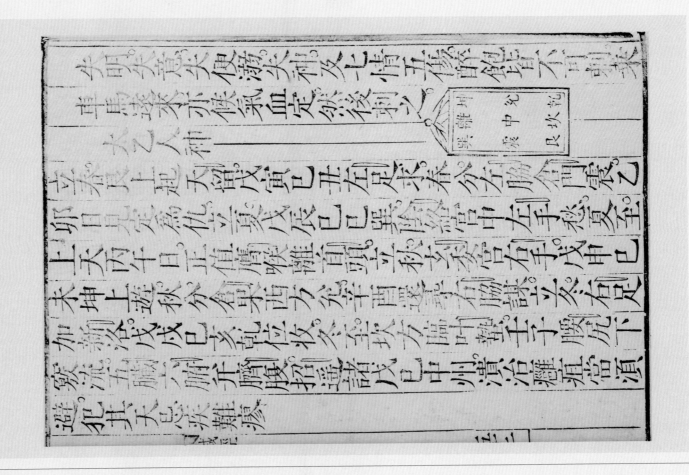

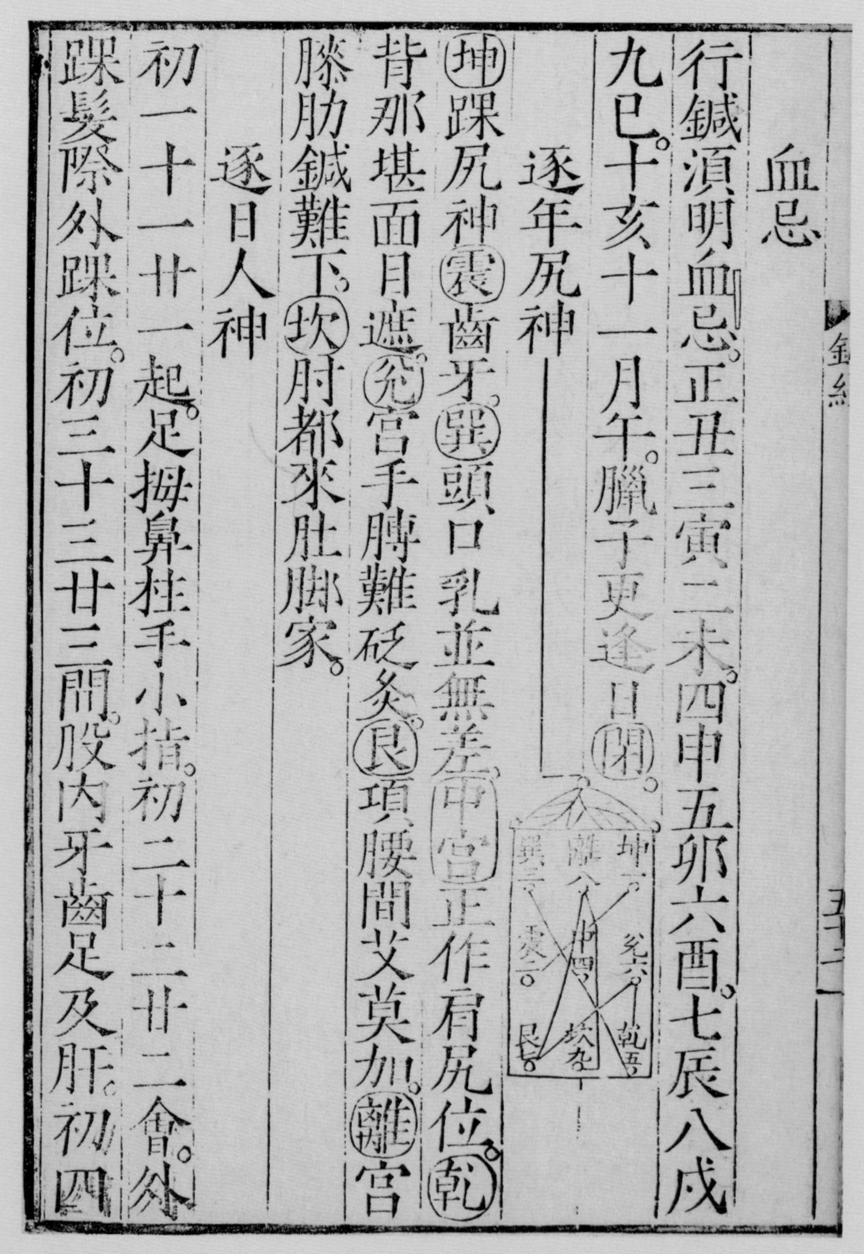

血忌

行鍼須明血忌。正丑二寅三未四申五卯六酉七辰八戌九巳十亥十一月午臘子更逢日(閉)。

逐年尻神

(坤)踝尻神(震)齒牙。(巽)頭口乳並無差(中宮)正作肩尻位。(乾)背那堪面目遮(兌)宮手膊難砭灸(艮)項腰間艾莫加(離)宮膝肋鍼難下(坎)肘都來肚脚家。

逐日人神

初一十一廿一起足拇鼻柱手小指。初二十二廿二會外踝髮際外踝位。初三十三廿三間股內牙齒足及肝。初四

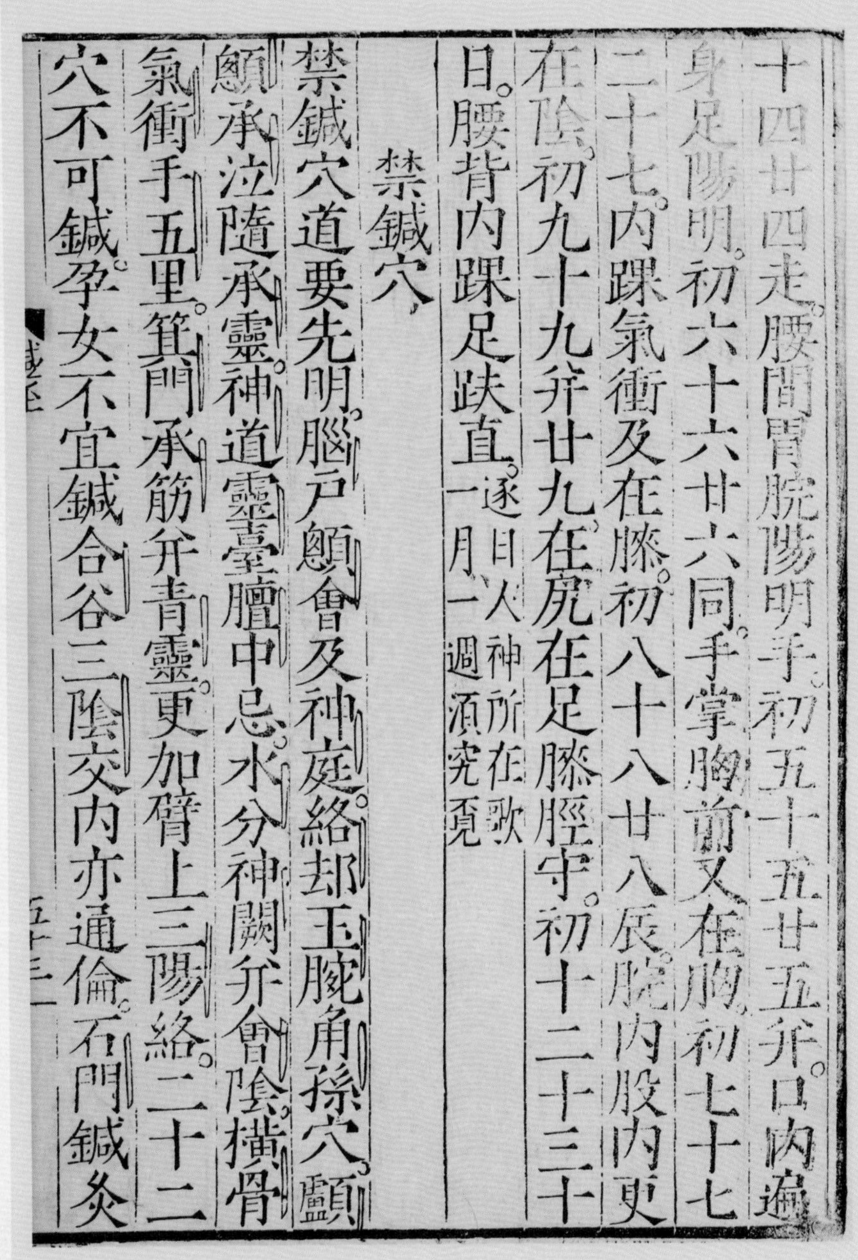

十四廿四走。腰間胃脘陽明手。初五十五廿五并。口內遍身足陽明。初六十六廿六同。手掌胸前又在胸。初七十七二十七。內踝氣衝及在膝。初八十八廿八辰。脘內股內更在陰。初九十九并廿九。在尻在足膝脛守。初十二十三十日。腰背內踝足趺直。逐日人神所在歌一月一週須究覔

禁鍼穴

禁鍼穴道要先明。腦戶顖會及神庭。絡却玉枕角孫穴。顱顖承泣隨承靈。神道靈臺膻中忌。水分神闕并會陰。橫骨氣衝手五里。箕門承筋并青靈。更加臂上三陽絡。二十二穴不可鍼。孕女不宜鍼合谷。三陰交內亦通倫。石門鍼灸

鍼灸　五十三

應須忌。女子終身無妊娠。外有雲門并鳩尾缺盆客主人莫深。肩井深時人悶到。三里急補又還平。

禁灸穴

禁灸之穴四十五。承光瘂門及風府。天柱素髎臨泣上睛明攢竹迎香數。禾髎顴髎系竹空頭維下關與脊中肩貞心俞白環俞。天牖人迎共乳中。周榮淵腋并鳩尾腹哀少商魚際位。經渠天府及中衝陽關陽池地五會。隱白漏谷陰陵泉。條口犢鼻兼陰市。伏兎髀關委中穴殷門申脉承扶忌。已上捌款皆宗厚集

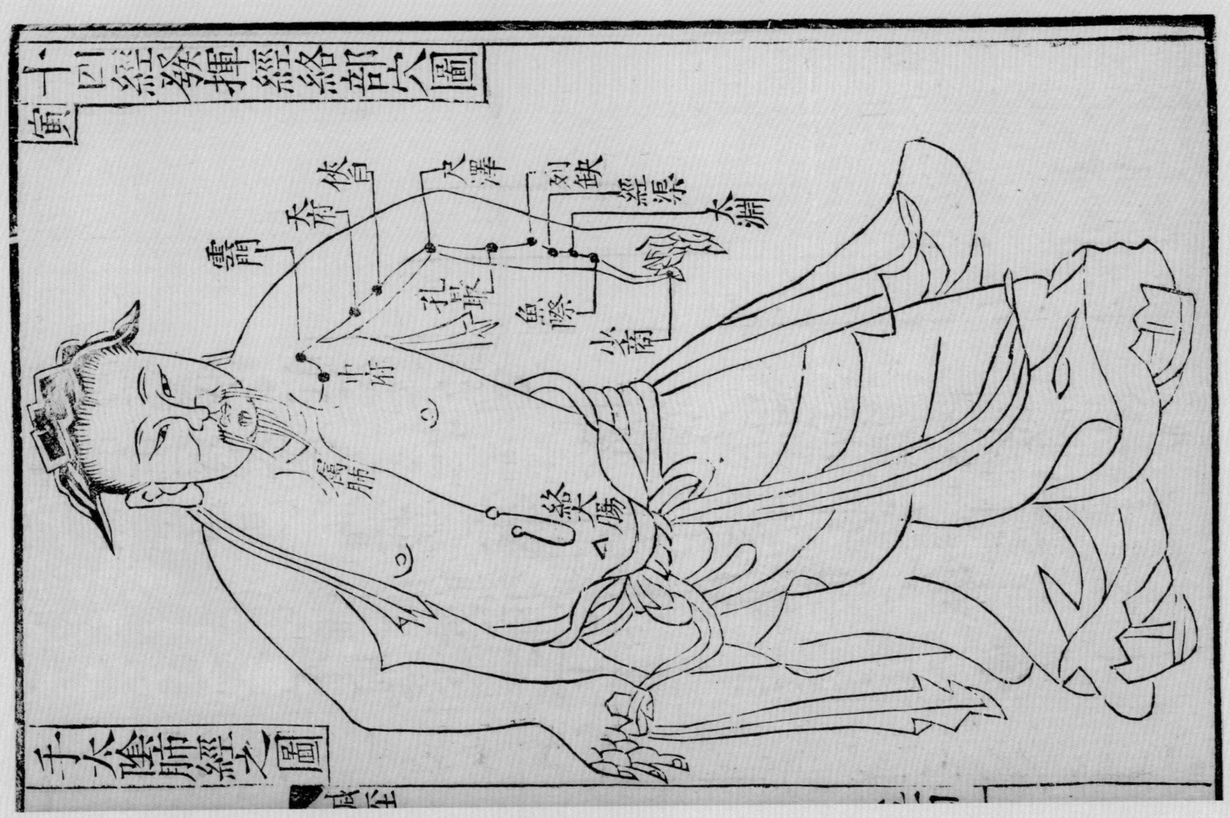

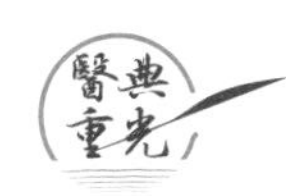

十四經發揮經絡部穴圖

寅

手太陰肺經之圖

雲門
天府
俠白
中府
屬肺
尺澤
孔最
列缺
魚際
經渠
少商
太淵
絡大腸

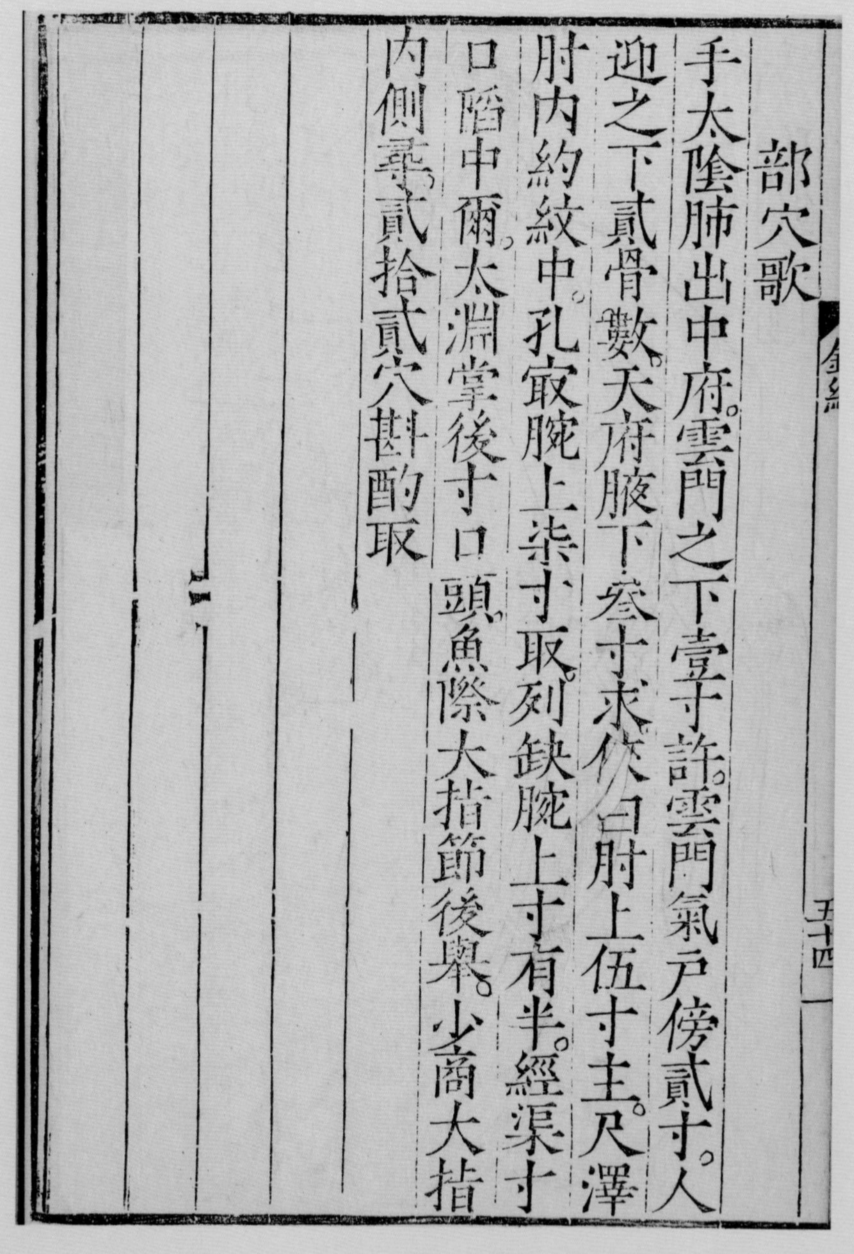

部穴歌

手太陰肺出中府。雲門之下壹寸許。雲門氣戶傍貳寸。人迎之下貳骨數。天府腋下叁寸求。俠白肘上伍寸主。尺澤肘內約紋中。孔寂腕上柒寸取。列缺腕上寸有半。經渠寸口陷中爾。太淵掌後寸口頭。魚際大指節後舉。少商大指內側尋。貳拾貳穴斟酌取

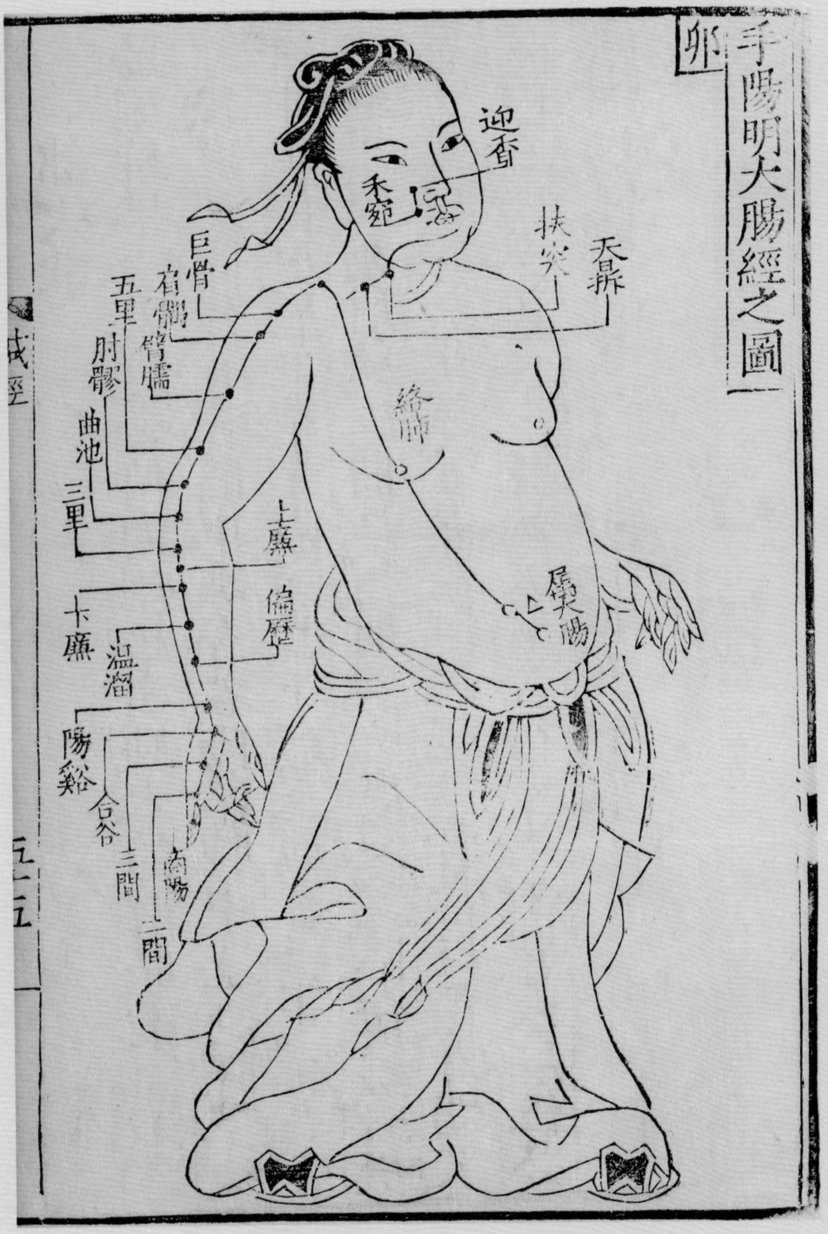

手陽明大腸經之圖

卯

迎香

禾髎

扶突

天鼎

巨骨

肩髃

臂臑

五里

肘髎

曲池

三里

上廉

下廉

偏歷

溫溜

陽谿

合谷

三間

商陽

二間

絡肺

屬大腸

成

五十五

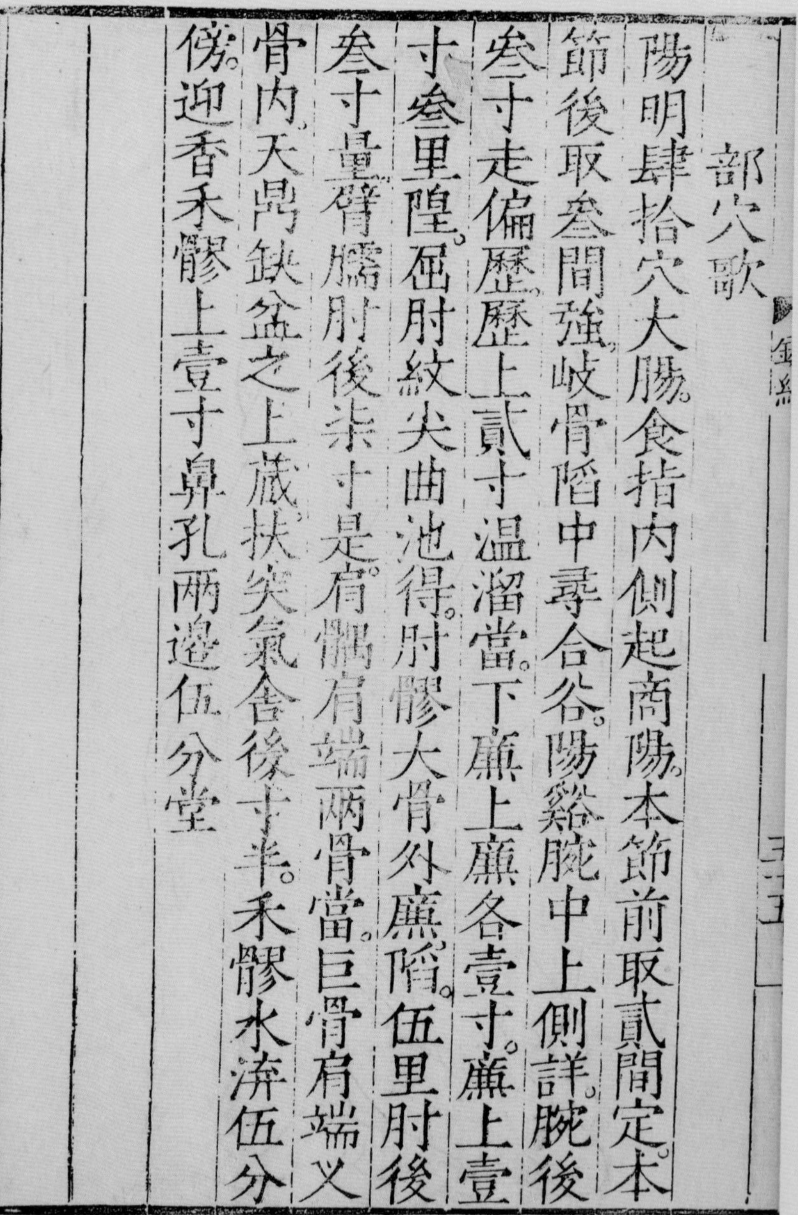

部穴歌

陽明肆拾穴大腸。食指内側起商陽。本節前取貳間定。本節後取叁間強。岐骨陷中尋合谷。陽谿腕中上側詳。腕後叁寸走偏歷。歷上貳寸温溜當。下廉上廉各壹寸。廉上壹寸叁里隍。屈肘紋尖曲池得。肘髎大骨外廉陷。伍里肘後叁寸量。臂臑肘後柒寸是。肩髃肩端兩骨當。巨骨肩端叉骨内。天鼎缺盆之上藏。扶突氣舍後寸半。禾髎水溝伍分傍。迎香禾髎上壹寸。鼻孔兩邊伍分堂

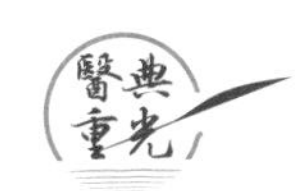

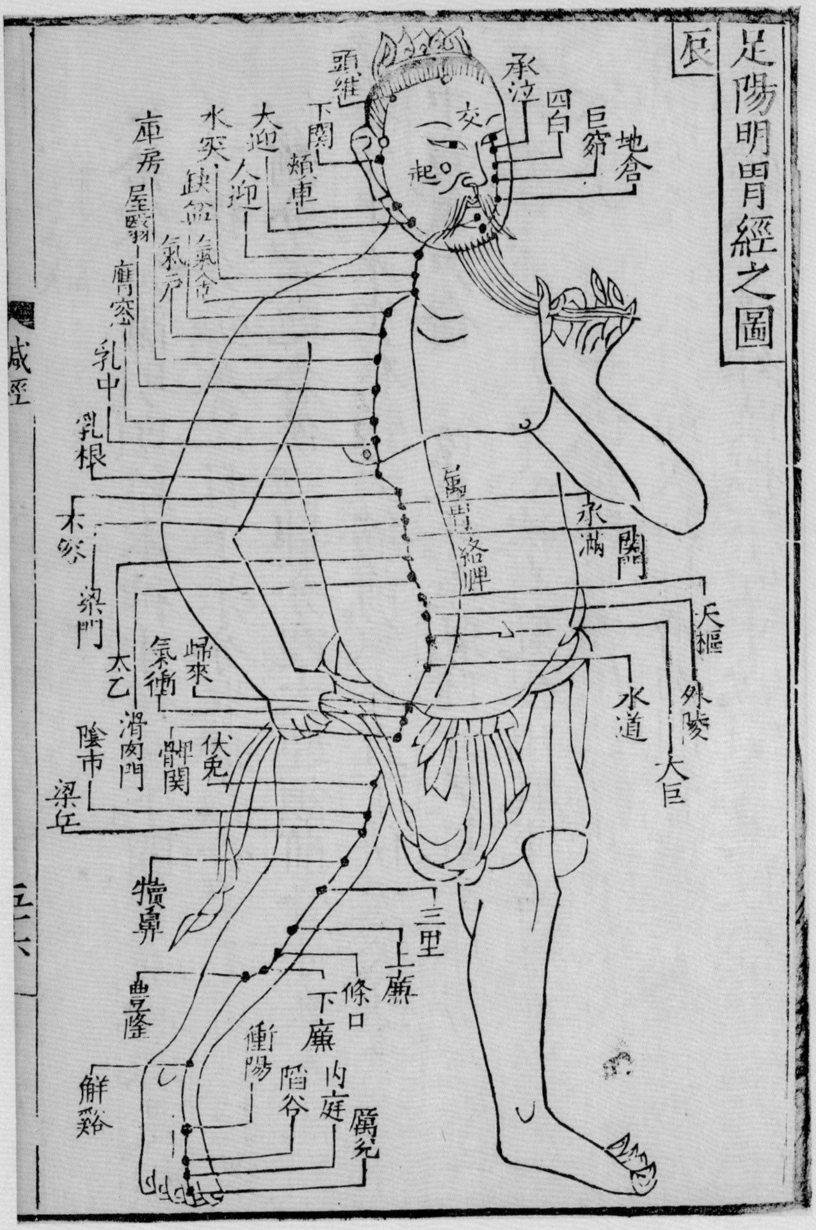

足陽明胃經之圖

辰

頭維
承泣
四白
巨窌
地倉
交
起
下關
頰車
大迎
人迎
水突
缺盆
氣舍
庫房
屋翳
氣戶
膺窗
乳中
乳根
不容
承滿
關門
屬胃絡脾
梁門
太乙
滑肉門
天樞
外陵
大巨
水道
歸來
氣衝
髀關
伏兔
陰市
梁丘
犢鼻
三里
上廉
條口
下廉
豐隆
衝陽
陷谷
內庭
厲兑
解谿

咸經
五十六

部穴歌

胃玖拾穴足陽明，頭維本神寸伍分。下關耳前動脉是，頰車耳下捌分鍼。承泣目下柒分取，肆白壹寸不可深。巨髎孔傍捌分定，地倉俠吻肆分迎。大迎頷前壹寸叁，人迎結傍各寸半。水突在頸大筋前，氣舍直下俠天突。缺盆橫骨陷中親，氣戶俞府傍貳寸。至乳陸寸又肆分，庫房屋翳膺窓近。乳中正在乳中心，次有乳根出乳下。各壹寸陸不相侵，穴俠幽門壹寸伍。是曰不容依法數，其下承滿至梁門。關門太乙役頭舉，節次續排滑肉門。各是壹寸爲君語，天樞俠臍貳寸傍。外陵樞下壹寸當，壹寸大巨叁水道。道下

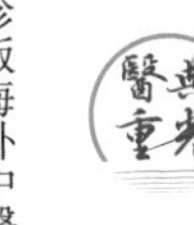

貳寸歸來將氣衝曲骨傍叄寸。衝下壹寸鼠鼷鄉髀關穴後交紋中。伏兎市上叄寸強陰市膝上叄寸許。梁丘貳寸膝上量。膝臏骭上尋犢鼻。膝眼肆穴膝兩傍。膝下叄寸叄里求。里下叄寸名上廉。條口上廉下壹寸。條下壹寸下廉當。豐隆下廉外壹寸。上踝捌寸分明詳。解谿衝陽上寸半。衝陽陷上叄寸長陷谷內庭後寸半。內庭次指外間量。厲兌大指次指端。去爪如韭胃經蔵。

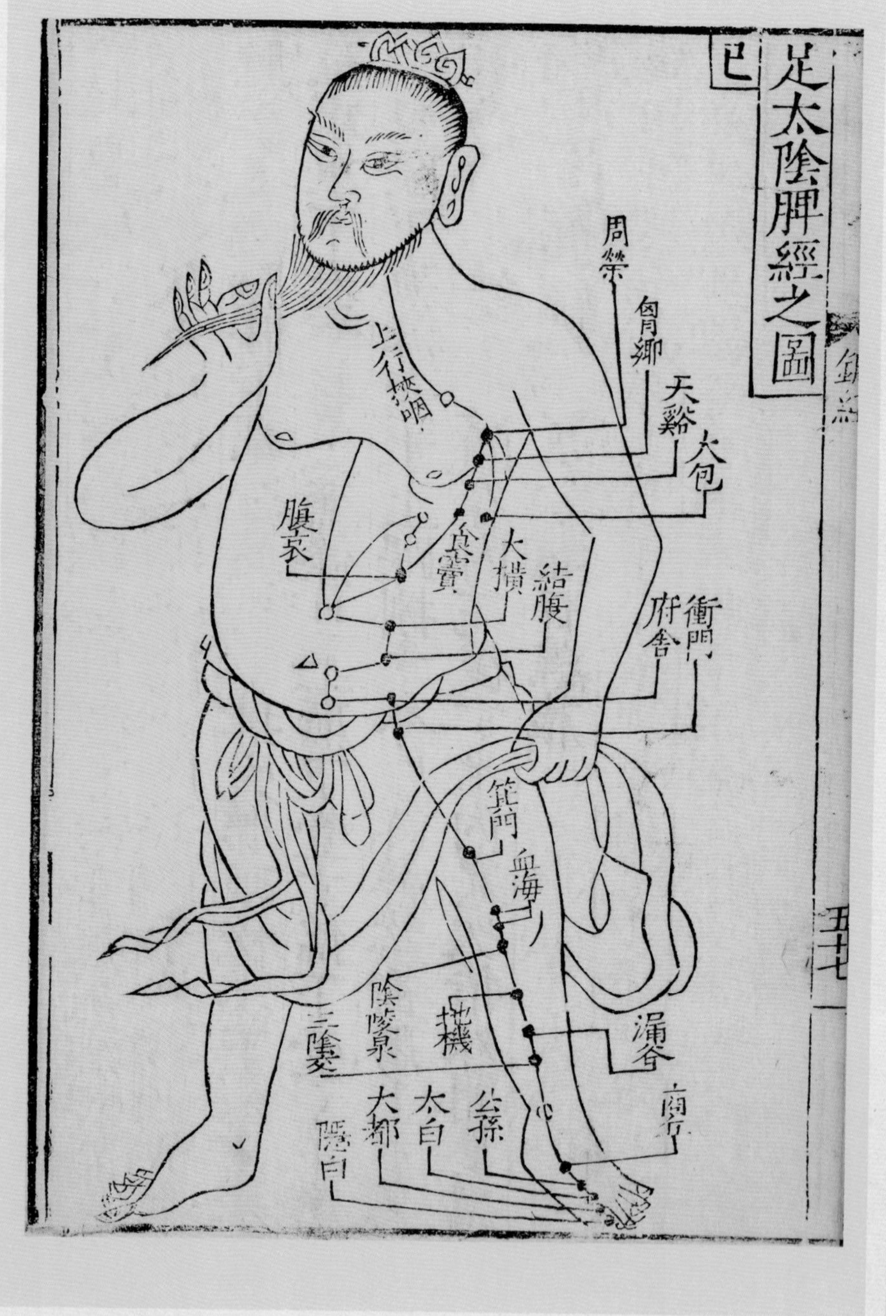

足太陰脾經之圖
巳
上行挾咽
周榮
胷鄉
天谿
大包
腹哀
食竇
大横
結腹
府舍
衝門
箕門
血海
陰陵泉
三陰交
地機
漏谷
商丘
公孫
太白
太都
隱白

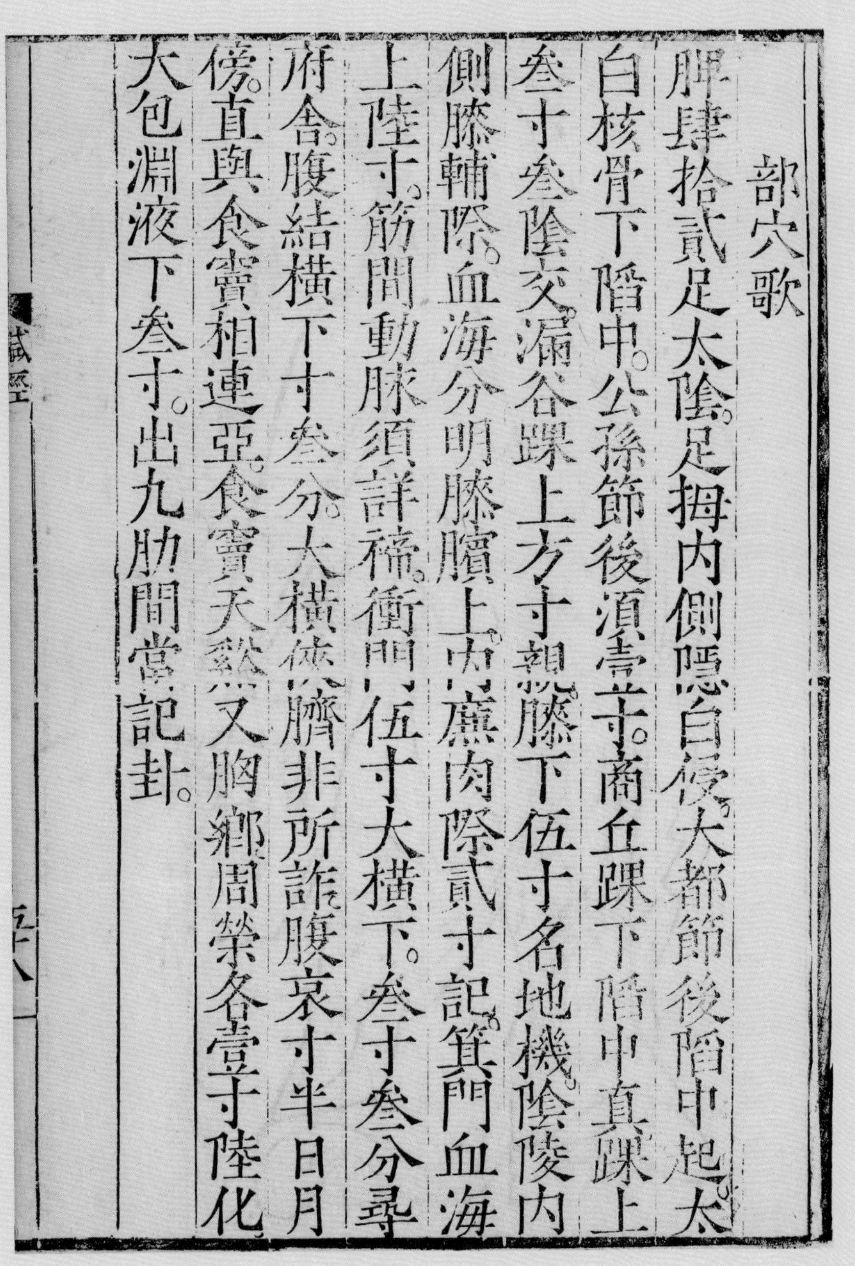

部穴歌

脾肆拾貳足太陰。足拇內側隱白侵。大都節後陷中起。太白核骨下陷中。公孫節後須壹寸。商丘踝下陷中真。踝上叄寸叄陰交。漏谷踝上方寸親。膝下伍寸名地機。陰陵內側膝輔際。血海分明膝臏上。內廉肉際貳寸記。箕門血海上陸寸。筋間動脈須詳稀。衝門伍寸大橫下。叄寸叄分尋府舍。腹結橫下寸叄分。大橫俠臍非所詐。腹哀寸半日月傍。直與食竇相連亞。食竇天谿又胸鄉。周榮各壹寸陸化。大包淵液下叄寸。出九肋間當記卦。

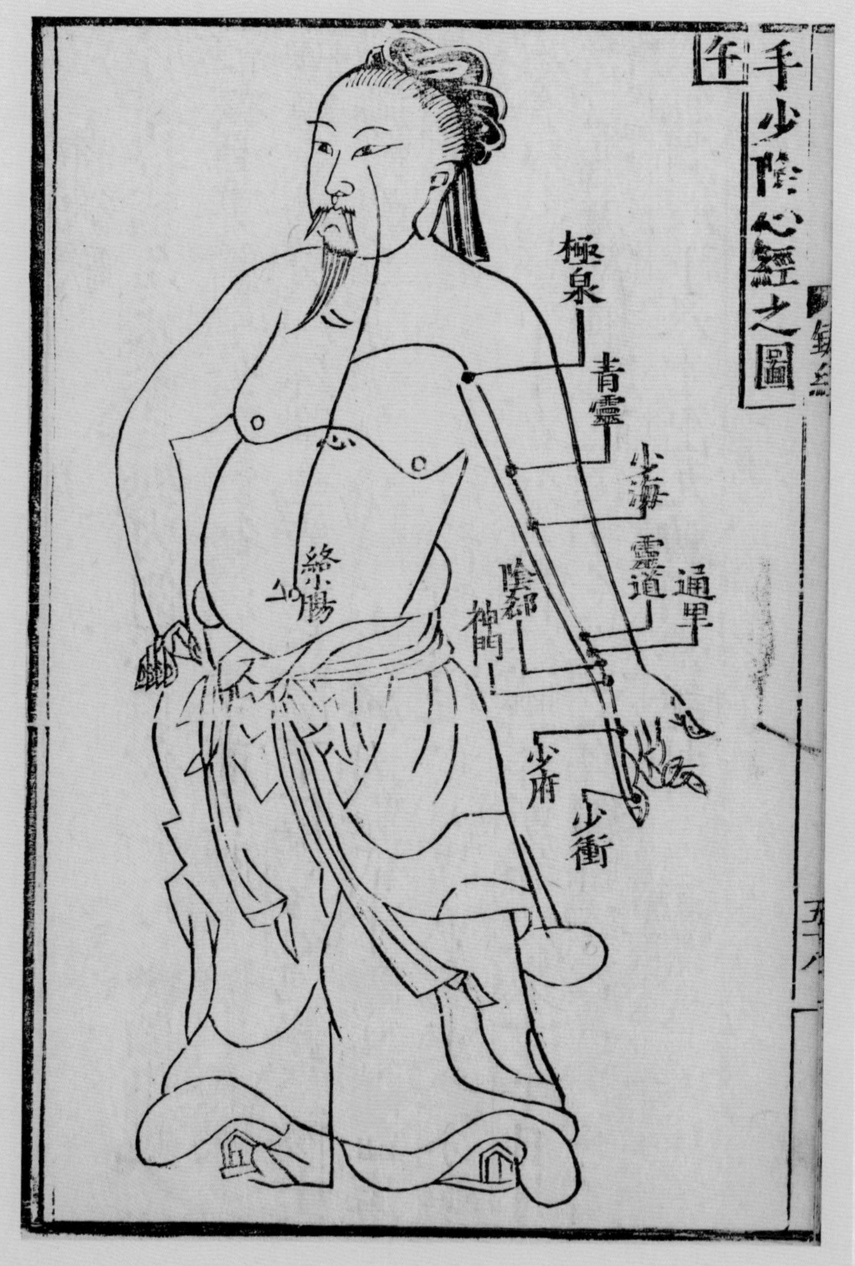
午
手少陰心經之圖
極泉
青靈
少海
靈道
通里
陰郄
神門
少府
少衝
絡小腸

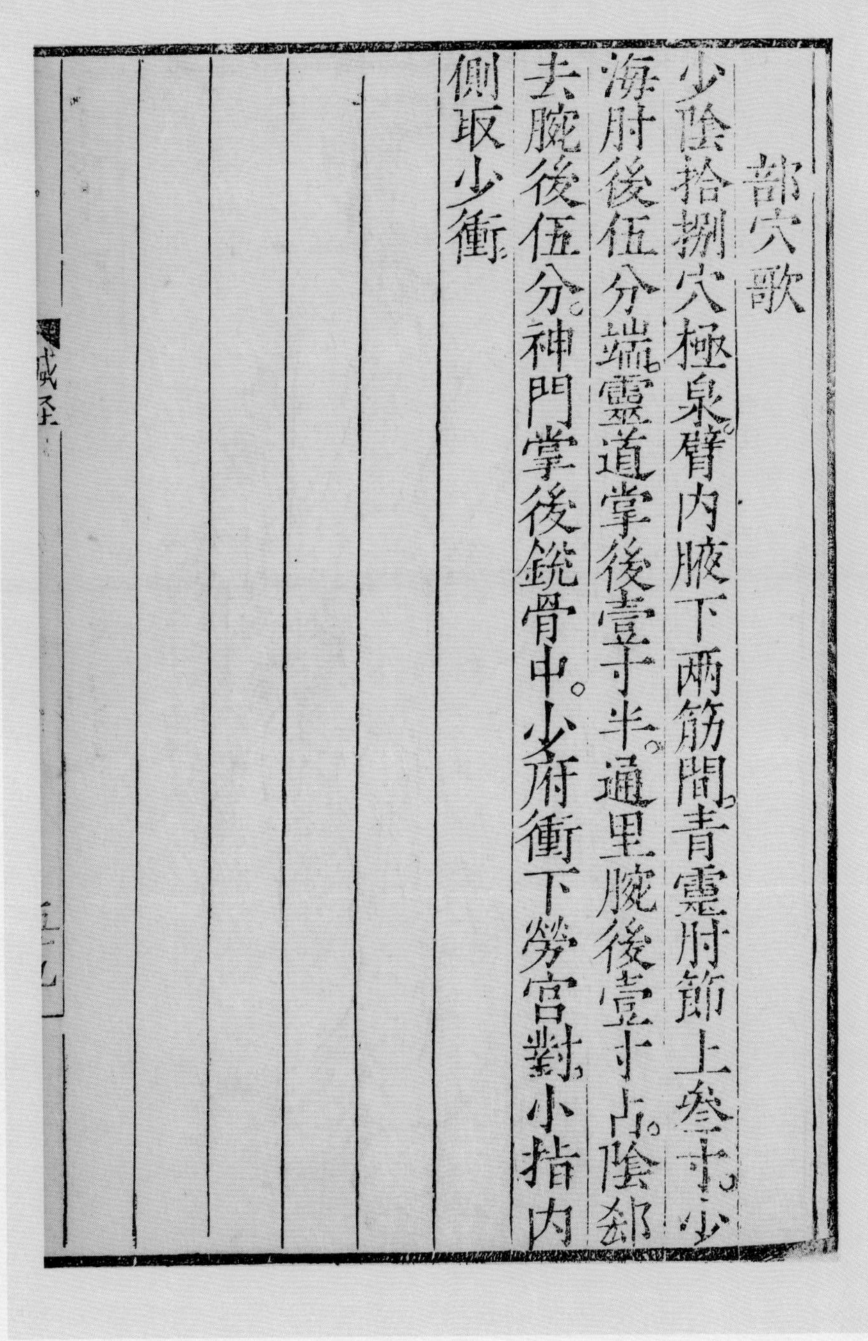

部穴歌

少陰拾捌穴極泉。臂内腋下兩筋間。青靈肘節上叁寸。少海肘後伍分端。靈道掌後壹寸半。通里腕後壹寸占。陰郄去腕後伍分。神門掌後鋭骨中。少府衝下勞宮對小指内側取少衝。

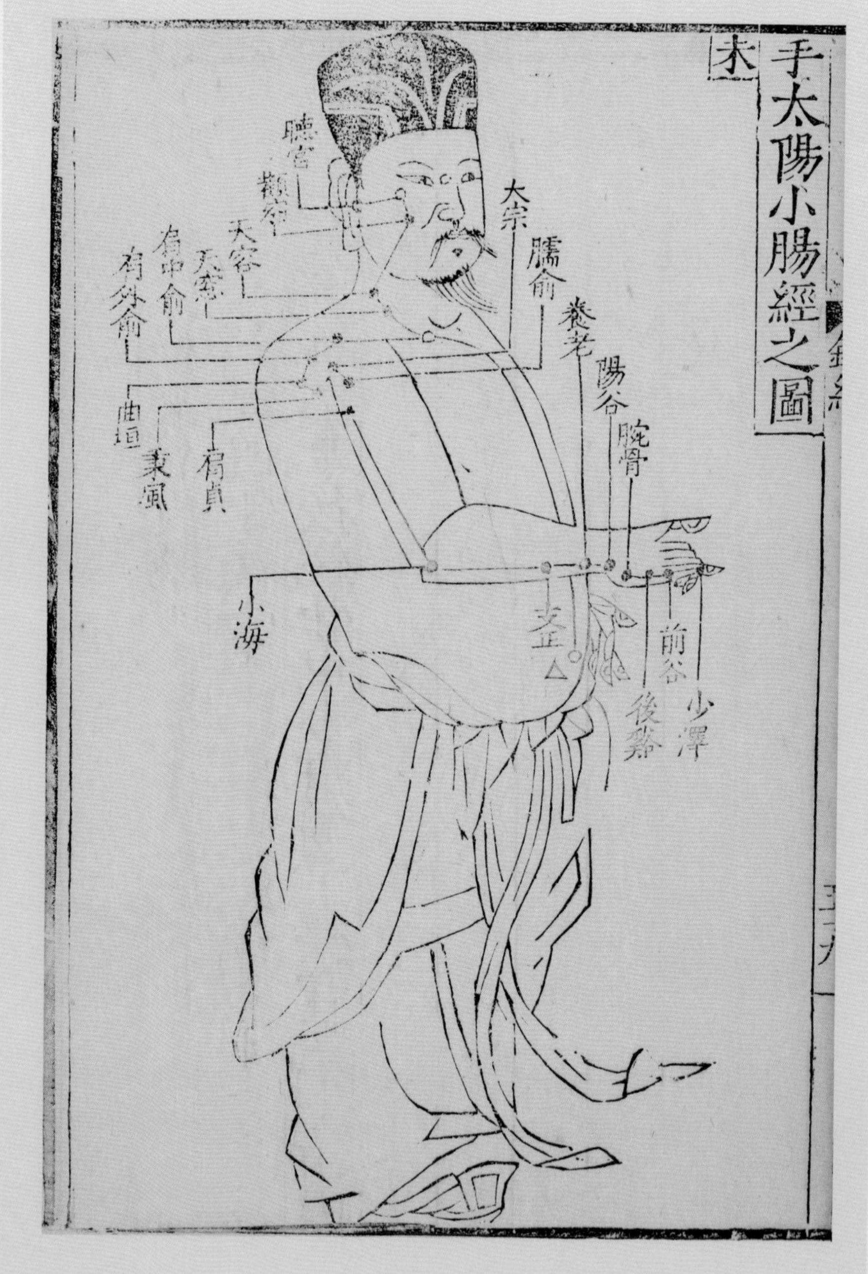
手太陽小腸經之圖
太
聽宫
顴髎
天容
天窓
肩中俞
肩外俞
曲垣
秉風
肩貞
小海
大宗
臑俞
養老
陽谷
腕骨
前谷
後谿
少澤
支正

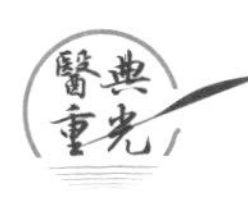

部穴歌

小腸小指端少澤。前谷外側節前索。節後陷中尋後谿。腕骨陷前骨外側。腕中骨下陽谷討。腕上壹寸名養老。支正腕後量伍寸。小海肘端伍分好。肩貞在肩曲胛下。臑俞胛上挾肩杳。天宗大骨下陷中。秉風髎後舉有空。曲垣肩中曲胛下。肩外去脊叁寸中。肩中貳寸大椎傍。天窓頰下動脉詳。天容耳下曲頰後。顴髎面頄兊端量。聽宮耳前如赤豆。叁拾捌穴手太陽

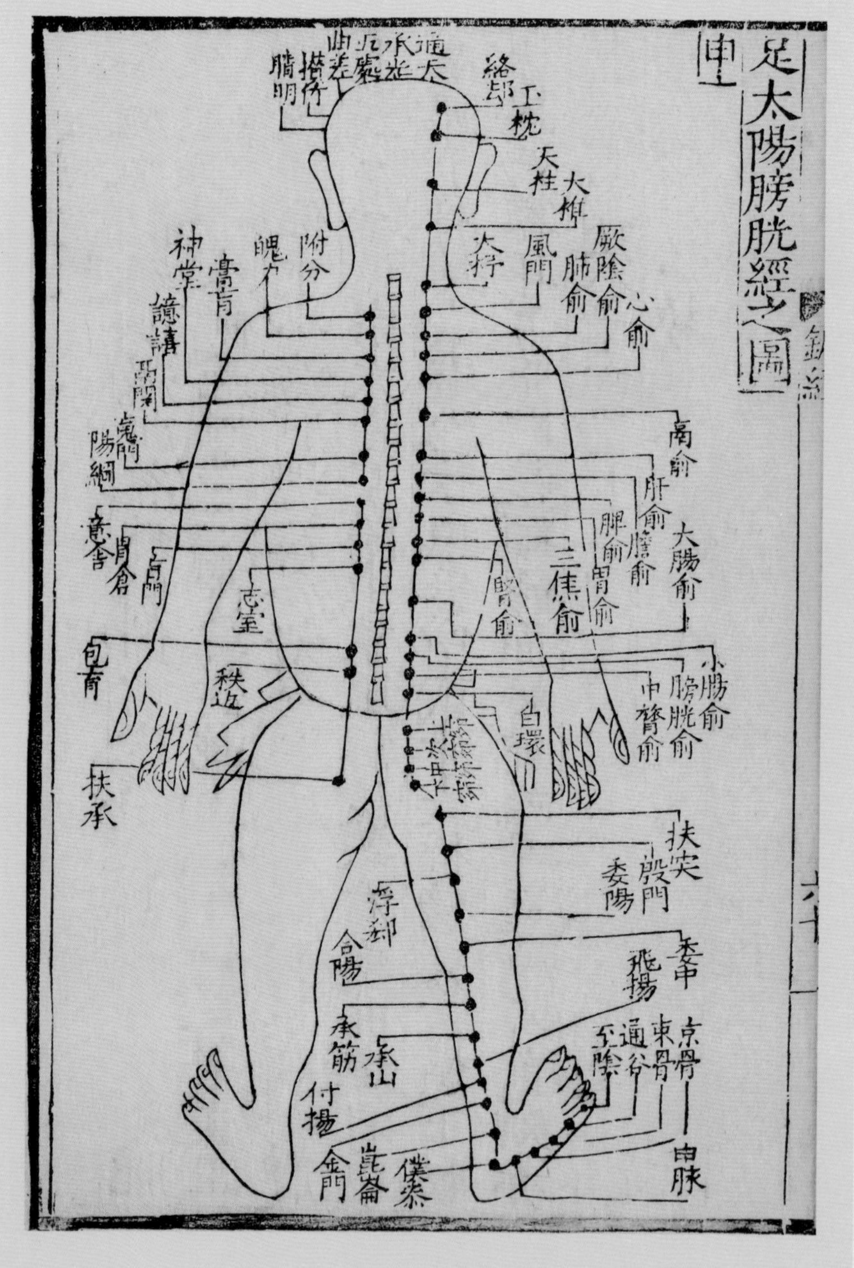
足太陽膀胱經之圖
通天
承光
五處
曲差
攢竹
睛明
絡卻
玉枕
天柱
大杼
風門
肺俞
厥陰俞
心俞
膈俞
肝俞
膽俞
脾俞
胃俞
三焦俞
腎俞
大腸俞
小腸俞
膀胱俞
中膂俞
白環
上髎
次髎
中髎
下髎
附分
魄戶
膏肓
神堂
譩譆
膈關
魂門
陽綱
意舍
胃倉
肓門
志室
胞肓
秩邊
扶承
扶突
殷門
委陽
浮郄
合陽
委中
飛揚
承筋
承山
付揚
崑崙
僕參
金門
京骨
束骨
通谷
至陰
申脈

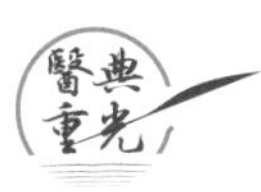

部穴歌

壹百廿陸膀胱經。目眥内角始睛明。眉端陷中攢竹明。曲差貳寸神庭伴。伍處挾排挾上星。承光伍處後寸半。通天絡却壹停勻。玉枕横俠於腦户。壹寸叁分相傍助。天柱髮際大筋外。大杼在項壹椎下。俠脊相去寸伍分。第壹大杼貳風門。肺俞叁椎心包肆。心俞伍椎之下論。督俞鬲俞相梯級。第陸第柒次第立。第捌椎下穴無有。肝俞相椎當第玖。拾椎膽俞脾拾壹。拾貳椎下胃俞取。叁焦腎俞氣海俞。拾叁拾肆拾伍究。大腸關元俞要量。拾陸拾柒椎兩傍。拾捌椎下小腸俞。拾玖椎下尋膀胱。中膂内俞椎貳拾。白環貳拾壹椎當。上髎次髎中與下。壹空貳空俠腰髎並同俠脊肆箇髎。載在千金人勿訝。會陽在尾髎骨傍。尺寸相看督脉分。第貳椎下外附分。夾脊相去古法云。先除脊後量叁寸。不爾灸之能傷筋。魄戶叁椎膏肓肆。肆椎微多伍椎上。虛損灸之精神旺。第伍椎下索神堂。第陸譩譆穴最強。膈關第柒魂門玖。陽綱意舍依次數。胃倉肓門屈指彈。椎看拾貳與拾叁。志室次之胞拾玖。秩邊貳拾椎下詳。承扶臀上紋中央。殷門承扶隆寸直。浮郄壹寸上委陽。委陽郄與殷門並。膕中外廉兩筋鄉。委中膝膕約紋裏。此下叁寸尋合陽。承筋腨腸中央是。承山腨下分肉傍。飛陽外踝上

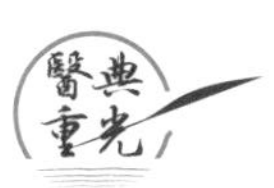

柰寸。跗陽踝上叁寸量金門正在外踝下。崑崙踝後跟骨
傍。僕叅跟骨後陷是。申脉分明踝下容。京骨外側大骨下。
束骨本節後相通。通谷本節前陷索。至陰小指外側尋。

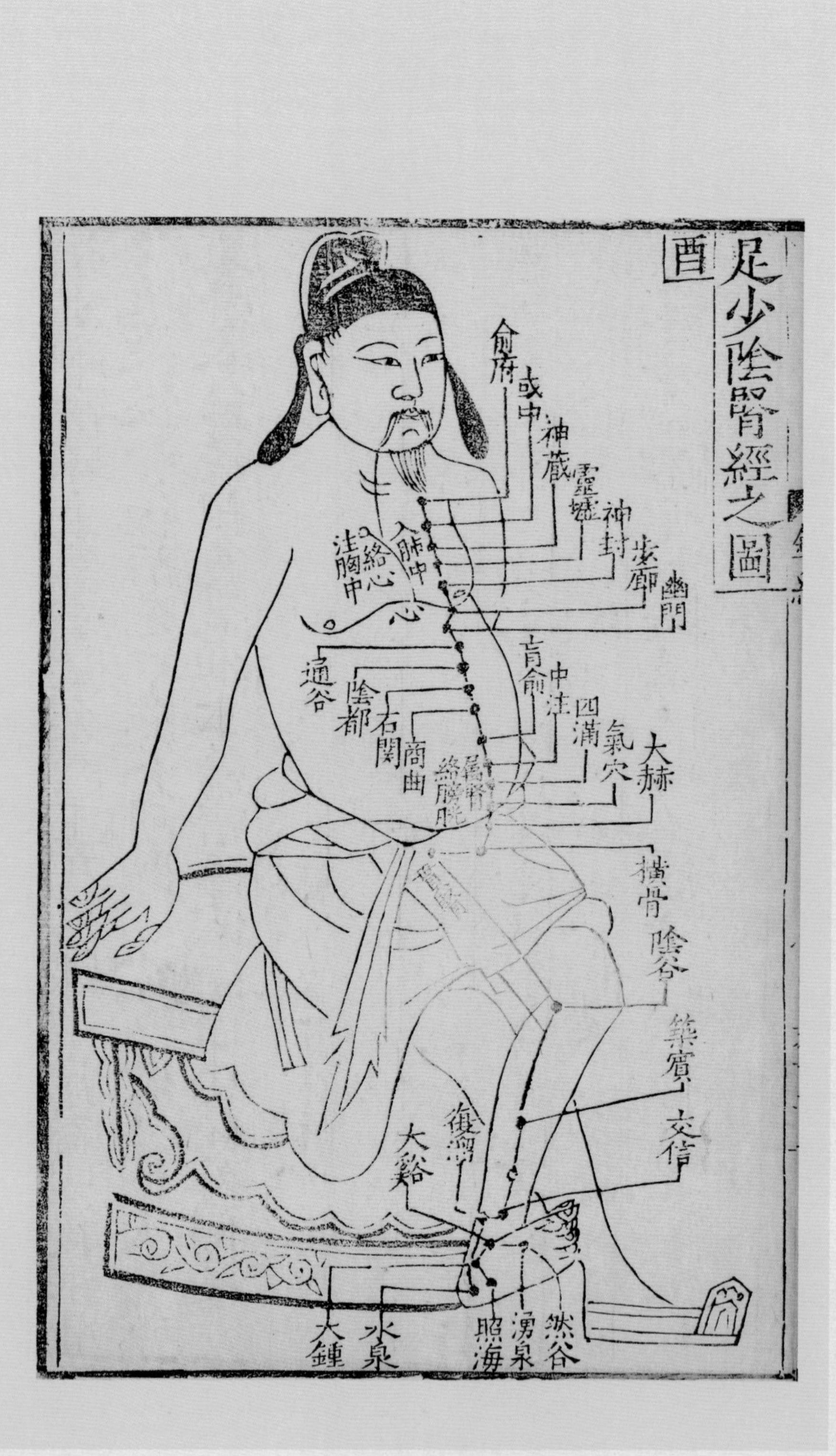
足少陰腎經之圖
酉
俞府
彧中
神藏
靈墟
神封
步廊
幽門
入肺中
絡心
注胸中
心
肓俞
中注
四滿
氣穴
大赫
通谷
陰都
石關
商曲
屬腎
絡膀胱
横骨
陰谷
築賓
交信
復溜
大谿
然谷
湧泉
照海
水泉
大鍾

部穴歌

湧泉屈足捲指取，腎經起處須記起。然谷踝前大骨下，踝後跟上太谿主。谿下伍分大鍾尋，水泉谿下壹寸許。照海踝下陰蹺生，蹺上貳寸復溜匯。交信溜傍筋骨取，交信。築賓陞寸腨分取。陰谷膝內輔骨後，橫骨有陷如仰月。大赫氣穴肆滿處，中注肓俞正俠臍，每穴壹寸遞之數。商曲石關上陰都，通谷幽門壹寸居，幽門半寸俠巨闕，此去中行各貳寸。步廊神封過靈墟，神藏彧中入俞府，各壹寸陸不差殊。欲知俞府君當問，璇璣之傍各貳寸。

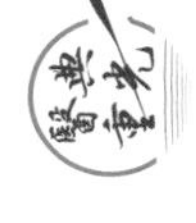

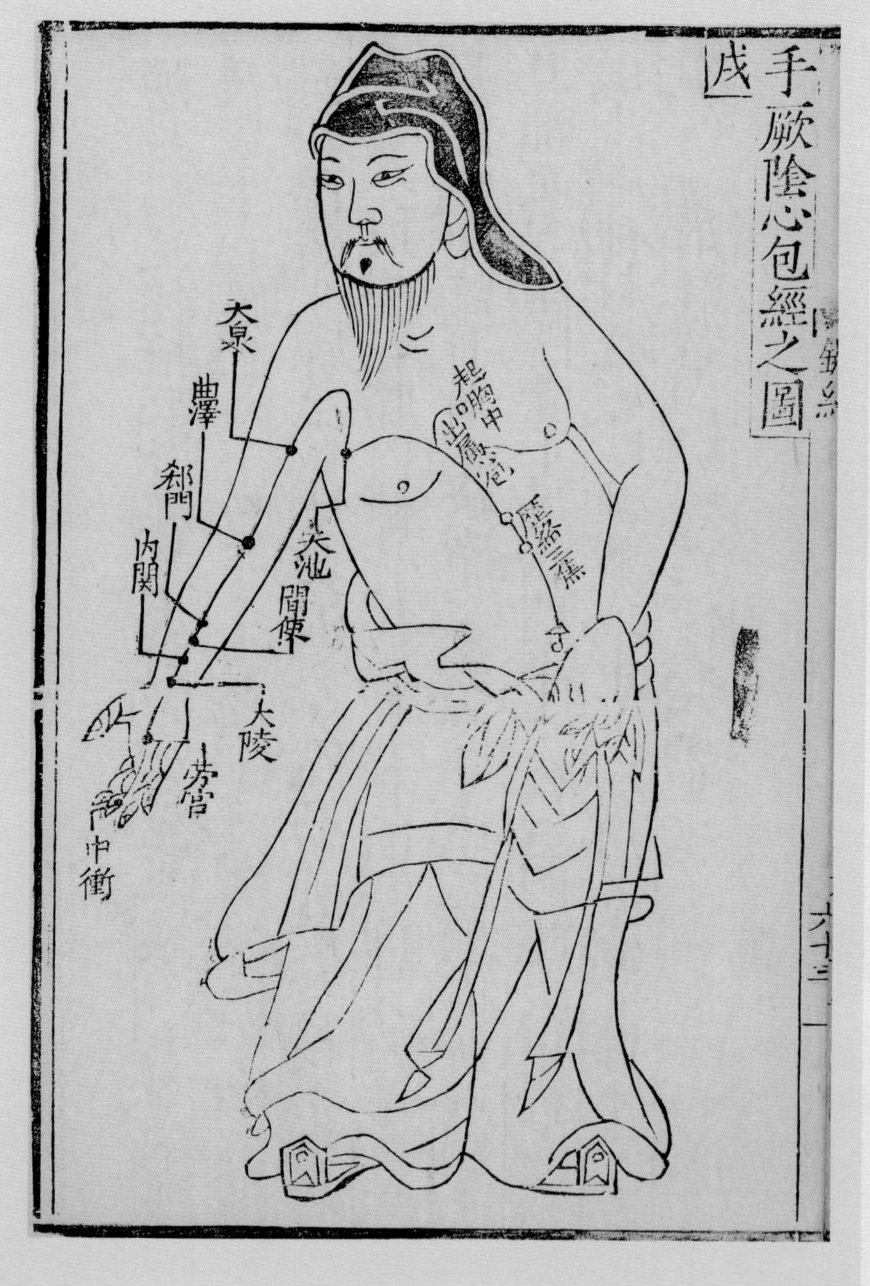
手厥陰心包經之圖
戌
起胸中
出屬心包
下膈絡三焦
天泉
曲澤
郄門
內關
天池
間使
大陵
勞宫
中衝

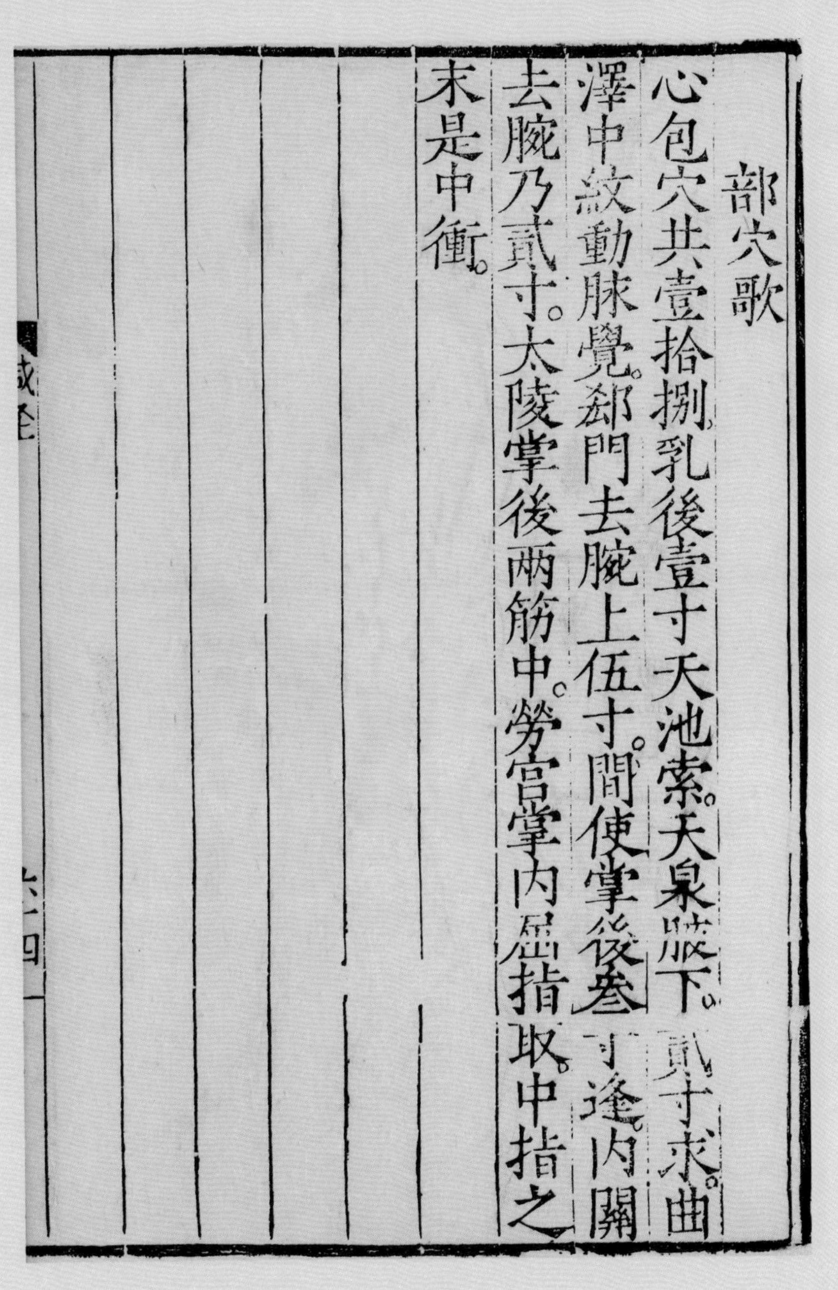

部穴歌

心包穴共壹拾捌，乳後壹寸天池索。天泉腋下貳寸求。曲澤中紋動脉覺。郄門去腕上伍寸。間使掌後叁寸逢。內關去腕乃貳寸。太陵掌後兩筋中。勞宮掌內屈指取。中指之末是中衝。

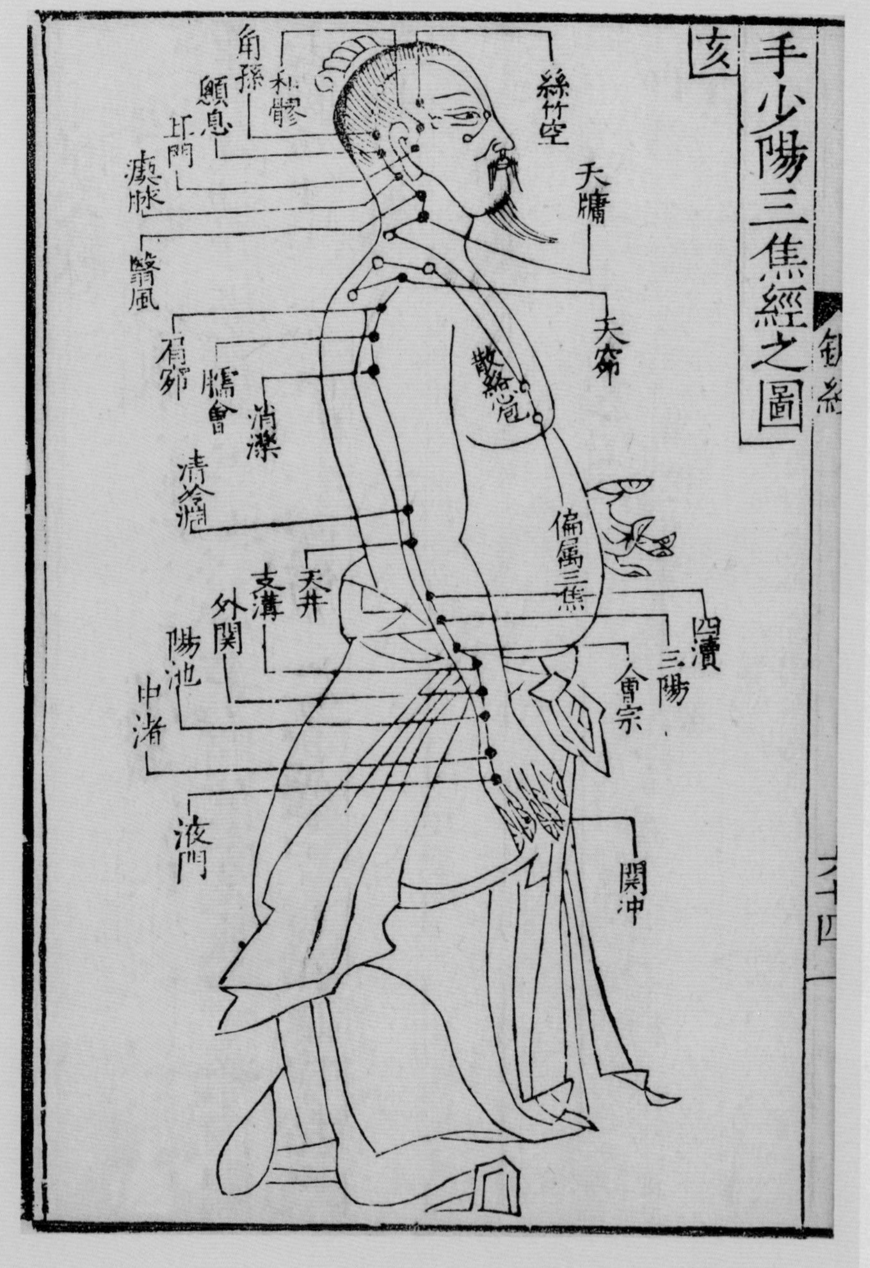
亥
手少陽三焦經之圖
絲竹空
天牖
天窌
角孫
和髎
顱息
耳門
瘈脉
翳風
肩窌
臑會
消濼
清冷淵
天井
支溝
外關
陽池
中渚
液門
散絡心包
偏屬三焦
四瀆
三陽
會宗
關冲

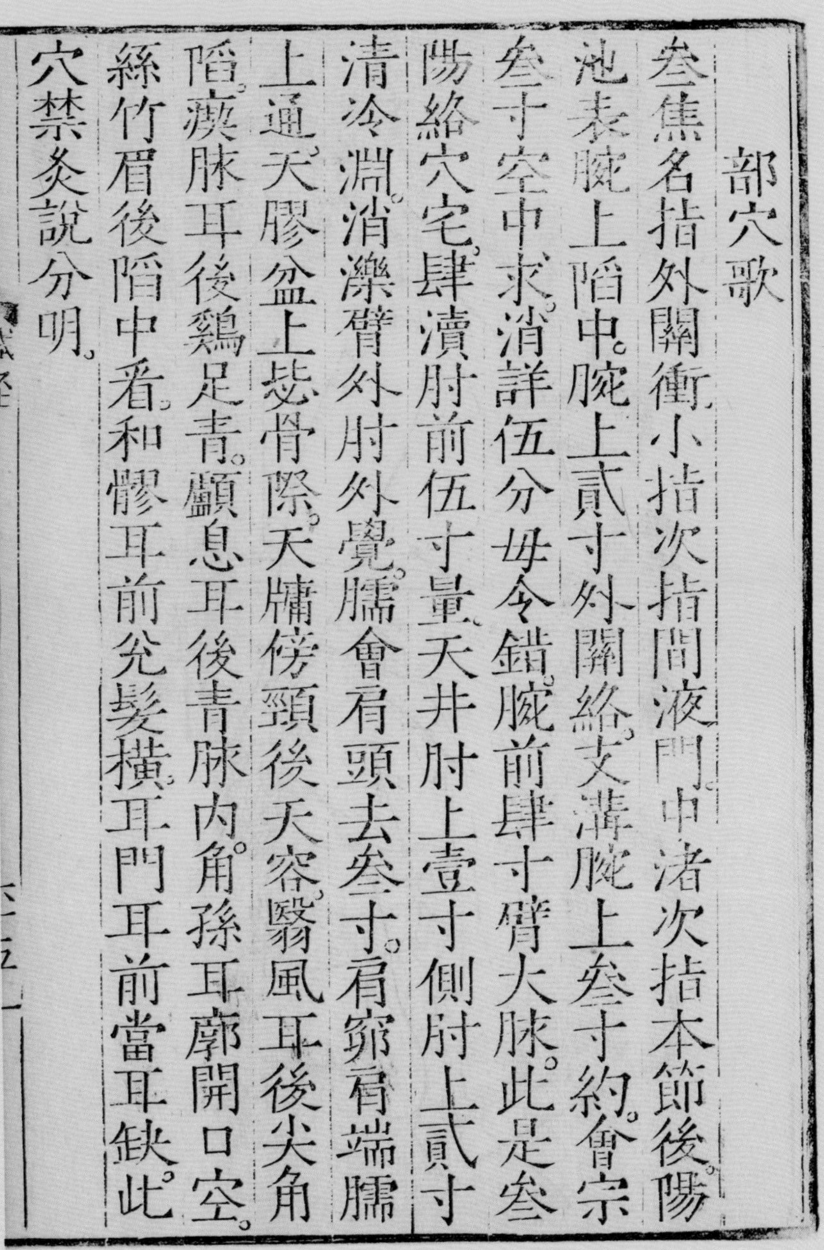

部穴歌

叁焦名指外關衝，小指次指間液門。中渚次指本節後，陽池表腕上陷中。腕上貳寸外關絡，支溝腕上叁寸約。會宗叁寸空中求，消詳伍分毋令錯。腕前肆寸臂大脉，此是叁陽絡穴宅。肆瀆肘前伍寸量，天井肘上壹寸側。肘上貳寸清冷淵，消濼臂外肘外覓。臑會肩頭去叁寸，肩窌肩端臑上通。天髎盆上毖骨際，天牖傍頸後天容。翳風耳後尖角陷，瘈脉耳後鷄足青。顱息耳後青脉內，角孫耳廓開口空。絲竹眉後陷中看，和髎耳前兑髮横。耳門耳前當耳缺，此穴禁灸說分明。

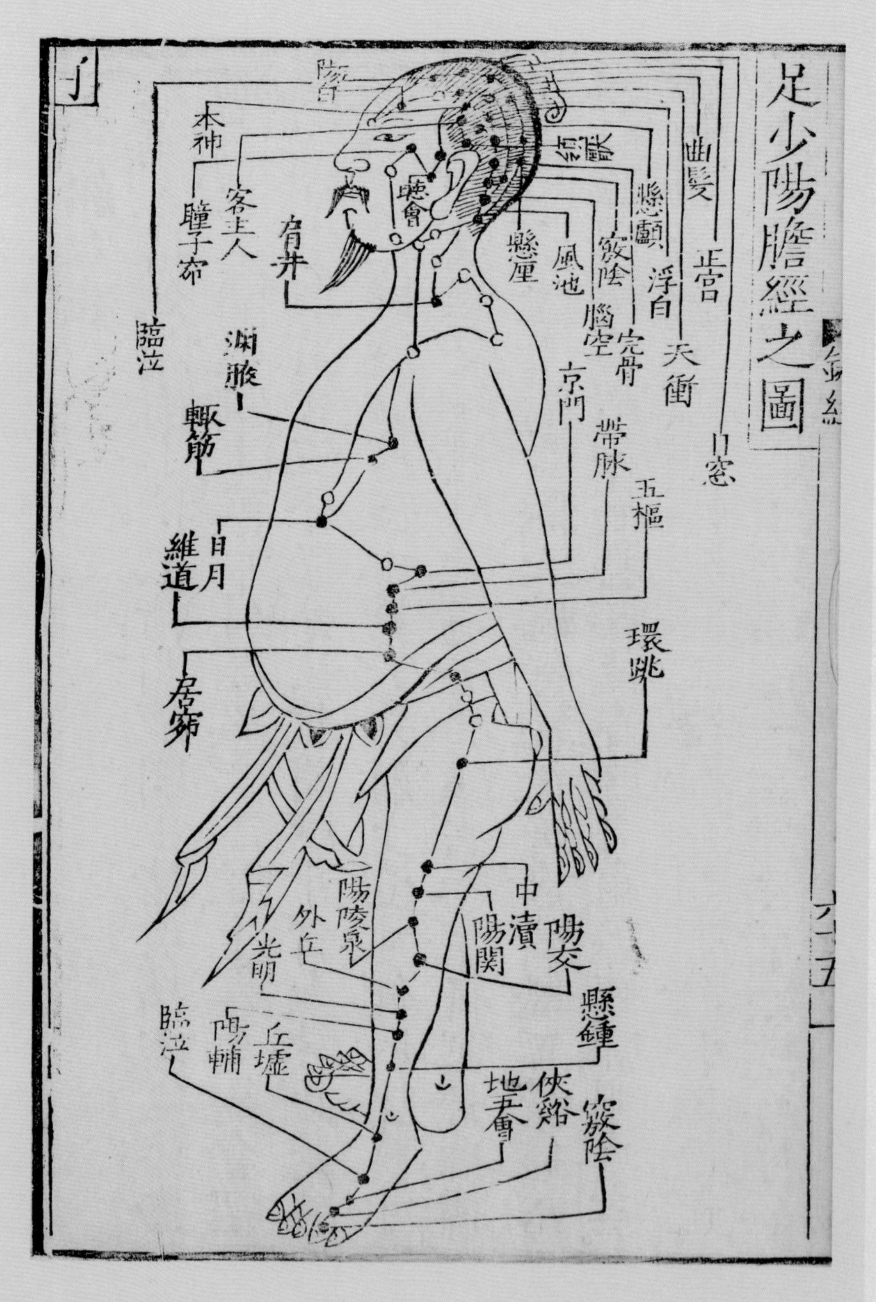
足少陽膽經之圖
陽白
本神
客主人
瞳子窌
肩井
臨泣
聽會
曲鬢
正營
懸顱
浮白
天衝
竅陰
完骨
腦空
風池
懸厘
目窗
京門
帶脉
五樞
淵腋
輒筋
日月
維道
居窌
環跳
中瀆
陽交
陽關
陽陵泉
外丘
光明
懸鍾
陽輔
丘墟
臨泣
俠谿
地五會
竅陰

部穴歌

少陽瞳子髎日外。耳前陷中尋聽會。客主耳前開有空。懸顱正有曲角端。懸釐腦空下廉端。頷厭腦空上廉看。曲鬢偃耳正尖上。率谷耳髮寸半安。本神差傍壹寸半。入髮際中肆分算。陽白眉上壹寸取。記真瞳子睛明貫。臨泣有穴當兩目。直入髮際伍分屬。目窓正營各壹寸。承靈宮後寸伍録。天衝耳上貳寸居。浮白髮際壹寸殊。完骨耳後際肆分。竅陰枕下動有空。腦空正俠玉枕骨。風池後髮際陷中。肩井骨前陷有空。淵液腋下叁寸中。輒筋淵前平寸半。日月期門下伍分。京門監骨下腰看。帶脉季肋寸捌分。伍樞

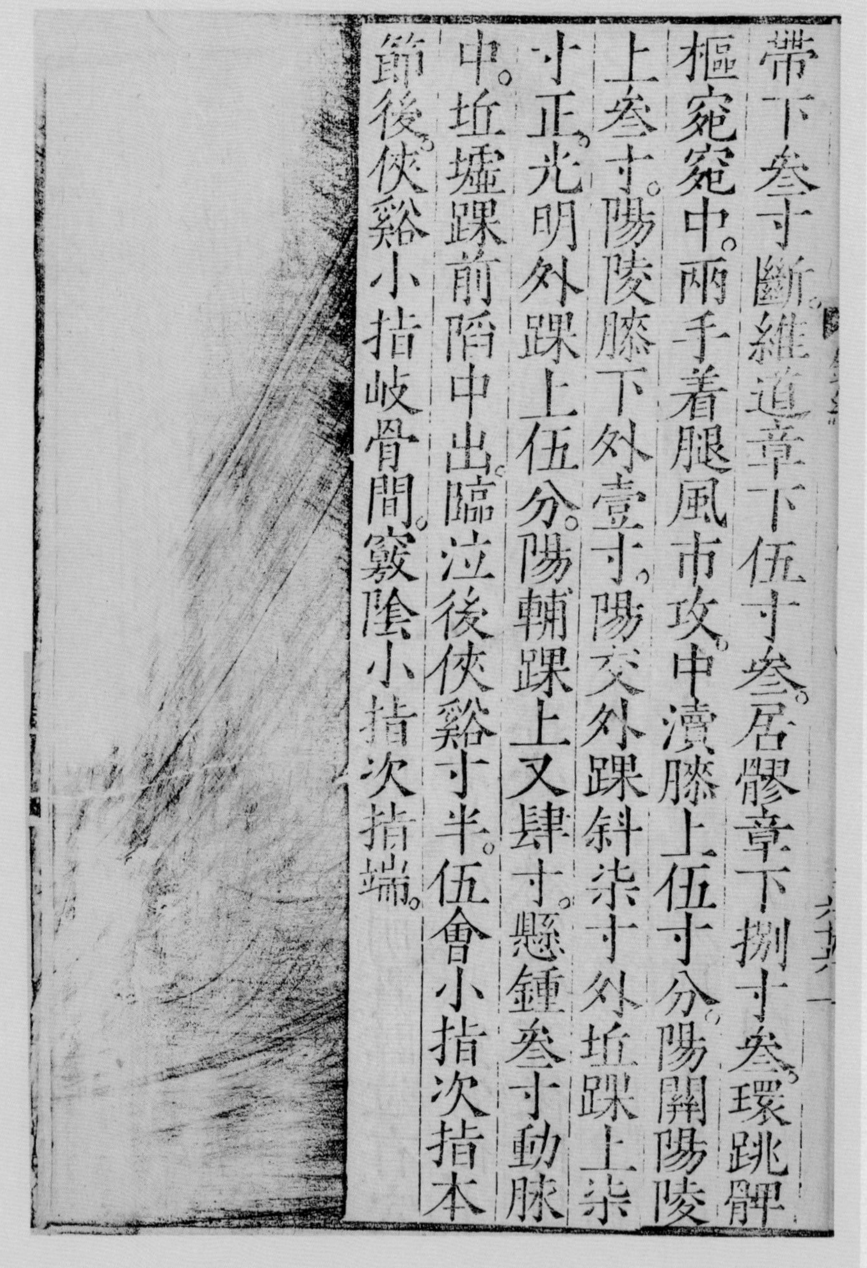

帶下叄寸斷。維道章下伍寸叄。居髎章下捌寸叄。環跳髀樞宛宛中。兩手着腿風市攻。中瀆膝上伍寸分。陽關陽陵上叄寸。陽陵膝下外壹寸。陽交外踝斜柒寸。外坵踝上柒寸正。光明外踝上伍分。陽輔踝上又肆寸。懸鍾叄寸動脉中。坵墟踝前陷中出。臨泣後俠谿寸半。伍會小指次指本節後。俠谿小指岐骨間。竅陰小指次指端。

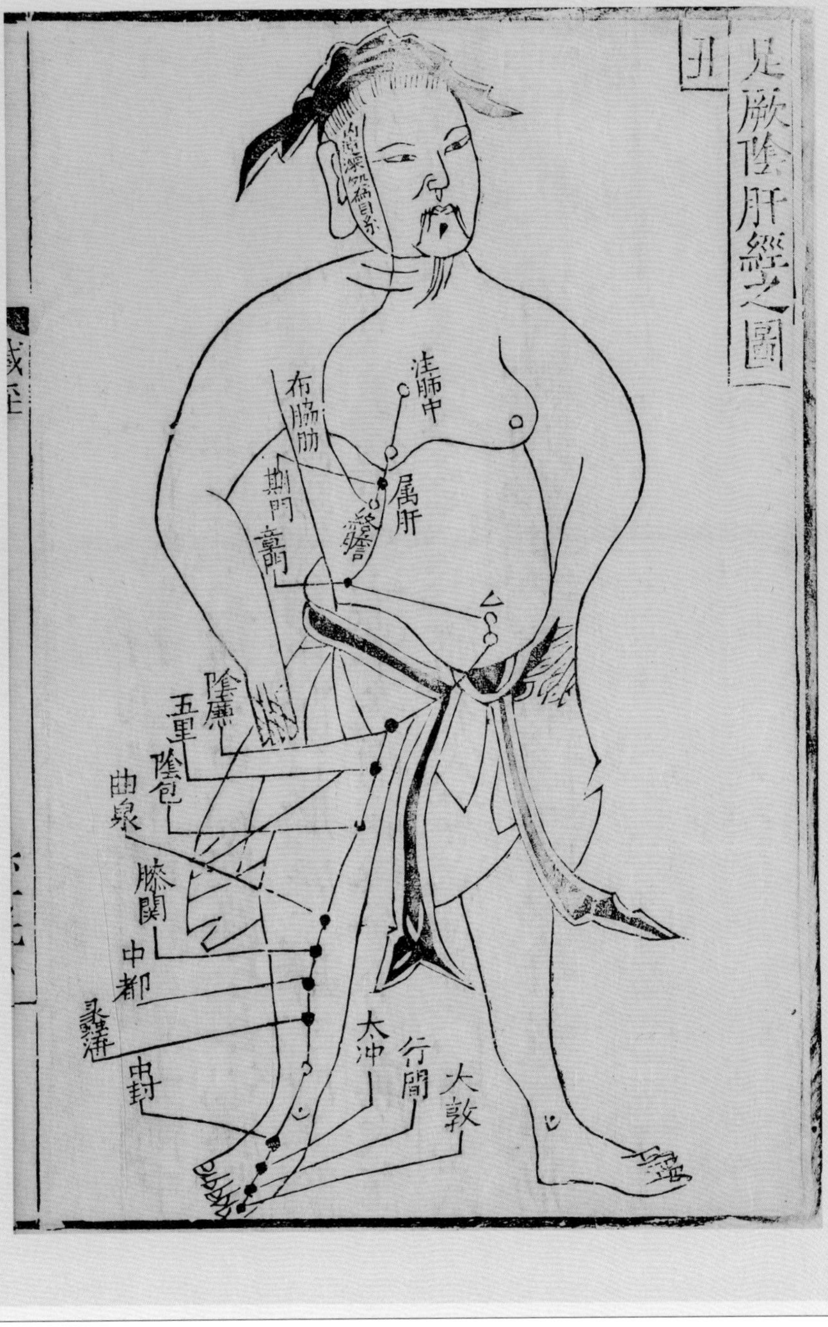

足厥陰肝經之圖

期門
章門
布脇肋
屬肝
注肺中
陰廉
五里
陰包
曲泉
膝關
中都
蠡溝
中封
太冲
行間
大敦

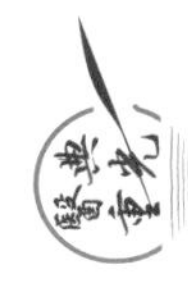

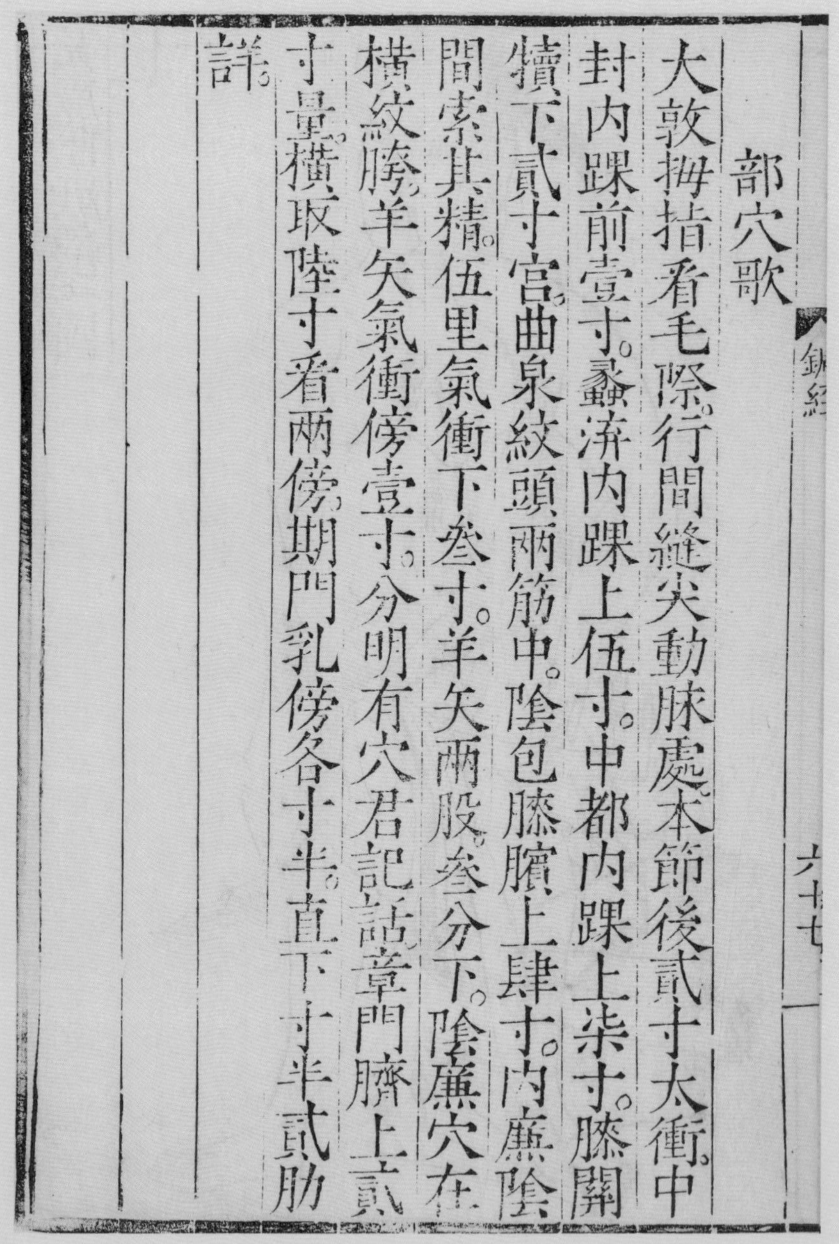

部穴歌

大敦拇指看毛際。行間縫尖動脉處。本節後貳寸太衝。中
封内踝前壹寸。蠡溝内踝上伍寸。中都内踝上柒寸。膝關
犢下貳寸宫。曲泉紋頭兩筋中。陰包膝臏上肆寸。内廉陰
間索其精。伍里氣衝下叁寸。羊矢兩股叁分下。陰廉穴在
横紋胯。羊矢氣衝傍壹寸。分明有穴君記詰。章門臍上貳
寸量。横取陸寸看兩傍。期門乳傍各寸半。直下寸半貳肋
詳。

鍼經　六十七

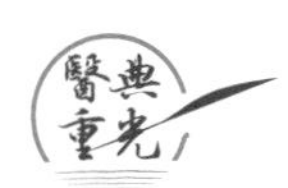

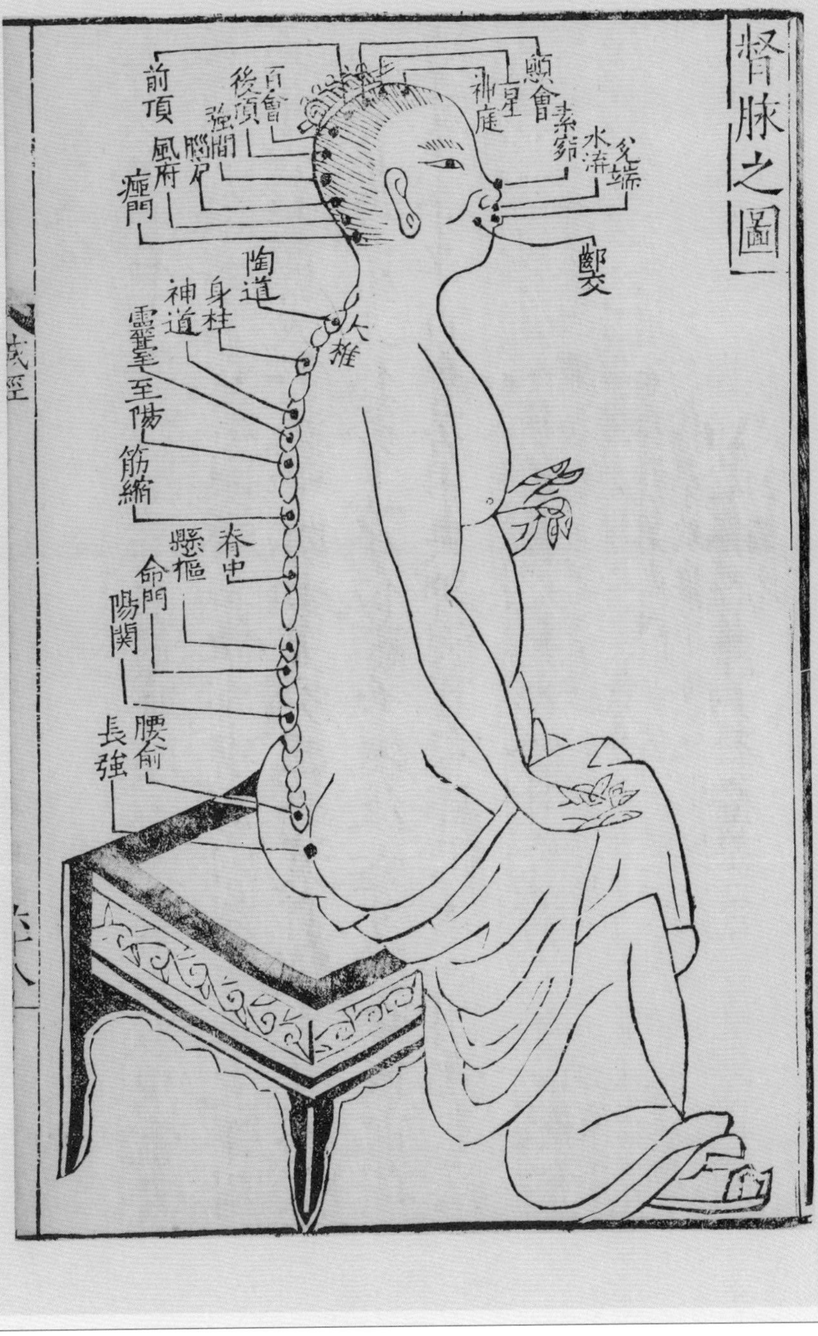

督脈之圖

顖會
上星
神庭
素窌
水溝
兌端
齦交
百會
後頂
強間
腦戶
前項
風府
瘂門
陶道
大椎
身柱
神道
靈臺
至陽
筋縮
脊中
懸樞
命門
陽關
腰俞
長強

部穴歌

齦交唇内齒縫中。兊端正在唇中央。水溝鼻下紋中索。素髎宜向鼻端詳。頭形地高面南下。先以前後髮際量。平眉叁寸定髮際。大杼叁寸亦如是。分爲壹尺有貳寸。髮際伍分神庭當。庭上伍分上星位。顖會星上壹寸強。會後前頂壹寸半。寸半百會居中央。神聰百會肆面取。各開壹寸風頁後項強間腦戶叁。相去各是寸半土。後髮伍分定瘂真主。門門上伍分是風府。上有大椎下尾骶。分爲貳拾有壹椎。每椎壹寸肆分壹。上之柒節如是推。中之柒節依法量。壹寸陸分壹釐強。每椎壹寸貳分陸。下之柒節式真詳。大椎節下陶道知。身柱第叁椎下居。神道第伍無是疑。靈臺第陸至陽柒。筋縮第玖椎下設。脊中接脊拾壹懸樞命門拾叁腰陽關。正在拾陸椎。貳拾壹椎腰俞竅。其下長強跌地取。痔疾鍼之効無比。

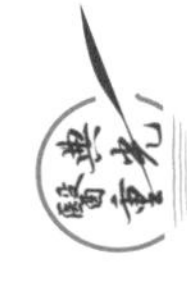

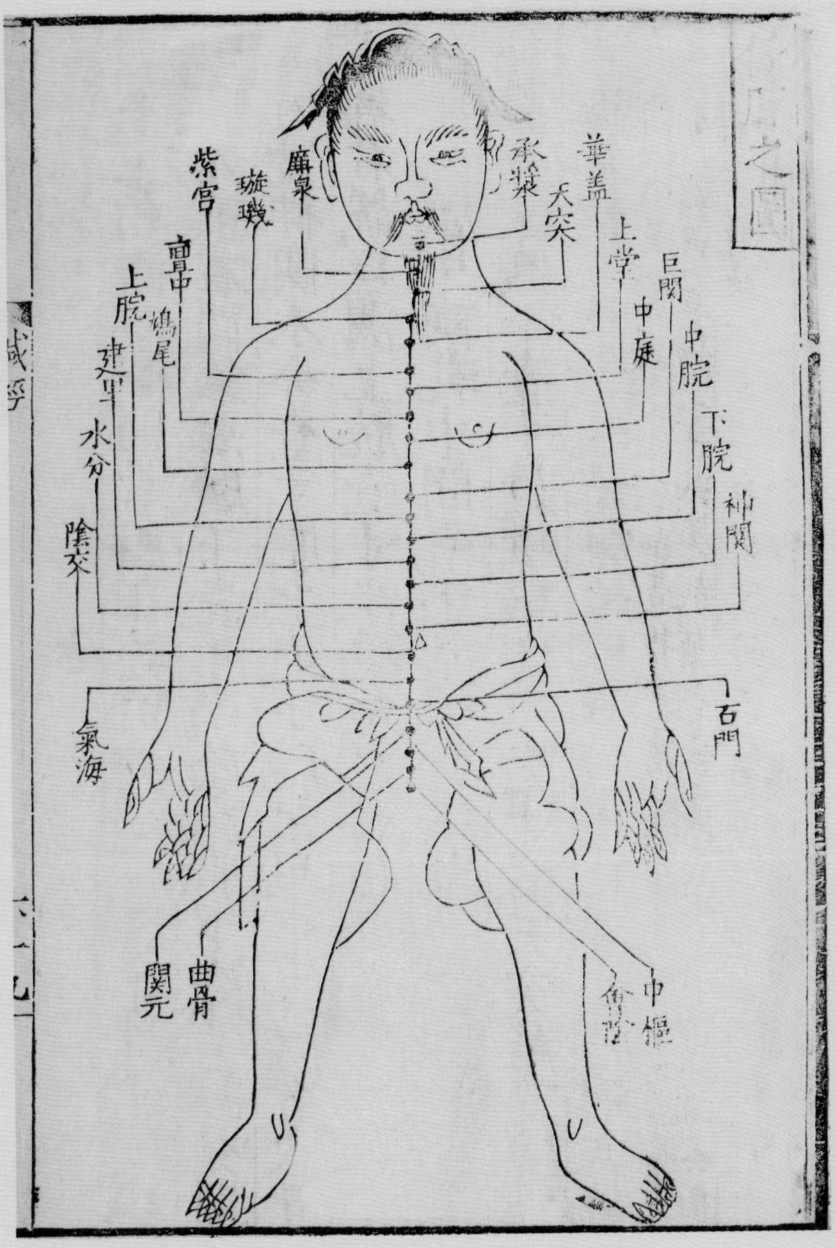

華蓋
承漿
天突
廉泉
璇璣
紫宮
上堂
膻中
巨闕
上脘
鳩尾
中庭
建里
中脘
水分
下脘
陰交
神闕
氣海
石門
曲骨
關元
中極
會陰

部穴歌

會陰正在兩陰間。曲骨臍下毛際安。中極臍下肆寸取。叄寸關元貳石門。氣海臍下壹寸半。陰交臍下壹寸論。分明臍内號神闕。水分壹寸臍上列。下脘建里中上脘。各穴壹寸爲君說。巨闕上脘壹寸半。鳩尾蔽骨伍分按。中庭膻下寸陸分。膻中兩乳中間看。玉堂紫宮至華蓋。相去各寸陸分算。華蓋璣下壹寸量。璇璣突下壹寸當。天突結下宛宛中。廉泉頷下骨尖強。承漿地閣脣稜下。任脉貳拾肆穴詳。

一陽曰鍼之爲道充合靈造物之機體化育生成之妙豈可盡於篇章妄謂盡其奧哉。須恒志求其所無靜悟其所能神而化之存乎其人。

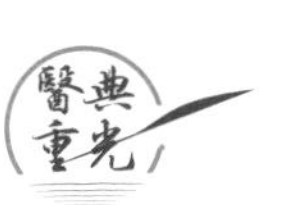

醫學統宗附滑氏診家樞要　海陵一陽子何東述（海陵泰州郡名）

天下之事。統之有宗。會之有元。言簡而盡。事覈而當。斯爲至矣。百家者流。莫大於醫。醫莫先於脉。浮沉之不同。遲數之反類。曰陰曰陽。曰表曰裏。抑亦以對待而爲名象焉。有名象而有統會矣。高陽生之七表八裏九道。蓋鑿鑿也。求脉之明。爲脉之晦。或者曰脉之道大矣。古人之言亦夥矣。猶懼弗及。而欲以此統會該之。不既太簡乎。嗚呼。至微者脉之理。而名象著焉。統會寓焉。觀其會通以知其典禮。君子之能事也。由是而推之。則泝流窮源。因此識彼。諸家之全。亦無遺珠之憾矣。

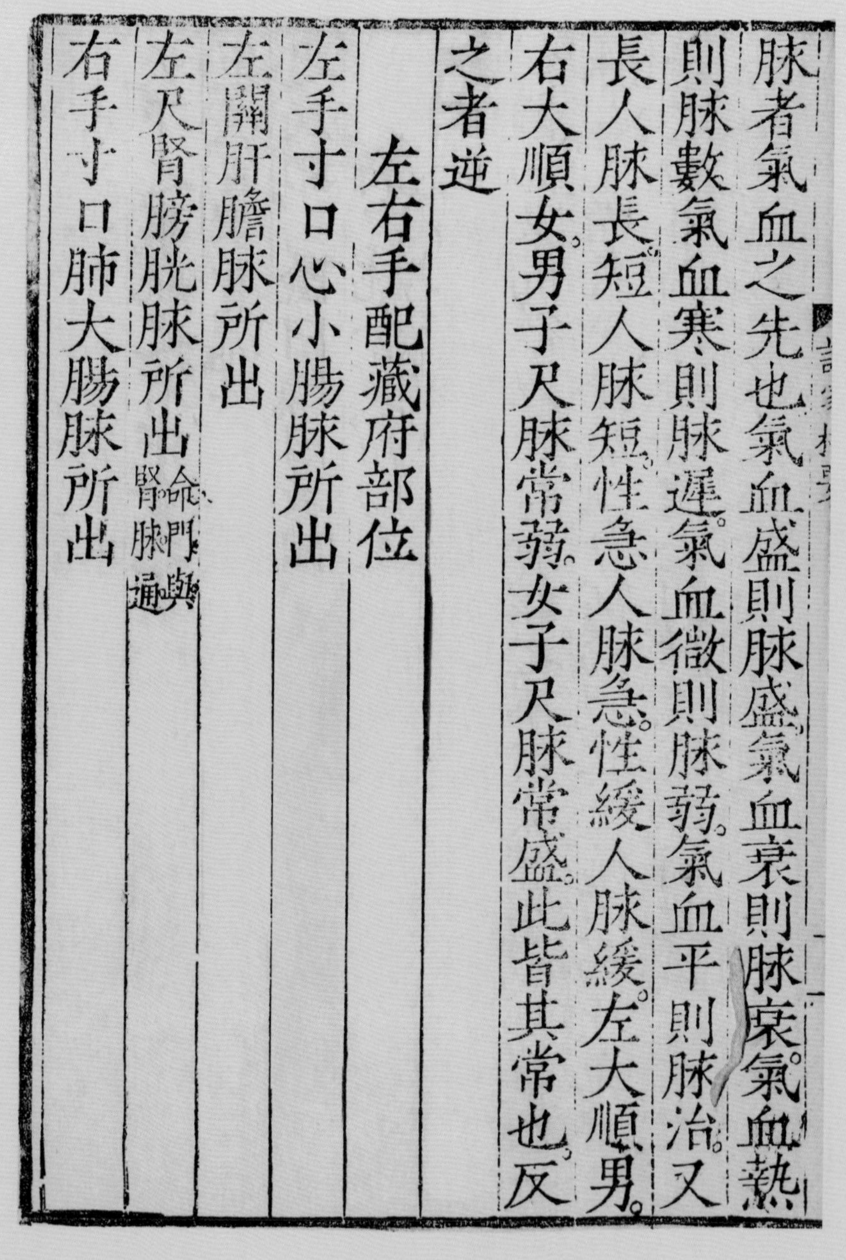

脈者氣血之先也。氣血盛則脈盛。氣血衰則脈衰。氣血熱則脈數。氣血寒則脈遲。氣血微則脈弱。氣血平則脈治。又長人脈長。短人脈短。性急人脈急。性緩人脈緩。左大順男。右大順女。男子尺脈常弱。女子尺脈常盛。此皆其常也。反之者逆

左右手配藏府部位

左手寸口心小腸脈所出

左關肝膽脈所出

左尺腎膀胱脈所出（命門與腎脈通）

右手寸口肺大腸脈所出

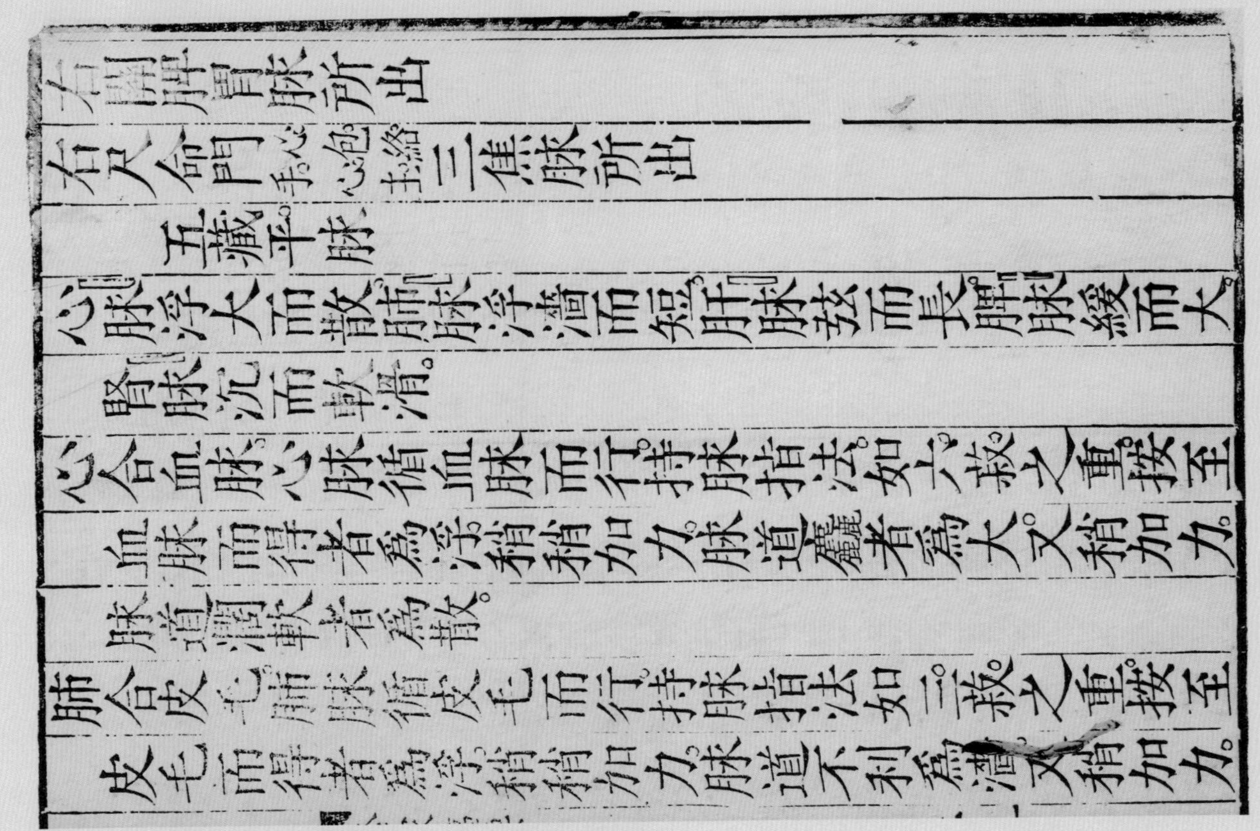
右關脾胃脉所出
右尺命門手心主心包絡三焦脉所出
五藏平脉
心脉浮大而散。肺脉浮濇而短。肝脉弦而長。脾脉緩而大。
腎脉沉而軟滑。
心合血脉。心脉循血脉而行。持脉指法。如六菽之重。按至
血脉而得者為浮。稍稍加力。脉道麤者為大。又稍加力。
脉道濶軟者為散。
肺合皮毛。肺脉循皮毛而行。持脉指法如三菽之重。按至
皮毛而得者為浮。稍稍加力。脉道不利為濇。又稍加力。

不及本位曰短。

肝合筋，肝脉循筋而行，持脉指法，如十二菽之重，按至筋而脉道如筝絃相似為弦，次稍加力，脉道迢迢者為長。

脾合肌肉，脾脉循肌肉而行，持脉指法，如九菽之重，按至肌肉如微風輕颭柳稍之狀為緩，次稍加力，脉道敦實者為大。

腎合骨，腎脉循骨而行，持脉指法，按至骨上而得者為沉，次重而按之，脉道無力為濡，舉止來疾流利者為滑。

凡此五藏平脉，要須察之，久久成熟，一遇病脉，自然可曉。經曰：先識經脉，而後識病脉，此之謂也。

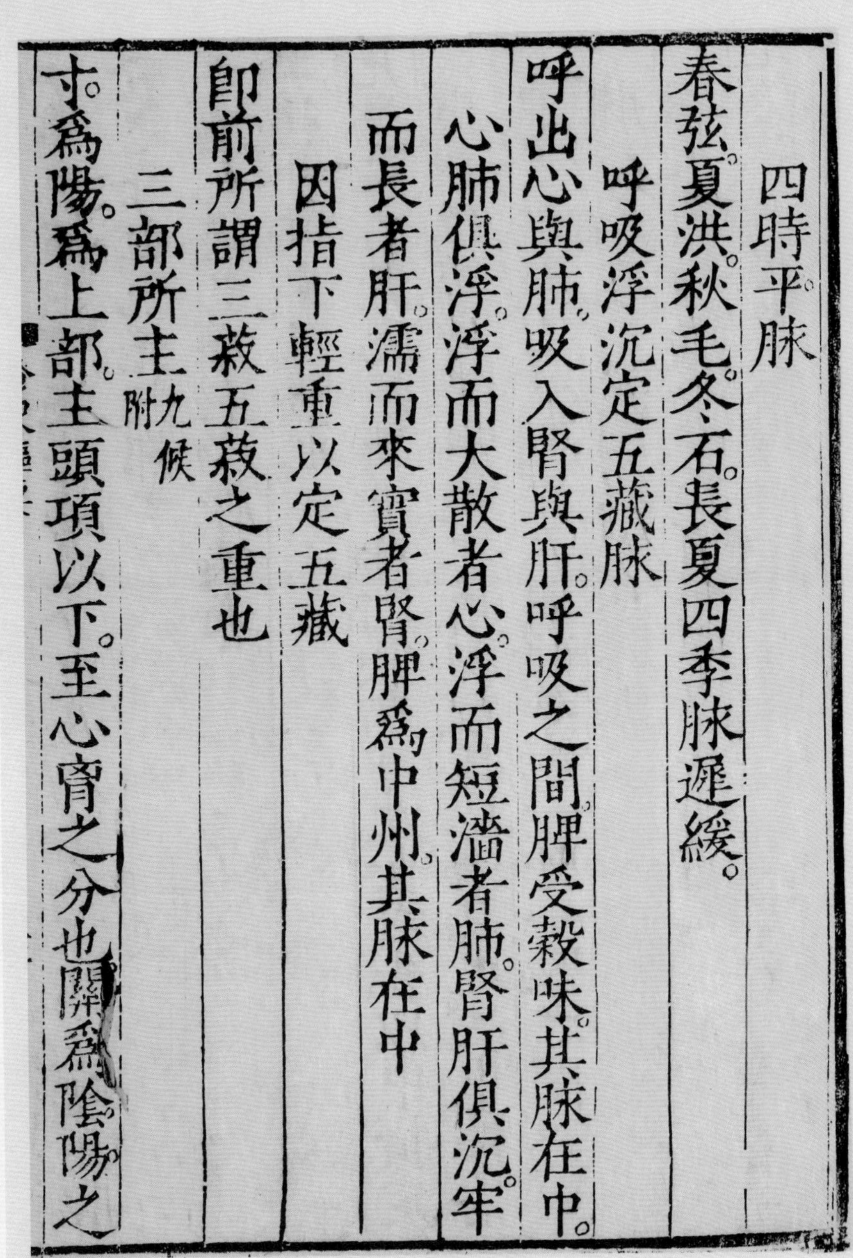

四時平脉

春弦。夏洪。秋毛。冬石。長夏四季脉遲緩。

呼吸浮沉定五藏脉

呼出心與肺。吸入腎與肝。呼吸之間。脾受穀味。其脉在中。心肺俱浮。浮而大散者心。浮而短濇者肺。腎肝俱沉。牢而長者肝。濡而來實者腎。脾爲中州。其脉在中

因指下輕重以定五藏

即前所謂三菽五菽之重也

三部所主附九候

寸。爲陽。爲上部。主頭項以下。至心胷之分也。關爲陰陽之

中爲中部，主臍腹胠脇之分也。尺爲陰，爲下部，主腰足脛股之分也。凡此三部之中，每部各有浮中沉三候，三而三之爲九候也。浮主皮膚，候表及府；中主肌肉，以候胃氣；沉主筋骨，候裏及藏也。

凡診脉之道，先須調平自己氣息，男左女右，先以中指定得關位，却齊下前後二指，初輕按以消息之，次中按消息之，然後自寸關至尺，逐部尋究。一呼一吸之間，要以脉行四至爲率，閏以太息，脉五至爲平脉也。其有太過不及，則爲病脉。看在何部，各以其部斷之。

凡診脉，須要先識時脉、胃脉與府藏平脉，然後及於病脉。

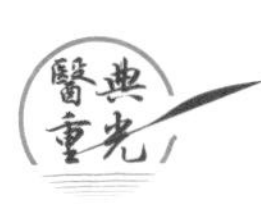

時脉謂春三月六部中俱帶弦。夏三月俱帶洪。秋三月俱帶浮。冬三月俱帶沉。胃脉謂中按得之脉和緩。府藏平脉。已見前章。凡人府藏脉既平。胃脉和。又應時脉。乃無病者也。反此爲病。

診脉之際。人臂長則踈下指。臂短則密下指。三部之内。大小浮沉遲數同等。尺寸陰陽高下相符。男女左右強弱相應。四時之脉不相戾。命曰平人。其或一部之内。獨大獨小。偏遲偏疾。左右強弱之相反。四時男女之相背。皆病脉也。凡病之見在上。曰上病。在下。曰下病。左曰左病右曰右病。左脉不和。爲病在表。爲陽。在四肢。右脉不和。

爲病在裏，爲陰，主腹藏，以次推之。

凡取脈之道，理各不同，脈之形狀，又各非一。凡脈之來，必不單至，必曰浮而弦，浮而數，沉而緊，沉而細之類，將何以別之？大抵提綱之要，不出浮沉遲數滑濇之六脈也。浮沉之脈，輕手重手取之也；遲數之脈，以已之呼吸而取之也；滑濇之脈，則察夫往來之形也。浮爲陽，輕手而得之也，而芤洪散大長濡弦，皆輕手而得之之類也。沉爲陰，重手而得之也，而伏石短細牢實，皆重手而得之之類也。遲者，一息脈二至，而緩結微弱，皆遲之類也。數者，一息脈六至，而疾促，皆數之類也。或曰滑類乎數，濇

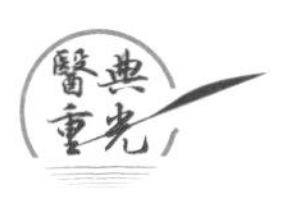

類乎遲何也然脉雖是而理則殊也彼遲數之脉以呼吸察其至數之疎數此滑濇之脉則以往來察其形狀也數爲熱遲爲寒滑爲血多氣少濇爲氣多血少○所謂脉之提綱不出乎六字者蓋以其足以統夫表裏陰陽冷熱虛實風寒燥濕藏府血氣也浮爲陽爲表診爲風爲虛沉爲陰爲裏診爲濕爲實遲爲在藏爲寒爲冷數爲在府爲熱爲燥滑爲血有餘濇爲氣獨滯也人一身之變不越乎此能於是六脉之中以求之則疢疾之在人者莫能逃焉

持脉之要有三曰舉曰按曰尋輕手循之曰舉重手取之

曰按不輕不重委曲求之曰尋初持脉輕手候之脉見皮膚之間者陽也府也亦心肺之應也重手得之脉附於肉下者陰也藏也亦肝腎之應也不輕不重中而取之其脉應於血肉之間者陰陽相適中和之應脾胃之候也若浮中沉之不見則委曲而求之若隱若見則陰陽伏匿之脉也三部皆然

察脉須識上下來去至止六字不明此六字則陰陽虛實不別也上者爲陽來者爲陽至者爲陽下者爲陰去者爲陰止者爲陰也上者自尺部上於寸口陽生於陰也下者自寸口下於尺部陰生於陽也來者自骨肉之於

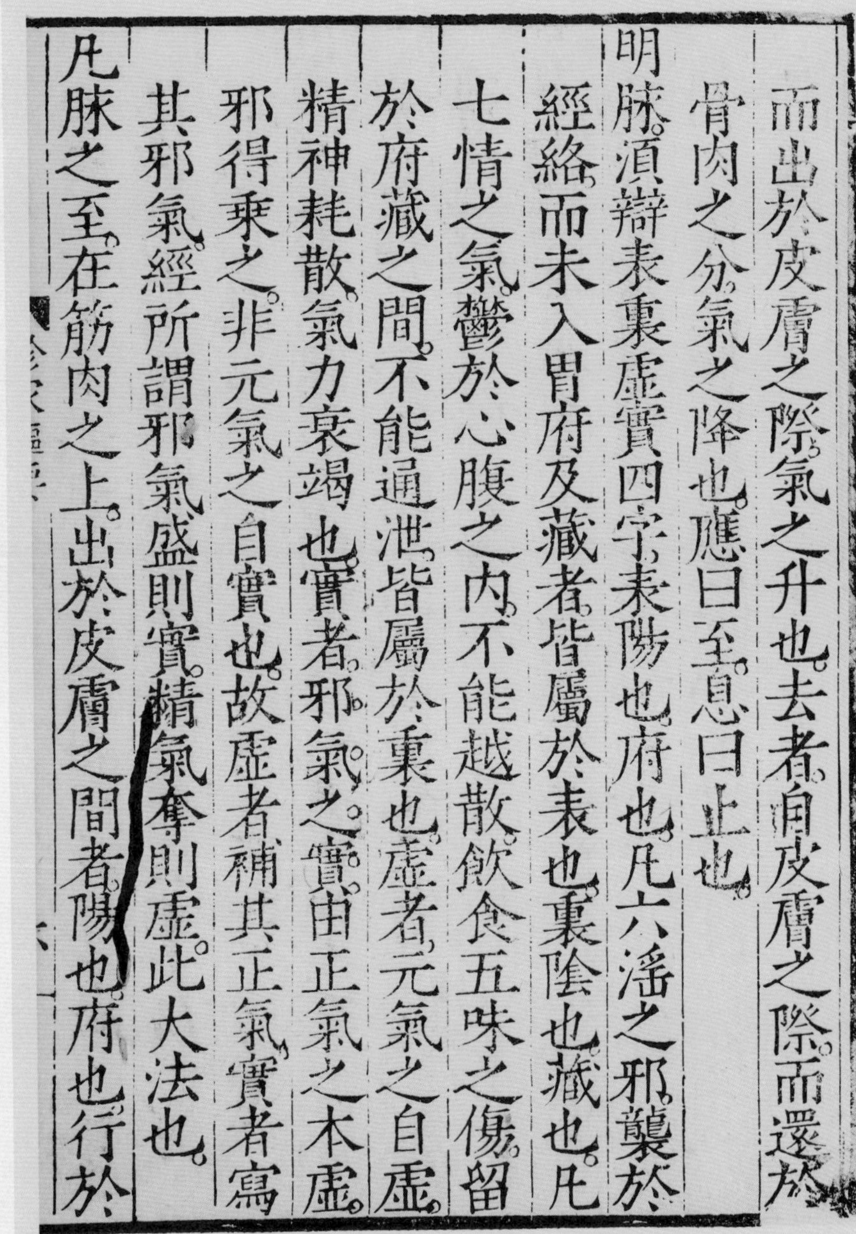

而出於皮膚之際。氣之升也。去者。自皮膚之際。而還於骨肉之分。氣之降也。應曰至。息曰止也。

明脉。須辯表裏虛實四字。表陽也。府也。凡六淫之邪。襲於經絡。而未入胃府及藏者。皆屬於表也。裏陰也。藏也。凡七情之氣。鬱於心腹之內。不能越散。飲食五味之傷。留於府藏之間。不能通泄。皆屬於裏也。虛者。元氣之自虛。精神耗散。氣力衰竭也。實者。邪氣之實。由正氣之本虛。邪得乘之。非元氣之自實也。故虛者補其正氣。實者寫其邪氣。經所謂邪氣盛則實。精氣奪則虛。此大法也。

凡脉之至。在筋肉之上。出於皮膚之間者。陽也。府也。行於肌肉之下者。陰也。藏也。若短小而見於皮膚之間。陰乘陽也。洪大而見於肌肉之下者。陽乘陰也。寸尺皆然。

脈貴有神

東垣云。不病之脈。不求其神而神無不在也。有病之脈。則當求其神之有無。謂如六數七極熱也。脈中（此中字浮中沉之中）有力。（言有胃氣）即有神矣。爲泄其熱。三遲二敗寒也。脈中有力。（說並如上）即有神矣。爲去其寒。若數極遲敗。中不復有力。爲無神也。將何所恃耶。苟不知此。而遽泄之去之。人將何以依而主耶。故經曰。脈者氣血之先。氣血者人之神也。善夫。

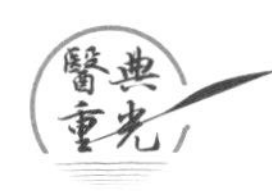

脉陰陽類成

浮不沉也按之不足輕舉有餘滿指浮上曰浮爲風虚動之候爲脹爲風爲痞爲滿不食爲表熱爲喘浮大傷風鼻塞浮滑疾爲宿食浮滑爲飲左寸浮主傷風發熱頭疼目眩及風痰浮而虚遲心氣不足心神不安浮散心氣耗虚煩浮而洪數心經熱關浮腹脹浮而數風熱入肝經浮而促怒氣傷肝心胸逆滿尺浮膀胱風熱小便赤澁浮而芤男子小便血婦人崩帶浮而遲冷疝臍下痛右寸浮肺感風寒咳喘清涕自汗體倦浮而洪肺熱而欬浮而遲肺寒喘嗽關浮脾虚中滿不食浮大而濇

爲宿食。浮而遲，脾胃虛。尺浮，風邪客下焦，大便秘。浮而虛，元氣不足。浮而數，下焦風熱，大便秘。

沉不浮也，輕手不見，重手乃得，爲陰逆陽鬱之候，爲實，爲寒，爲氣，爲水，爲停飲，爲癥瘕，爲脇脹，爲厥逆，爲洞泄。沉細爲少氣。沉遲爲痼冷。沉滑爲宿食。沉伏爲霍亂。沉而數，內熱。沉而遲，內寒。沉而弦，心腹冷痛。左寸沉，心內寒邪爲痛，胸中寒飲，脇疼。關沉伏，寒在經，兩脇刺痛。沉弦癖內痛。尺沉，腎藏感寒，腰背冷痛，小便濁而頻，男爲精冷，女爲血結。沉而細，脛痠陰癢，溺有餘瀝。右寸沉，肺冷，寒痰停蓄，虛喘少氣。沉而緊滑，咳嗽。沉細而滑，骨蒸寒

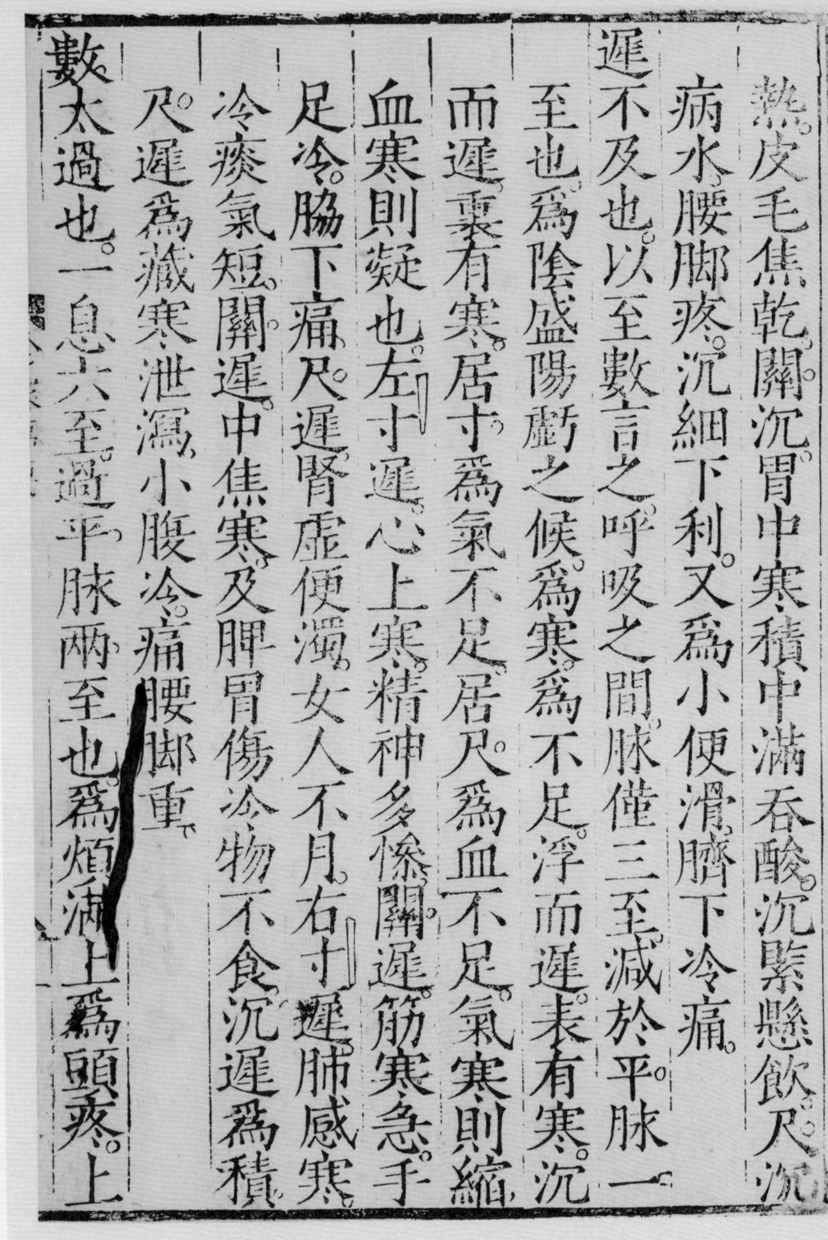

熱皮毛焦乾關沉胃中寒積中滿吞酸沉緊懸飲尺沉
病水腰脚疼沉細下利又爲小便滑臍下冷痛
遲不及也以至數言之呼吸之間脉僅三至減於平脉一
至也爲陰盛陽虧之候爲寒爲不足浮而遲表有寒沉
而遲裏有寒居寸爲氣不足居尺爲血不足氣寒則縮
血寒則凝也左寸遲心上寒精神多慘關遲筋寒急手
足冷脇下痛尺遲腎虛便濁女人不月右寸遲肺感寒
冷痰氣短關遲中焦寒及脾胃傷冷物不食沉遲爲積
尺遲爲藏寒泄瀉小腹冷痛腰脚重
數太過也一息六至過平脉兩至也爲煩滿上爲頭疼上

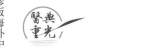

熱中。爲脾熱。口臭胃煩。嘔逆。左。爲肝熱。目赤。右下。爲小便黃赤。大便秘澁。浮數。表有熱。沉數。裏有熱也。

虛不實也。散大而軟。舉按豁然不能自固。氣血俱虛之診也。爲暑。爲虛煩多汗。爲恍惚多驚。爲小兒驚風。

實不虛也。按舉不絕。迢迢而長。動而有力。不疾不遲。爲三焦氣滿之候。爲嘔。爲痛。爲氣。塞爲氣聚。爲食積。爲利。爲伏陽在內。左寸實。心中積熱。口舌瘡。咽疼痛。實大。頭面熱風煩燥。體疼面赤。關實。腹脇痛滿。實而浮大。肝盛。月暗赤痛。尺實。小腹痛。小便澁。實而滑。淋瀝莖痛。溺赤。實大膀胱熱。溺難。實而緊。腰痛。右寸實。胸中熱。痰嗽煩滿

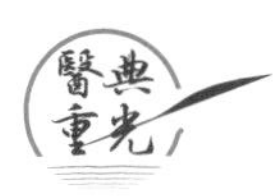

實，而浮肺熱，咽燥痛。喘咳，氣壅，關實伏陽蒸內，脾虛食少，胃氣滯，實而浮脾熱，消中善饑，口乾勞倦。尺實臍下痛，便難，或時下痢

洪大而實也，舉按有餘，來至大而去且長，騰上滿指，爲榮絡大熱，血氣燔灼之候，爲表裏皆熱，爲煩，爲咽乾，爲大小便不通，左寸洪，心經積熱，眼赤，口瘡頭痛，內煩，關洪肝熱。及身痛，四肢浮熱。尺洪，膀胱熱，小便赤澀，右寸洪肺熱，毛焦，唾粘咽乾，洪而緊，喘急，關洪胃熱，反胃嘔吐。口乾，洪而緊爲脹。尺洪，腹滿，大便難，或下血。

微不顯也，依稀輕細，若有若無，爲氣血俱虛之候，爲虛弱。

爲泄。爲虛汗。爲崩漏敗血不止。爲少氣。浮而微者。陽不足。必身惡寒。沉而微者陰不足。主藏寒下利。左寸微。心虛憂惕。榮血不足。頭痛胸痞。虛勞盜汗。關微胸滿氣乏四肢惡寒拘急。尺微敗血不止。男爲傷精尿血。女爲血崩滯。右寸微上焦寒痞。冷痰不化。中寒少氣。關微胃寒氣脹。食不化。脾虛噫氣。心腹冷痛。尺微藏寒泄瀉。臍下冷痛。

弦按之不移。舉之應手。端直如弓弦。爲血氣收斂。爲陽中伏陰。或經絡間爲寒所滯。爲痛。爲瘧。爲拘急。爲寒熱。爲血虛。爲盜汗。爲寒凝氣結。爲冷痺。爲疝。爲飲。爲勞倦。弦

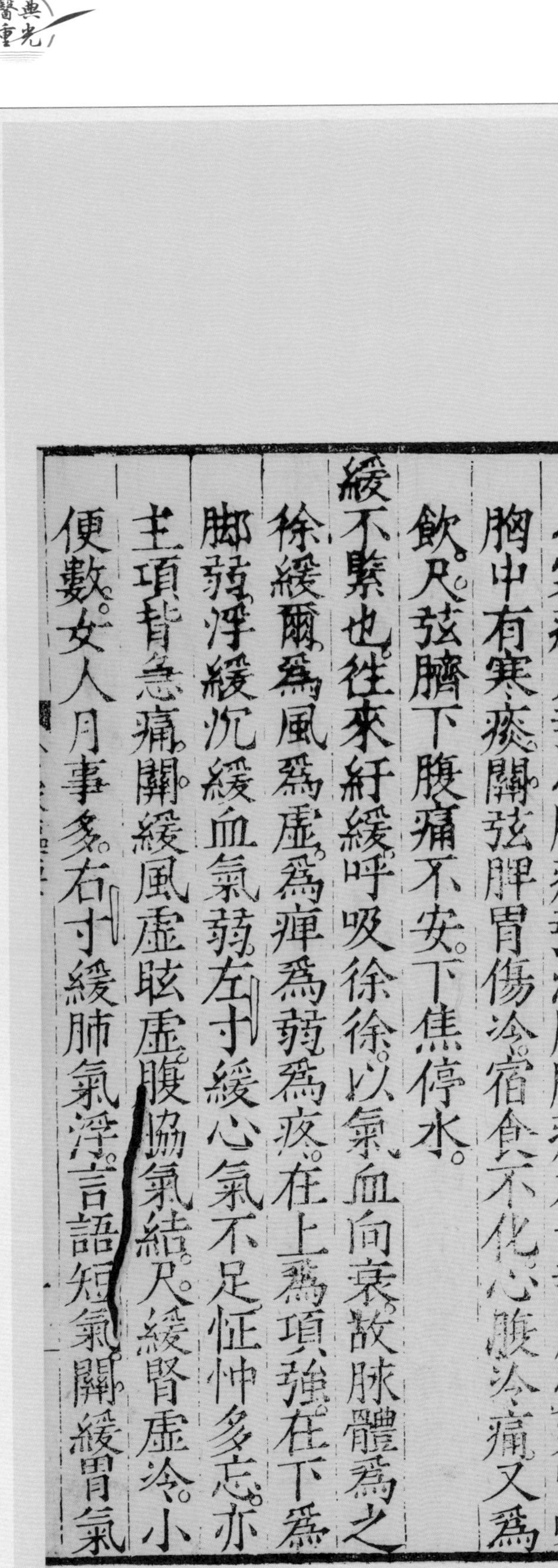

數爲勞瘧。雙弦脇急痛。弦長爲積。左寸弦頭疼心惕。
傷盜汗乏力。關弦脇肋痛。痃癖。弦緊爲疝瘕。爲瘀血。弦
小寒癖。尺弦小腹痛。弦滑腰脚痛。右寸弦肺受寒咳嗽
胸中有寒痰。關弦脾胃傷冷。宿食不化。心腹冷痛。又爲
飲。尺弦臍下腹痛不安。下焦停水。
緩不緊也。往來紆緩。呼吸徐徐。以氣血向衰。故脉體爲之
徐緩爾。爲風。爲虛。爲痺。爲弱。爲疼。在上爲項强。在下爲
脚弱。浮緩沉緩血氣弱。左寸緩心氣不足。怔忡多忘。亦
主項背急痛。關緩風虛眩虛腹脇氣結。尺緩腎虛冷。小
便數。女人月事多。右寸緩肺氣浮。言語短氣。關緩胃氣

虚弱浮緩脾氣虚弱不沉不浮從容和緩乃脾家本脉也尺緩下寒脚弱風氣秘滞浮緩腸風泄瀉沉緩小腹感冷

滑不澁也往來流利如盤走珠不進不退爲血實氣壅之候蓋氣不勝於血也爲嘔吐爲痰逆爲宿食爲輕閉滑而不斷絶經不閉有斷絶者經閉上爲吐逆下爲氣結滑數爲結熱左寸滑心熱滑而實大心驚舌强關滑肝熱頭目爲患尺滑小便淋澁尿赤莖中痛右寸滑痰飲嘔逆滑而實肺熱毛髮焦膈壅咽乾痰暈目昏涕唾粘關滑脾熱口臭及宿食不化吐逆滑實胃熱尺滑因相火炎而引飲多臍

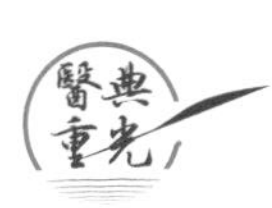

冷腹鳴。或時下利。婦人主血實氣虛。月事不通者和濇。

爲孕。

濇不滑也。虛細而遲。往來極難。三五不調。如雨霑沙。如輕刀刮竹然。爲氣多血少之候。爲少血。爲無汗。爲血痺痛。爲傷精。女人有孕爲胎痛。無孕爲敗血痛。左寸濇。心神虛耗不安。及冷氣心痛。關濇。肝虛血散。肋脹脇滿身痛。尺濇。男子傷精及疝。女人月事虛敗。若有病主胎漏不安。右寸濇。脾弱不食。胃冷而嘔。尺濇。大便澀。津液不足。小腹寒。足脛冷。經云滑者傷熱濇者中霧露

長不短也。指下有餘。而過於本位。氣血皆有餘也。爲陽毒

內蘊。三焦煩鬱。爲壯熱。

短不長也。兩頭無。中間有不及本位。氣不足以前導其血也。爲陰中伏陽。爲三焦氣壅。爲宿食不消。

大不小也。浮取之若浮而洪。沉取之大而無力。爲血虛氣不能相入也。經曰。大爲病進。

小不大也。浮沉取之悉皆損小。在陽爲陽不足。在陰爲陰不足。前大後小則頭疼目眩。前小後大則胸滿氣短。

緊有力而不緩也。其來勁急。按之長。舉之若牽繩轉索之狀。爲邪風激搏。伏於榮衛之間。爲痛爲寒。浮緊爲傷寒身疼。沉緊爲腹中有寒。爲風癇。左寸緊。頭熱目痛。舌強。

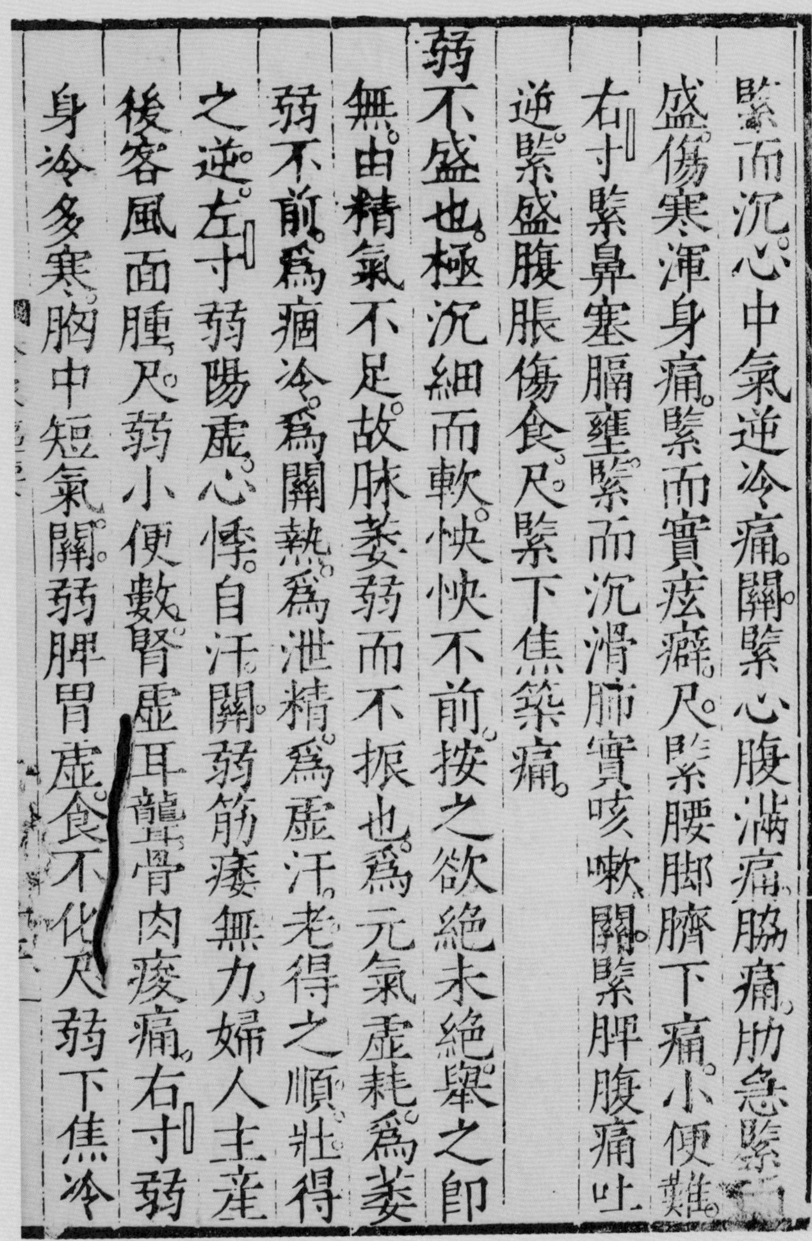

緊而沉。心中氣逆冷痛。關緊心腹滿痛。脇痛。肋急。緊
盛傷寒渾身痛。緊而實弦癖。尺緊腰脚臍下痛。小便難。
右寸緊鼻塞腦壅。緊而沉滑肺實咳嗽。關緊脾腹痛吐
逆。緊盛腹脹傷食。尺緊下焦築痛。

弱不盛也。極沉細而軟。怏怏不前。按之欲絶未絶。舉之即
無。由精氣不足。故脉萎弱而不振也。爲元氣虛耗。爲萎
弱不前。爲痼冷。爲關熱。爲泄精。爲虛汗。老得之順。壯得
之逆。左寸弱陽虛。心悸。自汗。關弱筋痿無力。婦人主產
後客風面腫。尺弱小便數。腎虛耳聾。骨肉痠痛。右寸弱
身冷多寒。胸中短氣。關弱脾胃虛。食不化。尺弱下焦冷

痛。大便滑。

動其狀如大荳。厥厥搖動。尋之有。舉之無。不往不來。不離其處。多於關部見之。動為痛。為驚。為虛勞體痛。為崩脫。為泄利。陽動則汗出。陰動則發熱。

伏不見也。輕手取之。絕不可見。重取之。附著于骨。為陰陽潛伏。關鬲閉塞之候。為積聚。為瘕疝。為食不消。為霍亂為水氣。為榮衛氣閉而厥逆。關前得之為陽伏。關後得之為陰伏。左寸伏。心氣不足。神不守常。沉憂抑鬱。關伏血冷腰脚痛。及脇下有寒氣。尺伏腎寒精虛。疝瘕寒痛右寸伏。胸中氣滯。寒痰冷精。關伏中脘積塊作痛。及脾

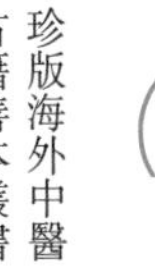

胃停滞，尺伏，臍下冷痛，下焦虛寒，腹中痼冷。

促，陽脉之極也。脉來數，時一止，復來者曰促。陽獨盛而陰不能相和也。或怒逆上，亦令脉促，爲氣，爲狂，爲悶，爲瘀血發怔。又爲氣，爲血，爲飲，爲食，爲痰。蓋先以氣熱脉數，而五者或一有留滞乎其間，則因之而爲促，非惡脉也。雖然，加即死，退則生，亦可畏哉。

結，陰脉之極也。脉來緩，時一止，復來者曰結。陰獨盛而陽不能相入也。爲癥結，爲七情所鬱。浮結爲寒邪滞經，沉結爲積氣在内。又爲氣，爲血，爲飲，爲食，爲痰。蓋先以氣寒脉緩，而五者或有一留滞於其間，則陰而爲結。故張長沙謂結促皆病脉。

芤。浮大而軟。尋之中空。傍實。傍有中無。診在浮舉重按之間。爲失血之候。大抵氣有餘。血不足。血不能統氣。故虛而大。若芤之狀也。左寸芤。主心血妄行。爲吐。爲衂。關芤主脇間血氣痛。或腹中疼痛。亦爲吐血目暗。尺芤小便血。女人月事爲痛。右寸芤胸中積血。爲衂。爲嘔。關芤腸癰瘀血。及嘔血不食。尺芤大便血。又云前大後細脱血也。非芤而何。

革與牢脉互換沉伏實大。如鼓皮。曰革。氣血虛寒。革易常度也。婦人則半產漏下。男子則亡血失精。又爲中風寒濕之

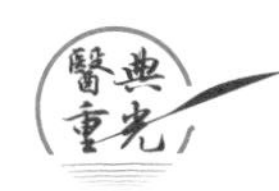

診也。

濡無力也。虚軟無力，應手散細，如綿絮之浮水中，輕手乍來，重手却去。爲血氣俱不足之候，爲少血，爲無血，爲疲損，爲自汗，爲下冷，爲痺。左寸濡，心虚易驚，盜汗短氣；關濡，榮衛不和，精神離散，體虚少力；尺濡，男爲傷精，女爲脱血，小便數，自汗多痁。右寸濡，關熱憎寒，氣乏體虚；關濡，脾次不化飲食；尺濡，下元冷憊，腸虚泄瀉。

牢堅牢也。沉而有力，動而不移，爲裏實表虚，胸中氣促，爲勞傷。大抵其脉近乎無胃氣者，故諸家皆以爲危殆之脉云。亦主骨間疼痛，氣居於表。

疾盛也。快於數而疾。呼吸之間。脉七至。熱極之脉也。在陽猶可。在陰爲逆。

細爲耿也。指下尋之。往來如線。蓋血冷。氣虛不足以充。故也。爲元氣不足。乏力無精。内外俱冷。痿弱洞泄。爲憂勞過度。爲傷濕。爲積。爲痛在内及在下。

代更代也。動而中止。不能自還。因而復動。由是復止。尋之良久。乃復强起。爲代。主形容羸瘦。口不能言。若不因病而人羸瘦。其脉代止。是一藏無氣。他藏代止。真危亡之兆也。若因病而氣血驟損。以致元氣不續。或風家痛家。脉見止代。只爲病脉。故傷寒家亦有心悸而脉代者。腹

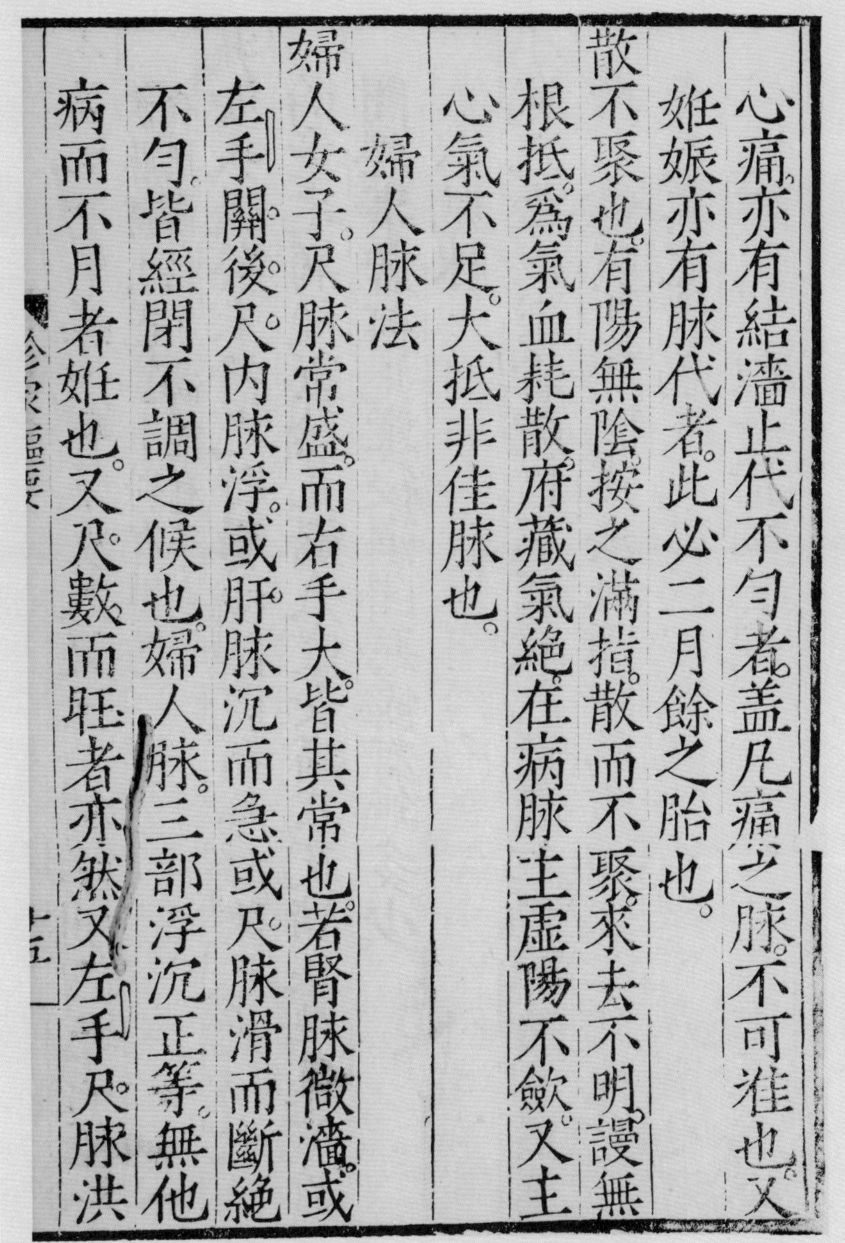

心痛亦有結濇止代不勻者。蓋凡痛之脉。不可準也。又姙娠亦有脉代者。此必二月餘之胎也。

散不聚也。有陽無陰。按之滿指。散而不聚。來去不明。謾無根柢。爲氣血耗散。府藏氣絶。在病脉主虛陽不斂。又主心氣不足。大抵非佳脉也。

婦人脉法

婦人女子。尺脉常盛。而右手大。皆其常也。若腎脉微濇。或左手關後尺内脉浮。或肝脉沉而急。或尺脉滑而斷絶不勻。皆經閉不調之候也。婦人脉。三部浮沉正等。無他病而不月者姙也。又尺數而旺者亦然。又左手尺脉洪

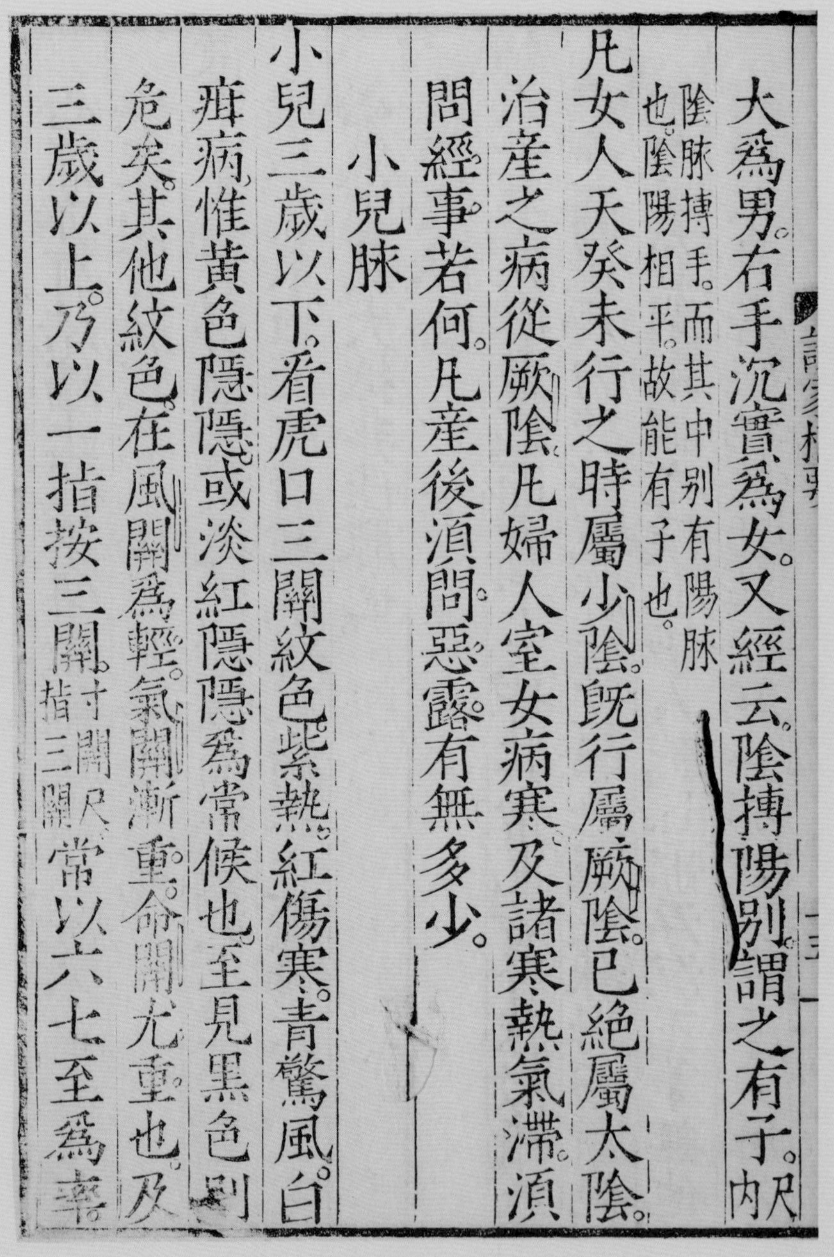

大爲男，右手沉實爲女。又經云：陰搏陽別，謂之有子。尺內陰脉搏手，而其中别有陽脉也。陰陽相平，故能有子也。

凡女人天癸未行之時屬少陰，既行屬厥陰，已絶屬太陰。治產之病從厥陰。凡婦人室女病寒及諸寒熱氣滯，須問經事若何。凡產後須問惡露有無多少。

小兒脉

小兒三歲以下，看虎口三關紋色。紫熱，紅傷寒，青驚風，白疳病，惟黃色隱隱或淡紅隱隱爲常候也。至見黑色則危矣。其他紋色在風關爲輕，氣關漸重，命關尤重也。及三歲以上，乃以一指按三關寸關尺指三關，常以六七至爲率。

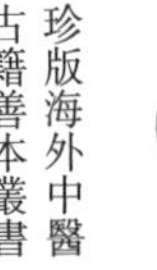

添則爲熱。減則爲寒。若脉浮數爲乳癎風熱。或五藏壅虛濡爲驚風。緊實爲風癎。緊弦爲腹痛。弦急爲氣不和。牢實爲便秘。沉細爲冷。大小不勻崇脉。或小或緩或沉或細皆爲宿食不消。脉亂身熱。汗出不食。食即吐。爲變蒸也。浮爲風。伏結爲物聚。單細爲疳勞。小兒但見憎寒壯熱。即須問曾發班疹否。此大法也。

診家宗法

浮沉以舉按輕重言。浮甚爲散。沉甚爲伏。遲數以息至多少言。數甚爲疾。數止爲促。

虛實洪微以風盈言。虛以統芤濡。實以該牢革。微以括弱。

弦緊滑濇以體性言。弦甚爲緊。緩止爲結。結甚爲代。滑以統動。

長短以部位之過不及言　大小以形狀言

諸脉亦統之有宗歟。盖以相爲對待者以見曰陰曰陽。爲表爲裏。不必斷斷然七表八裏九道。如昔人云云也。觀素問仲景書中論脉處尤可見取象之義。今之爲脉者。能以是觀之。思過半矣。於乎。脉之道大矣。而欲以是該之。不幾於舉一而廢百歟。殊不知至微者理也。至著者象也。體用一源。顯微無間。得其理則象可得而推矣。是脉也。求之於陰陽對待統系之間。則啓源而達流。因此而識彼。無遺策矣。

醫學統宗附滑氏診家樞要畢

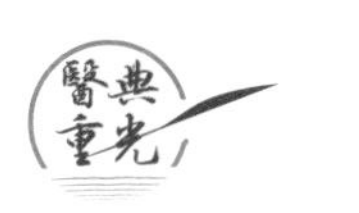

醫學統宗附醫書大畧統體

海陵一陽子何柬撰

黃帝內經

按內經軒岐書。原本十八卷。素問卽經之九卷。兼靈樞九卷迺其數。軒岐至唐寶應間。約三千四百五十八年。世本傳蠹。文義舛訛。唐太僕王冰。夙志衞生。校旨責寄。乃彙集明經方彥。據隋全元起訓解。冰謂得先師張公所藏秘本。叅詳歷十二年。臻要成帙。冰序經。文簡意傳。理與趣深。迨宋嘉祐。遡至唐二百九十五年。四民眛珍傳習。代復湮設。時廷命林億等重校。億謂搜訪中外。裒集句歳斯經不幸隘於儒云仁術。不能並六經尊尚。賢者皆畧而不及知。醫者自畫於不能知。多士遂罕窮研古聖代天福民之典。世弊蔑如。自宋迄今。五百餘載。精入道者。能咸融體用。偏執方者。悉故托幽深。罔知歷哲神聖功巧。不出經範。誠資生益壽之本宗也。凡攻斯道明經。必先預知統體。徵用考自上古天真論。通至真大要論共七十四篇。言天地。陰陽變化。死生。象候。表兆。煥煥郁郁。粹緻精醇。七十五至八十一七篇。以至真至要之玄。爲云術云醫之典。啓對繁萃。論次混淆。想斷簡殘篇。宋人補綴也。愼思明辯。涇渭自分。其靈樞八十一篇。

義備理微。廣敷傳集、越人演其二三。合旨符經、並行不悖。劉舒温論與三十條、成於元符巳卯、亦可釋隱通玄。遺篇文雖近幻、窮理亦不相妨。若傷寒汗瘥、讖證歸鈐等例、誕鑿難據、肆伏秋殺之機、忍賊春仁之造、若妄由之誠萬世仲景之罪人也。道鍾神秘、壽夭攸懸、宋史崧謂醫不讀内經、殺人毒於挺刃。人子不讀、亦爲不孝。恒志懇求者、毋甄世弊、畏難苟安、管見執方、小成自畫、務必棲心刻意、索隱探玄、質友詢師、會經尋註、全真導氣、利益無窮、釋縛脫艱、陰功不淺。夫壽親榮親、明道行道、跡殊理一、何必拘拘謂登庸樞要而後爲學哉。一陽子

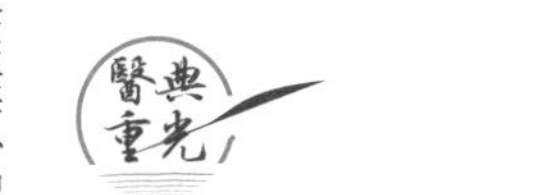

稽首。叩首。願名公高士咸責世人體焉。洋溢中外。普運

春仁。敢爲千載是仰。

一陽曰軒岐經之濟生。即孔孟道之植世。切務於人之

水火粟帛也。告戒叮嚀。祈世珍尚。餘書自難脉以下。從

約畧節剖白統體。不類此經鎖贅

黃帝素問白文

嘉靖中維揚鹽院朱兩厓翁梓行内經召二醫校正謄

録訛字不知所召者於經自來未識妄禀刪去小註白

文易讀誤今板存兩淮運司刷訂文人引贊耿啓玄子

序云精勤博訪并有其人歷十二年方臻理要今白文

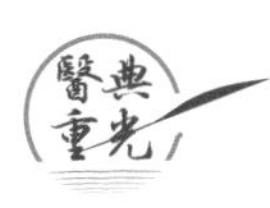

傳習。是令瞽人冥行。上古文字句讀。皆不能辯。近負術
臺之仁。遠虛王氏之志。稟刪去小註者。其今古之罪人
乎。

素問鈔

考滑氏傳。伯仁許襄城人。性警敏。習儒於韓說先生。日
記千餘言。操筆爲文辭有思致。師王居中讀素問終卷。
廼進請其師曰。經之爲說備矣。篇次無緒。錯簡不一。理
奧義深。讀者便不易曉。愚雖不敢謂剪其繁蕪。而實撮
其樞要。乃分鈔資學。誠歷代哲人之所未備。其臟象經
度脈候病能攝生論治色診鍼刺陰陽標本運氣彙萃

一十二條。井井秩秩。約文敷暢。至當歸一。理有條貫。義自昭然。而祁門汪機續引王註。間附已意。啓蒙易悟。運氣欲考。珠貫備細。陋試頗詳。但汪機序鈔不工。如拋磚引玉之言。鄙俚淺俗。疑續註微意。恐非機筆。予有師識西泉潘子者。昔年持素問相與尋繹。亦嘗尋章逐句。因文論之輕重順啓。對之淺深。通經草創。潘携去録真。不意天不假潘壽。人亡經失。時欲復正。惰邁力衰。姑記上古天真一篇。畧節録附。以見中年志用之懇云

上古天真論提掇一篇

黄帝坐明堂。臨觀八極。考建五常。此三句出五運行大論引爲篇首適

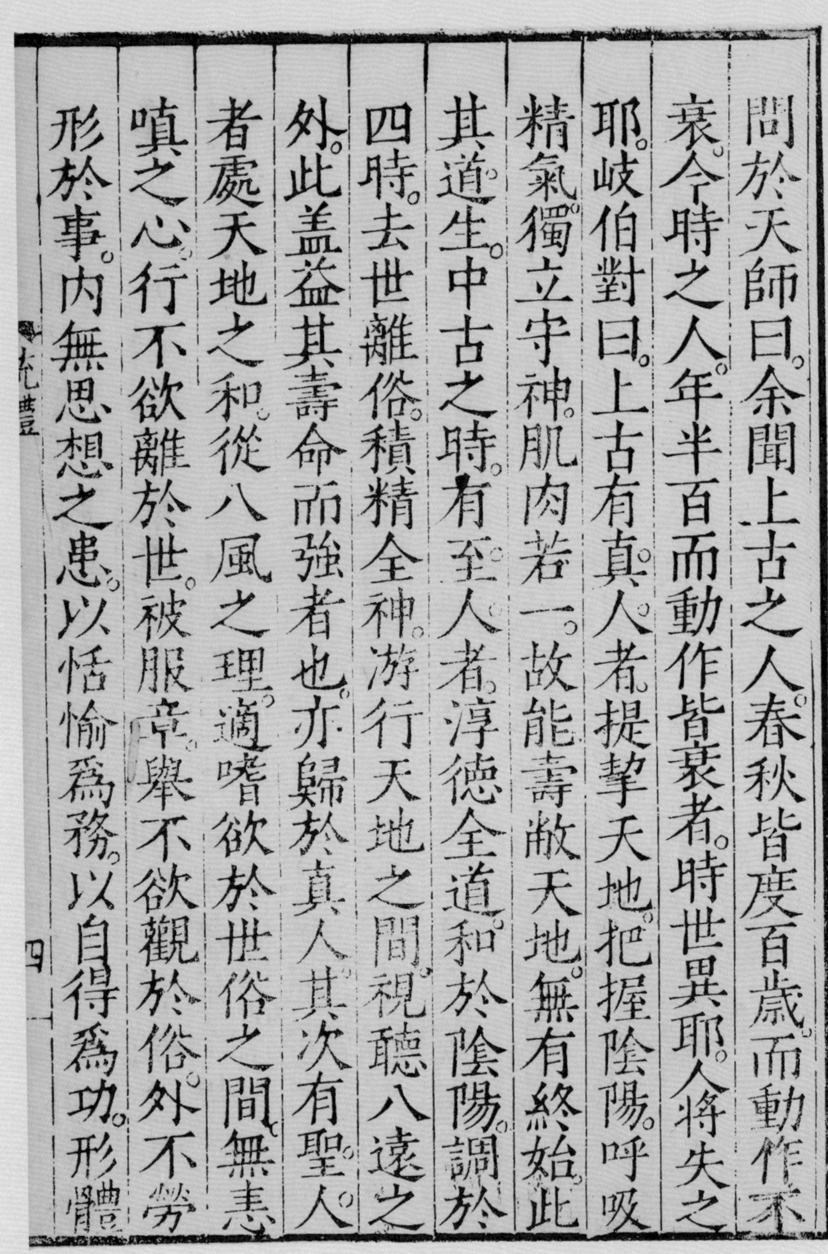

問於天師曰。余聞上古之人。春秋皆度百歲。而動作不衰。今時之人。年半百而動作皆衰者。時世異耶。人將失之耶。岐伯對曰。上古有真人者。提挈天地。把握陰陽。呼吸精氣。獨立守神。肌肉若一。故能壽敝天地。無有終始。此其道生。中古之時。有至人者。淳德全道。和於陰陽。調於四時。去世離俗。積精全神。游行天地之間。視聽八遠之外。此蓋益其壽命而強者也。亦歸於真人。其次有聖人者。處天地之和。從八風之理。適嗜欲於世俗之間。無恚嗔之心。行不欲離於世。被服章。舉不欲觀於俗。外不勞形於事。內無思想之患。以恬愉為務。以自得為功。形體

不敝精神不散亦可以百數其次有賢人者法則天地象似日月辯列星辰逆從陰陽分別四時將從上古合同於道亦可使益壽而有極時（此是本篇尾今提掇爲岐伯答帝之言此說有條理）夫上古聖人之教下也皆謂之虛邪賊風避之有時恬憺虛無真氣從之精神內守病安從來是以志閑而少欲心安而不懼形勞而不倦氣從以順各從其欲皆得所願故美其食任其服樂其俗高下不相慕其民故曰朴是以嗜欲不能勞其目淫邪不能惑其心愚智賢不肖不懼於物故合於道所以能年皆度百歲而動作不衰者以其德全不危也今時之人不然也以酒爲漿

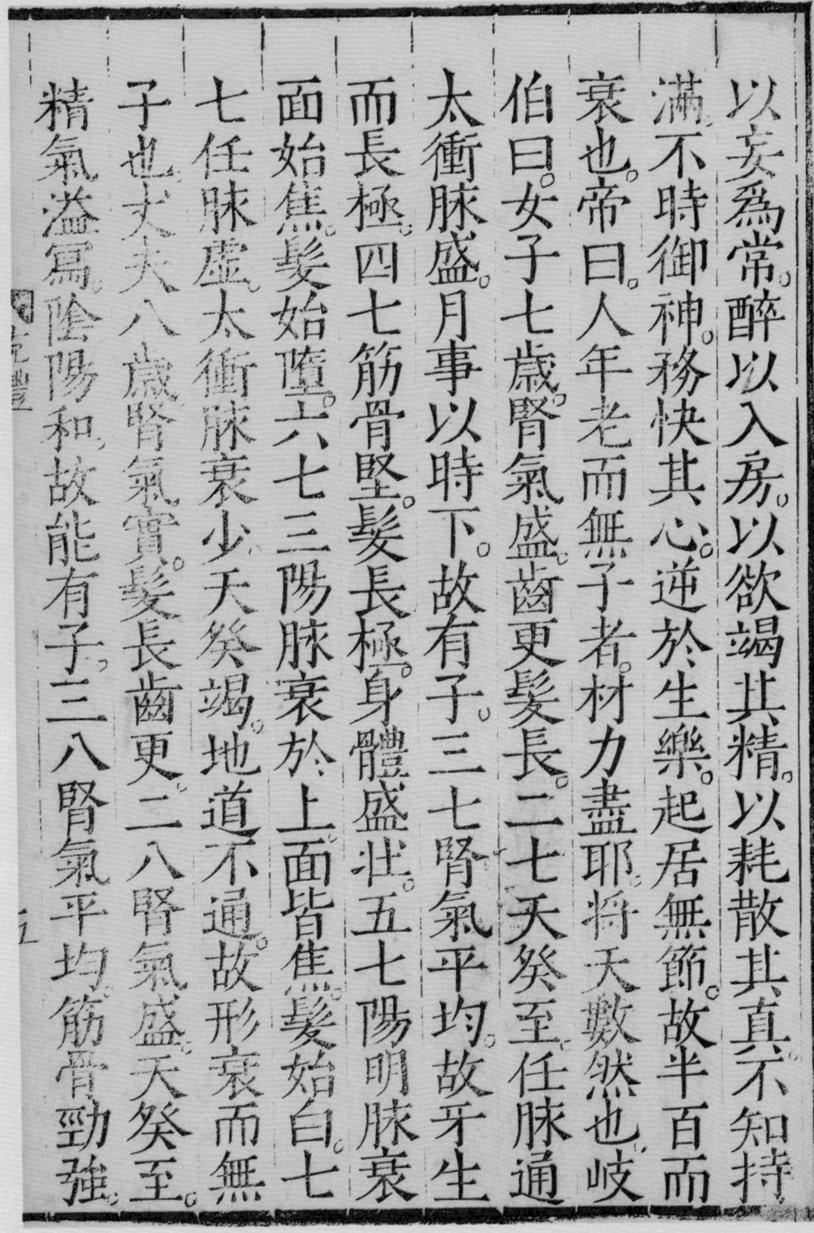

以妄爲常。醉以入房。以欲竭其精。以耗散其真。不知持滿。不時御神。務快其心。逆於生樂。起居無節。故半百而衰也。帝曰。人年老而無子者。材力盡耶。將天數然也。岐伯曰。女子七歲。腎氣盛。齒更髮長。二七天癸至。任脉通太衝脉盛。月事以時下。故有子。三七腎氣平均。故牙生而長極。四七筋骨堅。髮長極。身體盛壯。五七陽明脉衰面始焦。髮始墮。六七三陽脉衰於上。面皆焦。髮始白。七七任脉虛。太衝脉衰少。天癸竭。地道不通。故形衰而無子也。丈夫八歲。腎氣實。髮長齒更。二八腎氣盛。天癸至。精氣溢寫。陰陽和。故能有子。三八腎氣平均。筋骨勁强。

五

故其牙生而長極。四八筋骨隆盛。肌肉滿壯。五八腎氣衰。髮墮齒槁。六八陽氣衰竭於上。面焦。髮鬢頒白。七八肝氣衰。筋不能動。天癸竭。精少。腎臟衰。形體皆極。八八則齒髮去。腎者主水。受五臟六腑之精而藏之。故五臟盛。乃能寫。今五臟皆衰。筋骨解墮。天癸盡矣。故髮鬢白。身體重。行步不正。而無子耳。帝曰。有其年已老而有子者何也。岐伯曰。此其天壽過度。氣脉常通。而腎氣有餘也。此雖有子。男不過盡八八。女不過盡七七。而天地之精氣皆竭矣。帝曰。夫道者。年皆百數。能有子乎。岐伯曰。夫道者能却老而全形。身年能壽能生子也。

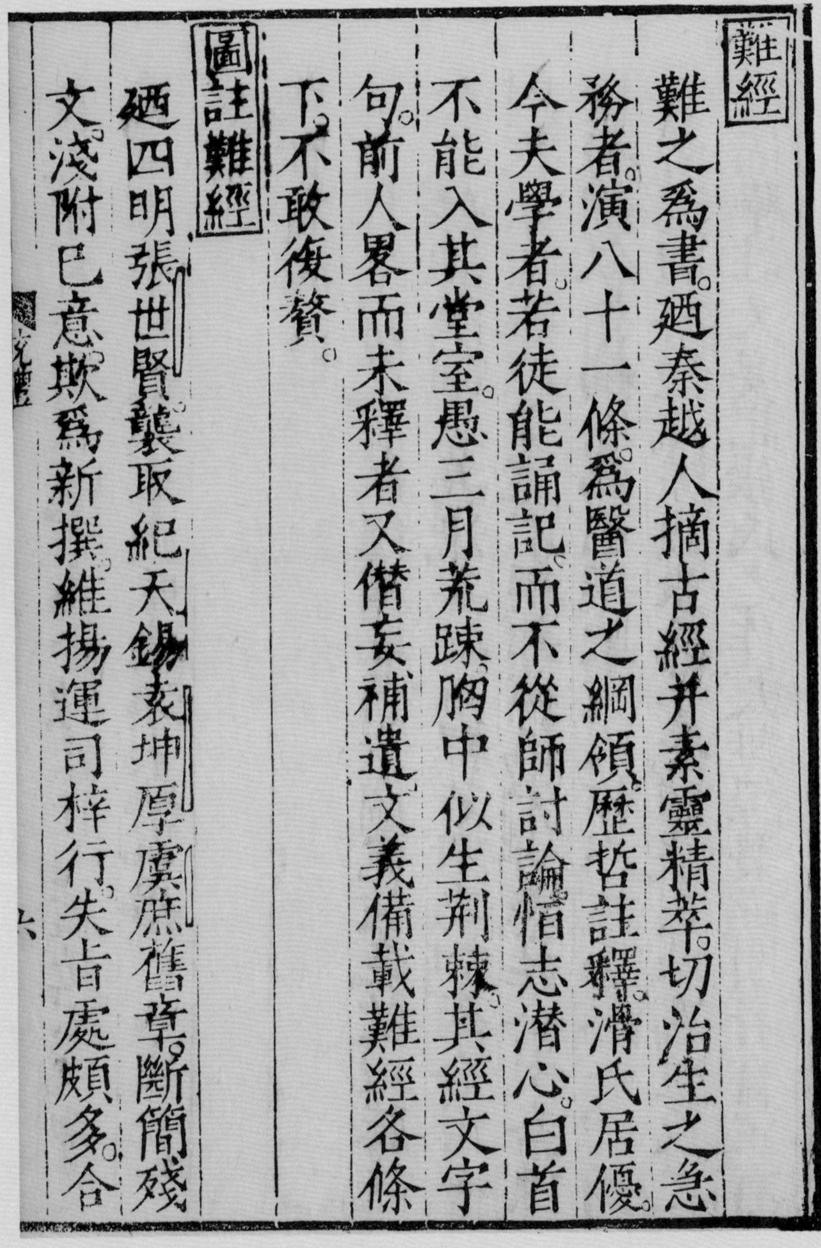

難經

難之爲書。廼秦越人摘古經幷素靈精萃。切治生之急務者。演八十一條。爲醫道之綱領。歷哲註釋。滑氏居優。今夫學者若徒能誦記。而不從師討論。情志潛心。白首不能入其堂室。愚三月荒疎。胸中似生荊棘。其經文字句。前人畧而未釋者又僭妄補遺文義。備載難經各條下。不敢復贅。

圖註難經

廼四明張世賢襲取紀天錫袁坤厚虞庶舊章。斷簡殘文。淺附巳意。欺爲新撰。維揚運司梓行。失旨處頗多。合

義處亦有初學取觀亦爲少助若許之盡是不可斥之盡非亦不可也學者久味造深朱紫自辯

圖註脈訣

張世賢圖註脈訣首塡西晉王叔和撰淆眛非王氏之筆已自呈露矣前難經竊取舊章圖冗板多欲以脈訣配經緣脈訣詞直義淺無疑用釋若不妄加牽合附會則板葉與難經多寡不稱却竊僞劉古藥註全文紊陳圖局鋪叙相耦以爲已撰欺文人作序誣譽於一時而實跡遺陋於後日嗟哉張氏子乎脈訣已昧爲王氏之書而藥註又妄記張氏之作夫難經襲訛明者自正有

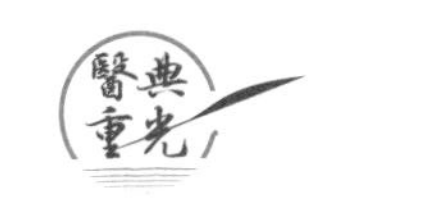

舛於學無害於人今藥註妄引伊刃學脉理疑似施治浪率其傷人可勝計哉夫脉訣相傳衛生而世賢謬傳戕生罪於世賢何誅且陰陽造化不測之謂神脉理變化不測肖陰陽之神神也烏可按圖索驥而謂可盡述其神哉縉紳達彥取王氏真脉經叅之則世賢知醫乎否乎襲舊章惑世誣譽乎否乎予過斥乎否乎美惡自彰彰矣庸才豈敢吹毛方人但重天畀之生命乃世人所貴僭為之辯

張潔古藥註脉訣

此非易水老子張元素潔古之筆乃通醫好事者竊王

氏脉經平人下部尺脉。用鍼藥兩治之說。引伸觸類而妄爲之者。潔古當時名重。人托爲之。學者不可偏見固執。信爲眞書末式。若人脉理果能精按不忒。廣野冝免幸投一二。否則絶人長命。流禍無窮。然今人於脉指下昧者。比比皆然。疑似之脉。不能枚舉。晉王叔和自序經云。脉理精微。其體難辯。洪緊浮芤。展轉相類。在心易了。指下難明。以沉爲伏。則方治永乖。以緩作遲。則危殆立見。致微疴成膏肓之變。俾滯固絶振起之望。是以俗醫知有陶氏六書。而不知有仲景。譬知有時文。而不知有經史。其過一律也。昔人確論謂考潔古藥註。疑其草率。

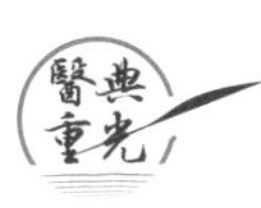

姑立章旨。義例未及成書也。今所見者。往往言論於經不相涉。且無文理。潔古平昔著述極醇。正此絕不相似。不知何自。遂乃板行。反爲先生之累。豈好事者爲之。而托爲先生之名耶。要知後來東垣、謙甫、海藏輩。皆不及見。若見必當與足成其說。不然回護之。不使輕易流傳也。庸陋援古證今。以見其的。

高陽生脉訣

非晉王叔和真書。王氏脉經十卷。總九十七篇。昔人謂劉三點脉訣出。而叔和經之名猶在。及托叔和脉訣行。而經之理遂微。後經亡世遠。人復口熟脉訣。以爲能奚從心究其經之爲理。古人歷言其詞之鄙俚。然亦有資於初學。先賢亦許。掌後高骨爲關之句穩當。而彥修凶冷生氣一句痛斥其非。亦方人太過也。然自左心小腸肝膽腎。云云高陽生撰。欲測病兮死生。云云通真子劉元賓撰。讀王氏脉經不辯自明。

又考宋紹定四年辛卯。秋九月二十五日。東陽柳貫有辯。疑謂宋之中世。始次爲韻語。取便講習。摭其條肆。而忘其根節。

龍興路醫學教授謝縉翁。云云。今稱王叔和脉訣者。不知起於何時。惟陳無擇三因方序脉云。六朝時有高陽

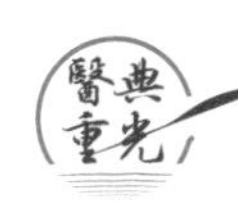

生者。剽竊作歌訣。劉元賓從而和之。

宋朱翊翁於慶元初跋郭長陽醫書。謂俗間所傳脉訣詞最鄙俚。非叔和本書。

宋神宗熙寧初。陳孔碩序云。脉訣出而脉經隱。

王氏脉經

熙寧元年。七月十六日。高保衡林億。王安石等。承詔典校古今方書。所校讐中。脉經一部。乃王叔和之所撰集也。叔和西晉高平人。性度沈靖。尤好著述。博通經方。精意診處。洞識修養之道。考其行事。具唐甘伯宗名醫傳中。觀其書。敘陰陽表裏。辯三部九候。分人迎氣口神門調十二經二十四氣。奇經八脉。以舉五臟六腑三焦。四時之痾。若網在綱。有條而不紊。使人占外以知內。視死而别生。爲至詳悉。咸可按用。其文約。其事詳。其爲書一本黄帝内經。輔以扁鵲仲景元化之法。竒恠異端。不經之説。叔和不取。是以歷千百年。而傳用無毫髮之失。和以脉理精微。其體難辯。況有數候俱見。異病同脉之感。專之指下。不可以盡隱伏。而乃廣述形證虚實。詳明聲色王相。以此參伍。決死生之分。故得十全無一失之謬。自晉室東度。南北限隔。天下多事。於養生之書。實未遑暇。好事之人。僅有傳者。今考素問九墟靈樞大素。難經

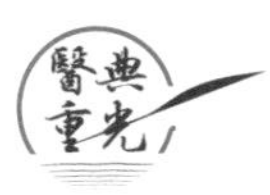

甲乙仲景之書并千金方及翼以校正爲十卷總九十七篇施之於人占外知内視死别生無待飲上池之水矣此是脉經序述以取證

大素脉訣

大素脉訣其文秘相傳録秘習日久得之者隱爲琛玩至廬陵彭用光其授有自亦由恒志懇造之真確而又不隘爲巳私遂公於梓行其論命宮財帛兄弟田宅男女奴僕妻財疾厄遷移官禄福德行藏按五行分格局四時五臟生尅制化委曲有條其間或有井井刻應亦理之不可謂其必無者但五運時行民病之治大過不

及爲一定之説執其年必有如斯之病執其治必用如此方似有大疵夫天之運氣人之病情千緒萬端焉能固而爲一於中不無有刻舟求劒之徒令人盡信書則不如無書也昔曾聞知者云大素鈎玄精妙之微望聞問切之巧非泥於篇章言語形容者要智巧融貫因時隨寓而理會之業素靈高士暇而推之亦可有資生尅識見

予陋其某年運氣定有某病定要用某藥之失豈無引證肆於方人予曾授受一運氣歌曰

風應庚今火應丁　寒居甲地暑居辛

燥當丙位分符合　濕化須當向乙侵

據此歌，焉有某年運氣普天之下，人俱有瘡瘍淋氣喘嗽；某年運氣，率土之濱，人俱有黃疸鼽衄；某年人俱有瘧痢寒中。夫物之不齊，物之情，四時感觸之不同，四方地土亦各有異，况人有老少，禀有厚薄，氣有虛實，病有深淺，焉可執一而無權衡哉。雖曰必先歲氣，無伐天和，須因時而斟酌之爲望。

醫經小學

醫經小學，吾鄉劉宗厚先生眞誠採集，以式後學。人能熟讀玩味，上工的確綱領，不可輕棄，以負先生所期援引皆理要之言。誠入道之門。積學之基。衛生之先務。釐爲六卷。其診脉入式。方脉舉要。日久融貫。不必誦高陽生語矣。運氣委曲頗詳。但前序後首引先生曰。吾每治病。用東垣之藥。効仲景之方。庶品味少而藥力專精。似彰丹溪造詣忽略。而借誚東垣藥品之繁。不體當時因制之宜。反爲彥修方人之累。致釁後學藉口。用藥只求簡當。往往拘泥致病不中療。又引云。自有内經以來。歷代著述。至元時一百七十九家。二百九部。一千二百五十九卷。所可法者七書。不尊仲景。而先成無已。似未穩當。甚爲一時援引之濫。抑恐訛於鋟梓者簡錯。其七十

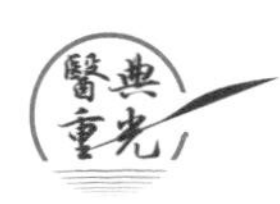

二候。內遺麥秋至一候。并體貼氣候字眼。悉順曆候補正。今附于後。

立春正月春氣動。東風能解凝寒凍。土底蟄虫始振搖。魚陟負冰相戲沐。半月交得雨水後。獺祭魚時隨應候。候鴈時催也北鄉。那看草木萌芽透。驚蟄二月節氣浮。桃始開花放樹頭。倉鶊鳴動無休歇。催得胡鷹化作鳩。春色平分纔一半。向時玄鳥重相見。雷乃發聲天際頭。閃閃雲間始有電。芳菲三月報清明。梧桐枝上始含英。田鼠化鴽人不覺。虹橋始見雨初晴。三月中時交穀雨。萍始生遍閑洲渚。鳴鳩自拂其羽毛。戴勝降于桑樹隅。

立夏四月節相爭知他螻蟈爲誰鳴無端蚯蚓縱横出
有意王瓜取次生小滿瞬時更迭至閑尋苦菜爭榮處
靡草于村死欲枯微暑初暄麥秋至芒種一番新換互
不謂螳螂生如許鵙始鳴時聲不休反舌無聲没半語
夏至纔交陰始生鹿頭角解養新茸陰陰蜩始鳴長日
細細田間半夏生小暑乍來渾未覺温風特至褰簾幕
蟋蟀纔居屋壁諸山崖又見鷹始摯大暑雖炎猶自好
且看腐草爲螢秒匀匀土潤散溽蒸大雨時行蘇枯槁
大火西流又立秋凉風至透曲房幽一庭白露微微降
幾箇寒蟬鳴樹頭一瞬中間處了暑鷹乃祭鳥誰教汝

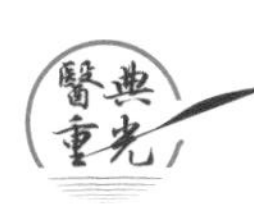

天地屬金始肅清。禾乃登場收幾許。無可柰何白露秋。
大鴻小鴈來南洲。舊時玄鳥都歸去。教令諸禽各養饈。
自入秋分八月中。雷始收聲歛震宫。蟄虫坯户先爲禦。
水始涸兮勢自東。寒露人言晩節佳。鴻鴈來賓時不差。
雀入大水化爲蛤。争看籬菊有黄花。休言霜降非天意。
豺乃祭獸班時意。草木皆黄落葉天。蟄虫咸俯迎寒氣。
誰著書來立冬信。水始成氷寒日進。地始凍兮圻裂開。
雉入大水潛爲蜃。逡巡小雪年華暮。虹藏不見知何處。
天升地降兩不交。閉塞成冬如禁固。入得大雪轉凄迷。
鶡鴠不鳴焉肯啼。虎始交後風生罄。荔挺出時霜满溪。

十三

短日漸長冬至矣，蚯蚓結，泉更不起，漸漸林間角解麋。
水泉温動搖井底，去歲小寒今歲又，鴈聲北鄉，春去舊。
鵲尋枝上始爲巢，雉入寒煙時一雊，一年時盡大寒來。
鷄始乳兮如乳孩，征鳥當權飛厲疾，澤腹彌堅凍不開。
五朝一候如鱗次，一歲從頭七十二，達人觀此發天機。
多少乾坤無限事。原在醫經小學後，既補正應附于此。

運氣候節交應時刻數訣 録梓於此，以俟知者

前九之年二月中　今年元旦日時同
月月十五是初一　千年萬載不移宮
三十六年寒露逢　日主時辰一般同

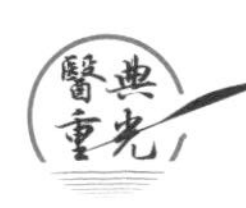

今歲立春值此日　時時刻刻在其中
四十七年加兩月　今年閏月過此宮
閏年只在閏月起　三年兩頭再加逄
五時二刻驚（二月節）蟄求　春分　十時四刻清（三月節）明頭　穀雨
立夏一日（四月節）三時六　小滿　芒種一日（五月節）九時攸　夏至
二日二時（六月節）一小暑　大暑　二日四時（七月節）七刻秋　處暑
白露三朝（八月節）單六刻　秋分　寒露三朝（九月節）六時收　霜降
立冬三朝（十月節）十一二　小雪　大雪四四（十一月節）兩頭流　冬至
小寒四日（十二月節）九時六　大寒　五日三時（正月節）打春牛　雨水

龍興路儒學教授戴起宗著依高陽生原本逐句尋章因其用字不穩當者順韻更改於中備細援引素靈論脉之源而明闢部起於越人是非甚詳且陳奇經八脉鋪敘委曲資益醫儒真可準式初學當熟讀玩味但吳澄序高陽生脉訣斥爲庸下人所撰乃兒童之謡章拯序雜竊先人之言碎輳補綴甚污戴公之述

脉訣圖說

丹溪朱彦修著彦修論脉法配天地引黄鍾數以申明男子尺脉恒弱女子尺脉恒盛却優於難經男女生於寅申之别其南北二政六甲子圖局甚彰運氣寸關尺

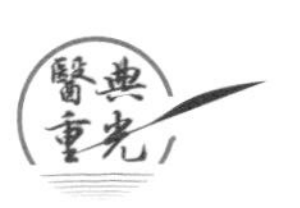

三部九候刻應之式　三因脉崇脉。分剖有條有格緻拾

閱者不可忽略

脉訣理玄秘要

乃熙寧五年劉開著。大槩體段簡捷可觀

劉張心法掌中金

劉張心法。大槩用辛凉寒凉攻下半邊多學者觀之宜

爲適宜增減不可固執

脉訣須知

瑯琊吳仲廣解義一書二序。義陋不符實書房梓人輳

者。有滑通真子之名而其間牽引雜説雖於道理不甚

十五

悖逆。而雜若鶉衣百結剽竊零碎不能一氣通暢檢之亦可知得此一等議論。

玄珠密語

玄珠密語傳爲啓玄子集謂之玄珠者序云玄珠子密授之語也別録云黄帝遺玄珠索之不得使罔象得之蓋喻道玄耳古人亦有窓間默坐落玄珠之句可見玄珠罔象之義考内經啓玄子序云別撰玄珠以陳至道小註又云無存。予考今之所傳者有五運元通紀迎隨補瀉紀運符天地紀天元定化紀觀象應化紀天運加臨紀地化生。明紀時化居間紀地運相乘紀占候氣運

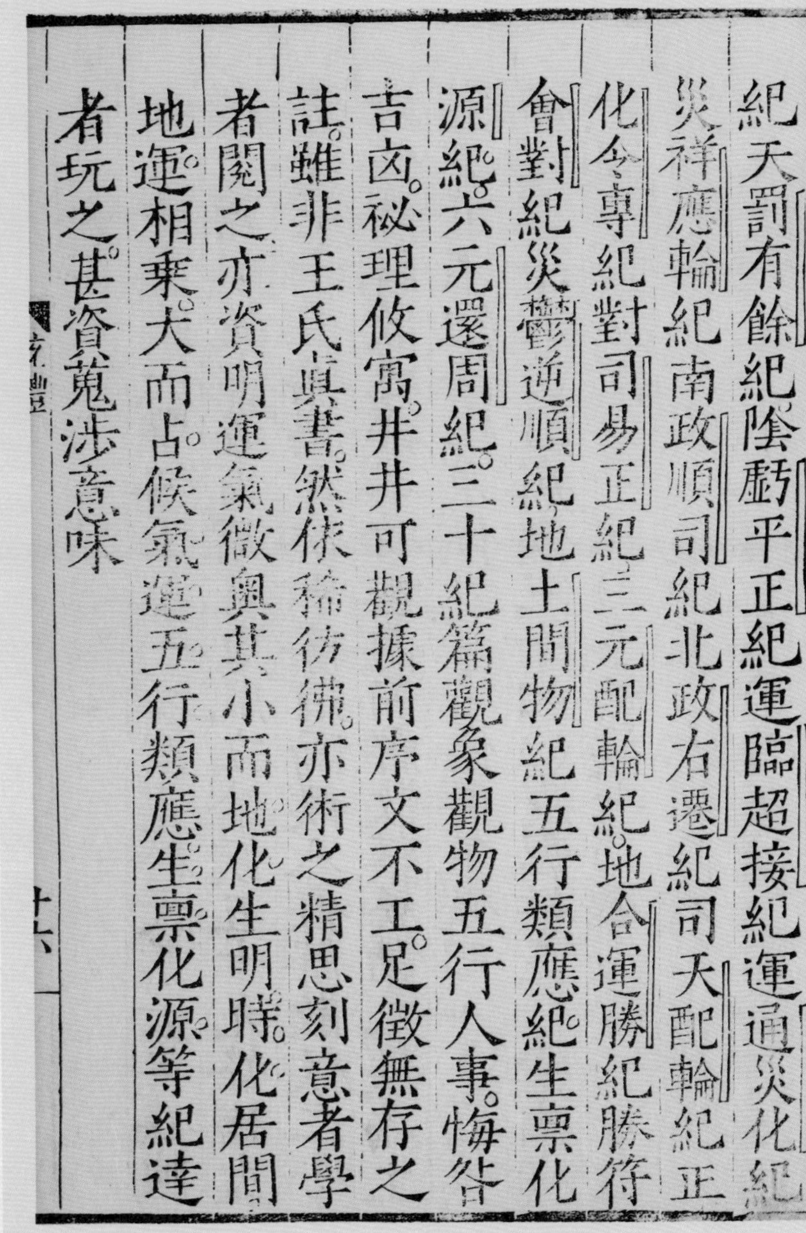

紀天罰有餘紀陰虧平正紀運臨超接紀運通災化紀
災祥應輪紀南政順司紀北政右遷紀司天配輪紀正
化令專紀對司易正紀三元配輪紀地合運勝紀勝符
會對紀災鬱逆順紀地土間物紀五行類應紀生稟化
源紀六元還周紀三十紀篇觀象觀物五行人事悔咎
吉凶祕理攸寓井井可觀據前序文不工足徵無存之
註雖非王氏真書然依稀彷彿亦術之精思刻意者學
者閱之亦資明運氣微與其小而地化生明時化居間
地運相乘大而占候氣運五行類應生稟化源等紀達
者玩之甚資蒐涉意味

巢氏病源

病源之書。隋大醫博士巢元方。撰集於大業六年。條陳病之源委。故書名病源。自中風立論候五十九條。論虛勞候七十五條。腰背候十條。消渴候八條。解散候二十六條。然解散之藥。今時無傳。而解散藥發動之候爲工者不可不知。論傷寒候。六十七條。時氣候四十三條。熱病候。二十八○温病候。三十四○疫癘候三○瘧病候十四○黄病候。二十八○冷熱候七○氣病候。二十五○脚氣候八○咳嗽候十五○淋病候八○小便候八○大便候。五○腑臟候十三○心病候五○腹病候四

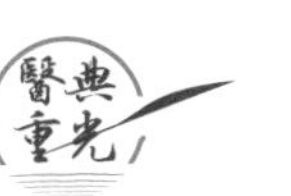

○心腹病候七○痢病候四十○濕䘌病候三○九虫
病候五○積聚候六○癥瘕病候十八○疝病候十一
○痰飲候十六○癖病候十一○否噎候八○脾胃病
候五○嘔噦候六○宿食不消候四○水病候二十二
○霍亂候二十四○中惡候十四○尸病候十二○注
病候三十四○蠱毒等候三十六○血病候九○毛髮
候十三○面體候五○目病候三十八○鼻病候十一
○耳病候九○牙齒候二十一○唇口候十七○喉心
胸候十一○四肢候十四○瘿瘤候十五○丹毒候十
三○腫病候十七○疔瘡候十三○癰疽候四十五○

瘭病候三十五○痔病候六○瘡病候六十五○傷瘡候四○獸毒候四○蛇毒候五○雜毒候十四○金瘡候二十三○腕傷候九○婦人雜病候一百四十一○姙娠候六十一○將產候三○難產候七○產後病候七十一○小兒雜病候二百五十五○大目共五十卷小目分爲七十一欵討論一千七百二十九條彙萃群說精陳至理天時人事經絡機宜內外三因形證色脉吉凶藏否罔不該載其養生導引按摩即熊經鴟顧之法無非疏通骸竅暢達榮衛默符古人歌咏舞蹈隱而不露圭角之旨玩味精詳融於施治無往不可或入疑

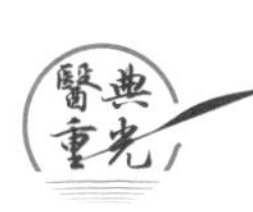

其備密。恐有鑿處。予答曰。有無未可知。此疑是仲由不悅尼父之見南子也。達者毋忽。

紺珠經

紺珠經朱撝好謙所集。云渠父授業於李湯卿。而撝得傳心之書。列原道統推運氣。明形氣評脉法。察病機理傷寒演治法。辯藥性。列十八劑。共九篇。然匡廓雖正大。而膚識偏固之論亦隨之。大槩演劉張之緒餘。其心法時措之宜。烏可云盡其秘哉。撝以劉張之法在茲盡之。自盡矣。觀其治法。首論中風。固執熱極生風之句。準以風俱由內熱而致。不論內經風爲百病之長。八風苛毒之箴云不可順氣而輒以三化承氣急下口閉不用斡口啓牙數法以藥從鼻竅灌入經論諸病以順氣爲先導論病須分在經在腑在臟先哲悉有次第且謂風不可便以苦寒之藥妄下便字妄字皆隱可與不可與緩急之機而渠例以下藥爲常固用防風通聖涼膈承氣且通聖方內有硝黃翹滑而渠爲汗劑若值隆冬盛寒之時施於貧苦陋室敝衣羸瘦之人汗果能發否假使中瘵亦當消息曷不觀遡洄集議論通聖得失甚詳予序云方有偏寒偏攻者此等也其引內經二陽之病發心脾并王氏註云心受之則血不流脾受之則味不化註

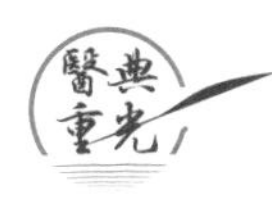

雖善。而王氏夫於分開。血不流則女子不月。味不化則男子少精。是有女子主心不主脾。男子主脾不主心之疵。前哲立論。只可渾同說女子主不月。男子主少精。爲當。今渠依王註。既宗劉張。則劉張當時從分開說。無定見矣。噫。片言之差。千載之謬。人造就無劉張之識見。而竊附劉張之名。施治固執。劉張之定方。吾恐不惟潛損陰德於已。而實戕賊生命。於人。達者於此書。大畧慱通洞識。潘陽坡十八法。遵劉張是如此云云。合宜審用。不泥爲例善矣。今淮有春谷潘斐東陽陸偲王津劉勝別宗有自。體用得宜。劉張之文子亦剽竊若僭謂此書之

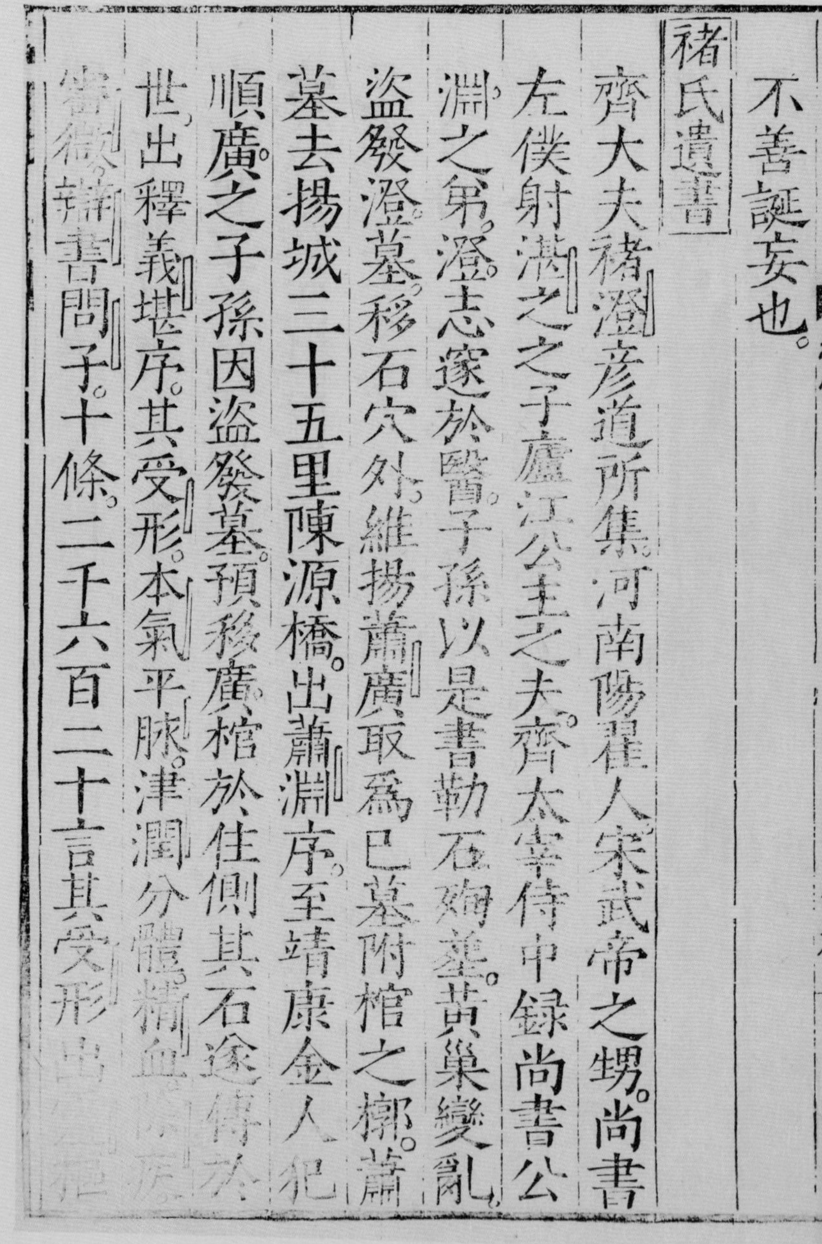

不善誕妄也。

褚氏遺書

齊大夫褚澄彦道所集。河南陽翟人。宋武帝之甥。尚書左僕射淵之之子。廬江公主之夫。齊太宰侍中録尚書公淵之弟。澄志邃於醫。子孫以是書勒石殉葬。黃巢變亂。盜發澄墓。移石穴外。維揚蕭廣取爲已墓附棺之槨。蕭墓去揚城三十五里陳源橋。出蕭淵序。至靖康金人犯順。廣之子孫因盜發墓。預移廣棺於佳側。其石遂傳於世。出釋義堪序。其受形。本氣。平脈。津潤。分體。精血。除疾。審微。辨書。問子。十條。二千六百二十言。其受形出

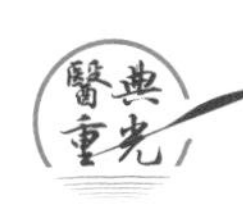

中。本氣云陰陽子午左右手足循行。不敢云非。但與内經肺寅大卯。任督八脉。上下貫貫。五十度周身之説懸絶不同。平脉女子右心小腸肝膽腎與自古經文不侔。自叔和立經之後。無有依據者。終句又以人之呼吸定至云皆未盖天地不出呼。吸兩字。人無呼。吸不生。舛繆太甚。津潤分體精血。亦尋常符經之語。其除疾内有不善治之醫。并窮微内似是實非之語。病有微而殺人。勢有重而易治。精微區别在良工等言。合旨。辯書内云師友良醫。因言而識變觀省舊典。假筌以求魚。博涉知病。多診識脉。屢用達藥。此數語徵澄攻醫經驗之實。其間

充體　　二十一

子一條。有子無子。在陰陽完實未實上説亦善。多女求多男婦人亦理之有者。其僧尼寡婦治療不同出别籍者。蒜吐李道念雞疾出醫説。醫齊高帝愛子豫章王嶷疾立愈。載史傳。大抵此十條。予讀亦平易不足爲奇。然女人右心小腸肝膽大丼。大抵未讀素。靈。方言哲論之士。輒秘珍罕。噫視此罕秘。則素。靈當秘之何如哉

診家樞要

滑氏撰述其來去至止是指下切脉的分别處已梓附

十四經發揮

統宗以便來學不俟剖贅

滑氏用心考撰。部穴精邃。本經流注。有歷循至抵之殊，交際有會遇行達之别。陽順步陰逆旋。鑱心者不可易得。學者熟讀玩味。年久歲深。神領默悟。可儼然洞視腑臟二三。鍼灸棄此，瞽人㝠行。十二經兼督任爲十四經。外有陰陽維蹻之敘。以備參考。用心之仁。不啻化工之造萬物。而無毫髮介匿之私乎。仁哉伯仁乎無忝爲伯仁矣達者珍之

醫說

東陽醫士張季明。集於宋嘉定間。歷開禧寶慶紹定時。儒優其造謂不可輕醫爲伎藝類。人能如季明集書之

心爲心。道義可與相耦。其原引三皇歷代賢哲。神巧起疴有徵者。百二十餘家。書雖不能盡録其神治之人。而後學亦大有取其所治之法。末陳輕賄重生之醫。貪色尚利之報。感發懲創。機緘潛鍾。俾工造肄歸正。張用心仁矣。但捫腹鍼兒之說。隘據昔傳。畧窮體認。近世鍼醫無耻。襲爲渠治產難之施。更作兒手扯母心渠鍼下之。兒下指有鍼痕。不思人心在膈上。下有膈膜。遮護腸胃漚濁之氣。況心懸近膻中。部穴鍼禁。且父母精血交垢。受胎之初。默萌胞形維絡之妙。啻卵生者卽有殼裹。兒在胞內。自足厥陰培至足太陽膀胱經。十月各有攸司。

惟心爲君主之官。與小腸相聯。兩經不與。愚疑此說[illegible]
製大造丸紫河車。屢用利刃不能解。抑兒之爪甲。果強
於鋒刃乎。兒在母胞內。至十月日漸近下。去心稍遠。兒
出之時。其胞所出之處。亦如卵殼頭。自薄而破。非人力
可爲者。焉有出胞舒手反上扯腸胃之理。經分大小腸
左右疊積。各一十六曲。脂膜委曲相聯。胃又在二腸之
上。以兒指論之。較腸之方廣。短不能援。滑不可搦。外繆
昭然。別餘載治機。事出理外。法近於神。神者。又難拘隘
於常論也。剖腹易心。書史相傳。學者須容心體認。自不
偏信籍口

華氏內照圖

內照圖。華佗之書。世傳先生神目。置人裸形於日中。洞見其人腑臟。是以象圖。又移形色於面。俾後人準之爲論治規範。予先年精力時。以醫隨師征南。歷剖賊腹。考驗腑臟。見肺繫於臂。肝靠於胸。膽在肝葉下。左近乳稍低。有中樣牛膽大。青黑色。心大長於豕心而頂平不尖。大小腸與豕兩腸無異。惟小腸上多紅花紋。膀胱云州都之官。真是脬之室。餘皆如難經云。咽喉兩管。咽以嚥物。喉以候氣。卽俗云氣食之說也。當脊中爲督脉經行之部。上過腦入齦交。下至二十一椎尾閭近前屏翳與

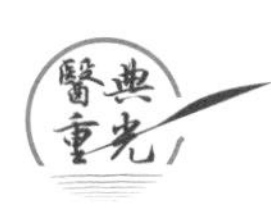

任脉交會地界。有二孔。近脊者出精。即經謂之挺孔。一孔由宗筋出小便。即經謂之溺孔。與咽喉上下相應。佗元本無藥方。今圖世代摹勒。不復舊制。後人雜贅方論梓行。佗之真書。迨此混淆矣。

原病式

此書金時劉守真先生撰。先生明經立論。於素問七十四篇至真大要論內。取岐答帝問病機。諸風掉眩。皆屬於肝。諸寒收引。皆屬於腎。云云詳見本經。先生支分節解。五運主病。木火土金水。六氣爲病。風熱濕火燥寒。機宜拒格之辯。又祖岐引大要論。謹守病機。各司其屬。有者求之。

無者求之。盛者責之。虛者責之。必先五勝。疎其血氣。令其條達。而致和平數語。引伸觸長。謂腎虛本熱。不可謂寒。而醫勿以熱藥爲補劑。大發前哲之未條陳。但七節之傍。中有小心。立議乖悖經旨。夫人脊骨二十一椎。椎即先生之云節也。皆自上而下。故大椎下起五臟之俞。肺俞三椎。心俞五椎。脾俞九椎。肝俞十二椎。腎俞十四椎。萬世不易之典。先生舍胞絡而以命門爲小心。政十四節而爲七節之稱。夫自下逆數七節。廼古法十五椎命門。却又在下逆上數之八節矣。而牽引爲七節之説地部不合。予盾昭然。考自有經以來。未聞有云肺在十九

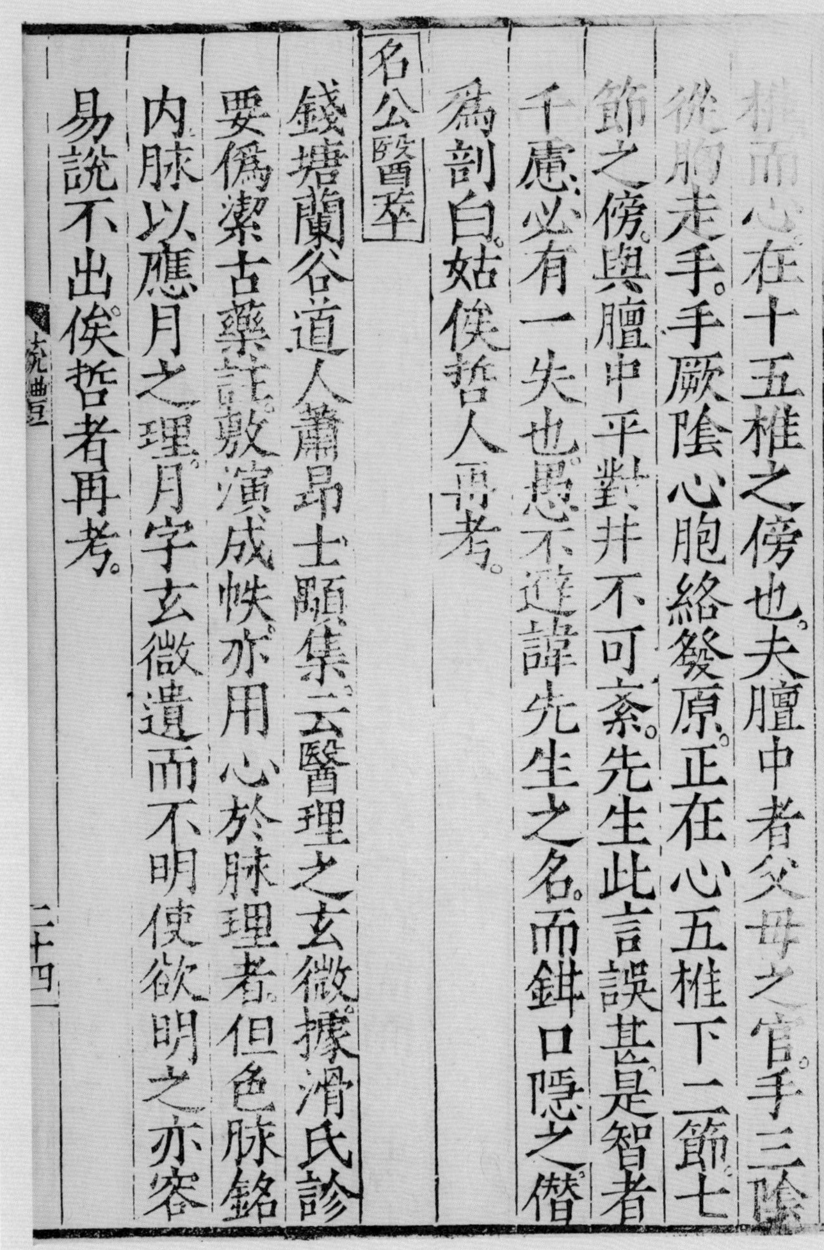

椎而心在十五椎之傍也。夫膻中者父母之官。手三陰從胸走手。手厥陰心胞絡發原。正在心五椎下二節七節之傍。與膻中平對。井不可紊。先生此言誤甚。是智者千慮。必有一失也。愚不避諱先生之名。而鉗口隱之。僭爲剖白。姑俟哲人再考。

名公醫案

錢塘蘭谷道人蕭昂士顯集。云醫理之玄微。據滑氏診要僞潔古藥註。敷演成帙。亦用心於脉理者。但色脉銘內脉以應月之理。月字玄微遺而不明。使欲明之亦容易說不出。俟哲者再考。

醫學碎金

番陽周禮正倫集古經捷經條目。大畧關徤梗槩令人
應酬不出繩目。學者玩之。資助綱領甚便委曲有自。

醫學權輿

義爲傳滋時澤著。採取鋪敘施治歌括。雖簡而頗正。學
者味之亦愴悴可大槩立意。不爲無益。

五診

是集句曲斗崗山人陳景魁先生著述。謂之五診。五診者論
色聲問脉形皆五者之要其一曰診色潛機。二曰診音
約旨。三曰診問彙徵。四曰診脉切要五曰診形遺則一

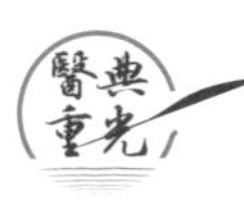

本素靈難脉由傳入約撮其樞要其診問彙徵默寫貞玄隱鍾秘奧求爲醫流之屏障釋問難之乖疑拜求診之妄念先生爲已助醫之切學者觀之抑能知否云抑孰思景仰否云

天醫十三科真言符篆

攄金書載此科式亦玉函琳琅秘典玄文正乙壇宗專於誦經科應酬人事不行此道惟方外南五華山諸派黄冠羽衣闡襲有驗天地造化之妙陰陽良能流動之機聲形刻應影響妙化出儒論之外即傳云極其至聖人亦有所不能盡知者愚謂聖人非不盡知但聖不自認

窮盡造物耳。聖人不能盡知。斯道如何肇立。夫移精變氣之典。上古由來。學者不可執謂幻杳。人若久歷方輿。棲真志玄。自識此般理趣。

經史證數大觀本草

大觀本草。古本三卷。炎時三百六十五種。至梁陶弘景。增爲七百三十種。卷分爲七。唐蘇恭又增藥爲八百四十四種。書爲二十卷。世謂唐本草。宋開寶中。取醫得劾方一百一十三種。益之李昉扈蒙等加正。蜀孟昶命臣韓保昇等。以唐本圖經參比爲書。世謂蜀本草。如徐之才之藥對。陳藏器之拾遺。楊損之杜善方。陳士[illegible]

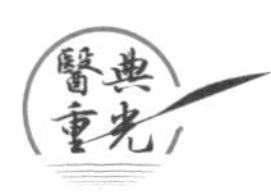

子。寇宗奭。遞相增附。互有註釋。蜀唐慎微。又於圖經之外。增藥六百餘種。益以諸家方書。及經子傳記佛書道藏。凡該明乎物品功用者。各附於本藥之左。為書三十卷。名曰經史證類。出明商輅序 其麻革序。曹孝忠序。備論甚詳。內所引經史計二百四十七家。嘉祐補註藥品。一千一百一十八種。證類新增藥品六百二十八種。共一千七百四十八種。嘉祐補註總敘。圖經序。開寶重定序。唐本序。梁陶隱居序。右本說上中下三品并右本九條 三議論雖前代之書。而甚切今時之弊。學者悁心玩味。充廣識見。天時地利人事。備載論中。貴生者究之。資壽大法式

二十六

本草集要

王汝綸先生自序。因政和本草浩瀚，而内遺金元諸賢之說。且人情怠惰，厭於檢閱。知世醫陋妄，謂古人因病以立方，非製方以待病。病情萬變，豈一定之方可盡示。學醫之道，莫先於讀本草。藥性明，然後學處方。知處方，然後講病因。知病因，然後講治法。知治法，然後講脉理，以及乎察色聽聲問證之詳。斯學有次第，而醫道可明。分上中下三部，爲八卷，名曰本草集要。予據王云：學醫由藥性以致察色聽聲，似有次第。脉理無眞師傳授，日積月累，久久成熟，而一旦貫通，聲色之巧。吾恐斯理非

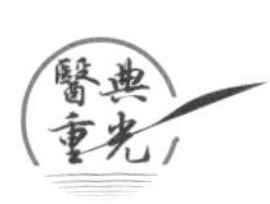

憶度可造先生以醫之脉理察色聽聲易言之則親臨

易通而人之生命亦輕矣愚詢師質友三十五年精力

不替寒暑而尚昧入不得其堂室愈艱愈愚想先生雖

集本草不曾有十分下手工夫到地位處先賢論道理

極處便云到此地位功夫尤難誠哉身體力行之言也

告我同志者不可輕人生命自謂知醫是仰是仰

本草發揮

元至正間山陰徐用誠取潔古東垣海藏丹溪成無己

等藥品群論類集成帙載分藥有木火土金水之性陰

陽升降浮沉之理某經某藥爲引金石屬五行以配屬

人之五臟。似亦精詳。但藥品聊取眼前便於常用者。二百七十種。餘無所引者不能全集。考用誠誤認珍珠囊爲李東垣之書。不言潔古。以湯液爲王海藏之藥。不本自伊摯。抑用誠別有所考與。抑相傳摹梓之錯與。書後雜録諸家切要之説。閲者留心味之。甚切取用之法。

本草單方

翰院王諭德。集於弘治丙辰間。閑中閲大觀本草。見漢晉以來。神醫名方。往往具在本草間。取試之立驗。念窮鄉下邑。獨以海上方爲良。不知皆出乎此。遂分門逐類。冠賢哲病因於首。分爲八卷。以中風傷寒等爲第一卷。

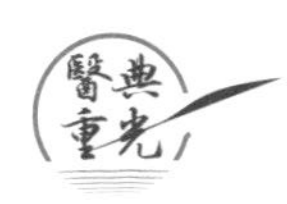

諸氣血證等爲二卷諸虛等爲三卷鼻眼耳齒爲第四卷瘡瘍爲第五卷金瘡折傷爲第六卷婦人門爲第七卷幼科爲第八卷倉卒之間採取甚便斯雖出自大觀而病情不一因病檢方開卷不易便得王集此本其用心何其仁哉醫者誠能於採取之時以診爲先辯人病之新久陰陽表裏虛實庶幾應手作效體公之仁心實得方而療病不因方而困病也方無定體在用者取之何如毋持方孟浪試人傷生之隲有報論單方予思上古風土藥性方宜貞醇人禀賦太朴四時採取根苗花實故藥一味可治數疾迨今風土天時人事校上古不侔

統體

醫若固執此本。品味獨而藥力專精。蓋十可中二三耳。學者通融上古經文七方之說。有某病。都取可獨行者爲君。而併後之。庶幾推廣斯盡善。

圖經本草

端州路教授胡仕可編次。撮要藥性三百六十九種。圖其形色。叶韻成歌。便蒙記誦。熊宗立復取方中胡所缺者。增入八十四種。共四百五十三。志道者熟味經歌。考辯地道真僞。新陳。畏反。須使之詳。自不惑於他岐也。予贊爲袖珍本草云。

原醫圖藥性賦

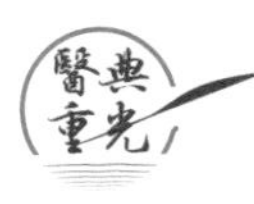

原醫圖及藥性賦。熊宗立集。於成化丙申間。熊按唐甘伯宗。撰歷代名醫。自三皇始。而迄於唐。繪列成圖。宋許慎齋。又録唐及五季。宋金數代之人。後宋之通真子劉元賓。金之潔古老人張元素等。序次以續伯宗所作。曰歷代名醫。恐年代差謬。姓名舛錯。無此相傳。人莫能辯。嘗存羊尤得有遺跡也。如趙宋之王纂列於南宋。大唐之蘇恭。贊於南梁。東晉范汪作范注。唐許孝崇作孝宗之類。宗立校訂。復以元人接續於後。參考不淪。是亦能之用心矣。但諸賢有方書相遺者。人皆知之。其無方書者。實無從究其履歷。源流本傳。況世不廣傳。意考時行

醫説，似亦可尋其二三大畧處，工能詳記姓名，不紊朝代，亦可謂留心一端，爲之尤賢乎已也。其藥性亦與前人藥性無他異。

增圖本草集要

與常行本草集要無二，但正德六年，陝西臨洮府取證類本草，依様添圖，別無綴釋，刻板字亦不嘉。

日用本草

元天曆已巳，海寧醫學吳君瑞卿，知人生多以飲食致疾，而每珍其味而不顧其毒者，遂集是書，謂日用本草，蓋摘其切於飲食者耳。夫飲食養生，而一日不可無，然

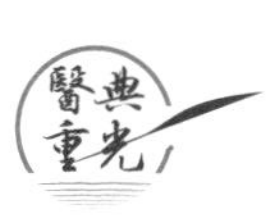

物性悖戾傷生，而不知者，一刻不可忽焉。往往誤中致戕於箸頃，相反相畏之說，集成一家。養生者便覽，俾藥食不相競忤。瑞卿類次食物，凡五百四十餘品，分爲八卷。上考神農，及歷代名賢、道藏方論，意謂雖四方之味不止於此，而因是可推。卷末取內經切近類語，又謂四時調神，其用心仁矣。是書年久傳湮，世本紕繆，零落至明嘉靖四年，吳君七世孫吳鎮，能繩祖武，取遺傳原稿重釘梓行。古謂仁者必衍厥後，瑞卿仁矣。二百年後而鎮孫繼之，不莫福仁之驗乎。醫能效瑞卿之心爲心，子孫天必福以緜斯瓜迭。

雷公炮炙

此是證類本草上摘出。另成一家。以便醫之檢閱。但雷上古製法。上古風土淳朴。元氣充實。今之元氣較上古不同。藥品氣味亦稍薄弱。以今時之藥。而以上古之法製之。吾恐不宜。試以上古元氣。至戰國時還充厚。故曹交長九尺四寸。而天生孟軻氏出以繼道統。今人若有交長髮。爲異事耳。藉此取譬。見得今時動植。亦隨元氣偷薄。若膠柱鼓瑟。固執雷之炮炙。而製今時之藥。不爲無益。而大失其氣味矣。且古人論藥。止有六陳。今時之藥自川廣而來。土人之採不識可合時令否。若販者阻

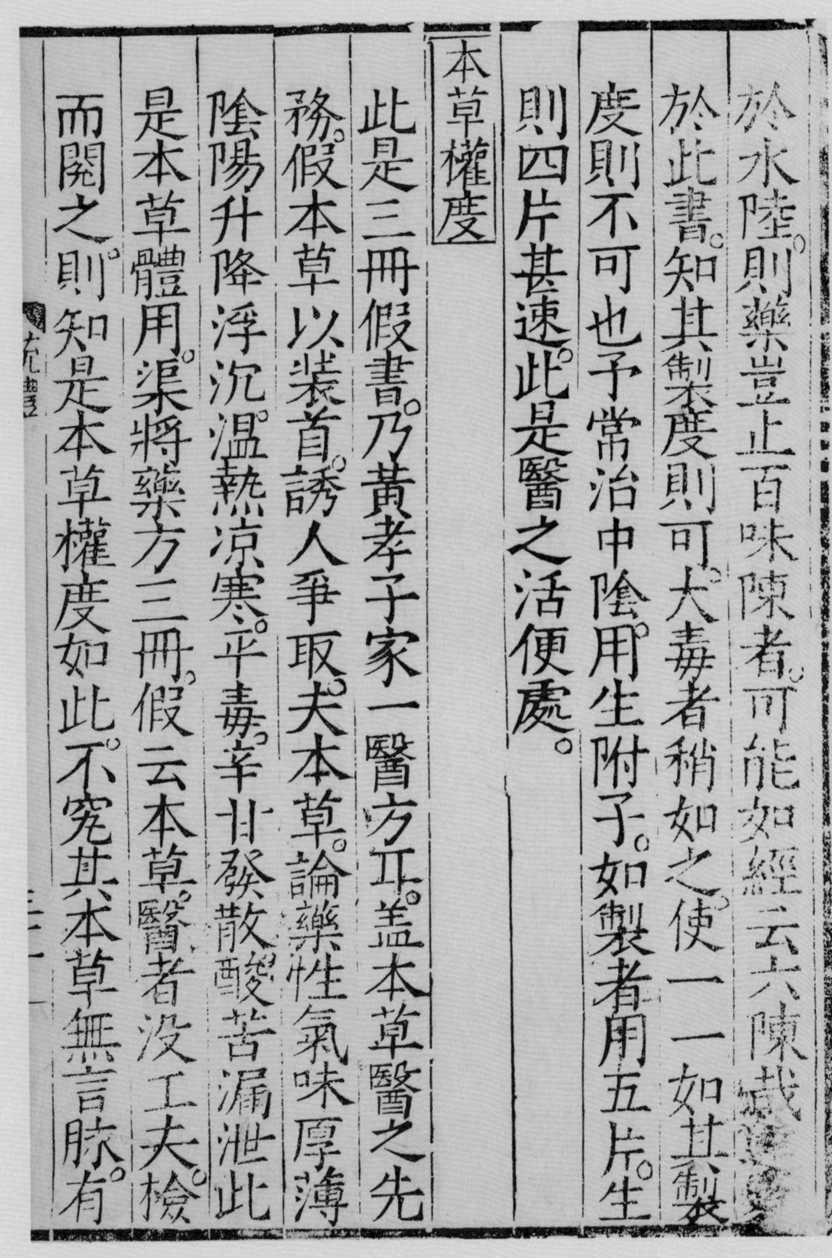

於水陸。則藥豈止百味陳者。可能如經云六陳哉

於此書。知其製度則可。大毒者稍如之。使一一如其製

度則不可也。予常治中陰。用生附子。如製者用五片。生

則四片甚速。此是醫之活便處。

本草權度

此是三冊假書。乃黃孝子家一醫方耳。盖本草醫之先

務。假本草以裝首。誘人爭取。夫本草。論藥性氣味厚薄

陰陽升降浮沉。溫熱涼寒。平毒。辛甘發散。酸苦漏泄。此

是本草體用。渠將藥方三冊。假云本草。醫者没工夫。檢

而閱之。則知是本草權度如此。不究其本草無言脉。有

言病此書可與本草相干涉否且又命名權度夫權知輕重度較長短輕重長短與藥性有毫釐關鎖渠以醫方竊本草之稱而權度二字妄說謬矣予想醫方非渠家書亦竊取他人者久假而不歸烏知其非有也醫方三冊抑宋齊丘子乎

本草詩集

此歌計四百一十九條云臨朐縣儒者史君編集其歌韻與小圖經并歷梓在渠年月之前所行藥性之歌大同小異蓋史君亦取先作者之長而敷補治證之源自成一帙亦可謂用心於藥性矣醫無忽語小書厭之鬧

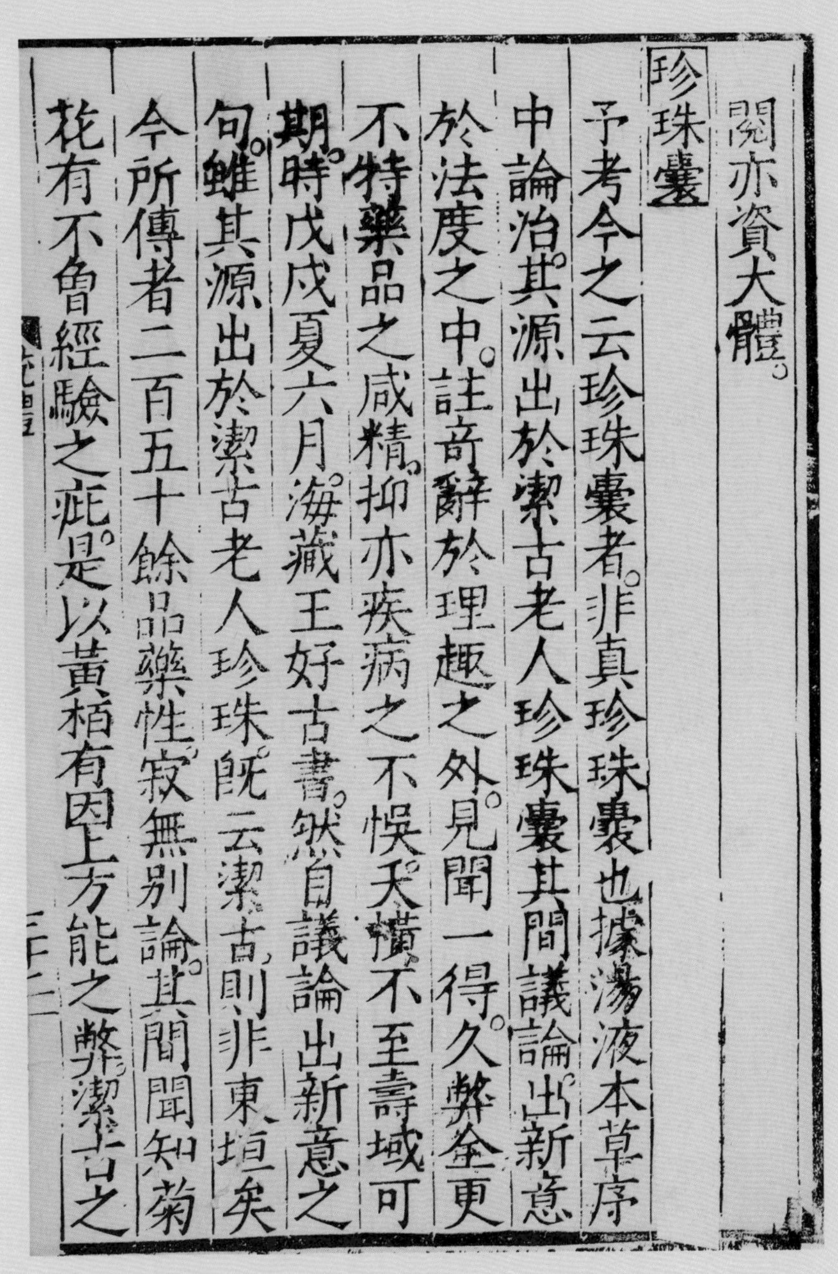

閲亦資大體。

珍珠囊

予考今之云珍珠囊者，非真珍珠囊也。據湯液本草序中論治，其源出於潔古老人珍珠囊。其間議論出新意於法度之中，註音辭於理趣之外。見聞一得，久弊全更，不特藥品之咸精，抑亦疾病之不悞。夭橫不至，壽域可期。時戊戌夏六月，海藏王好古書。然自議論出新意之句，雖其源出於潔古老人珍珠，既云潔古則非東垣矣。今所傳者二百五十餘品，藥性敘無別論，其間聞知菊花有不曾經驗之疵。是以黄栢有因上方能之弊，潔古之

花堂　　三下二

言。實知非其書也，但啓蒙記誦則可。謂之是珍珠囊遺潔古而訛傳，妄稱東垣的確決不可也。

藥性要畧

七潭鄭寧，此生胡説篇目先胡説起，可笑可惡。夫藥性或集要，或摘要，或要萃，渠云要畧。先將要者畧去，內所集者皆非要矣。所以牛膝、半夏混同，肉桂、杜仲而草木不分。白丁香列於鼈甲之中，夜明沙雜於猪心之內，而禽獸不別。篇首引前人雜説，而又繼以假珍珠囊，餘皆古本草之已梓行者。渠竊之，又不完整。斯人也，災木之非，姑恕，而僭知醫之罪宜誅。

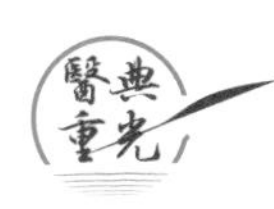

醫學統宗附滑氏伯仁危言　海陵一陽子校正

危言曰出和以天倪蒙莊氏之言也蒙莊氏幾於道是以然哉夫海有攖寧生者性嗜醫晚益成癖讀醫書偶有適意輒書之積若干條次第之目之曰攖寧生危言或者曰子之危言殆和以天倪乎生曰不知也抑幾於道乎生曰不知也不知而書之何也曰將以待夫知者而正之也或者退遂脫稿

洪武戊午燈夕後一日攖寧生滑壽伯仁識

攖寧生卮言

天地非大氣鼓鞴，則寒暑不能以時，潮汐不能以訊，霜露冰雪不能以其候。人身非大氣鼓鞴，則津液不得行，呼吸不得息，血脉不得流通，糟粕便溺不能運行傳送也。

啓玄子謂兩精相薄謂之神，莫若易係云陰陽不測之謂神。先儒云兩在之謂神，尤爲親切明白。

先儒云口鼻之呼吸爲魂，耳目之聰明爲魄。便以此可見魂便是動底，魄便是静底，故越人肝藏魂，肺藏魄，抑無以肝屬木而主動，肺屬金而主静者與。

五臟之氣屬陽，輕清而上行，天道也。爲呼吸，至息，六腑之

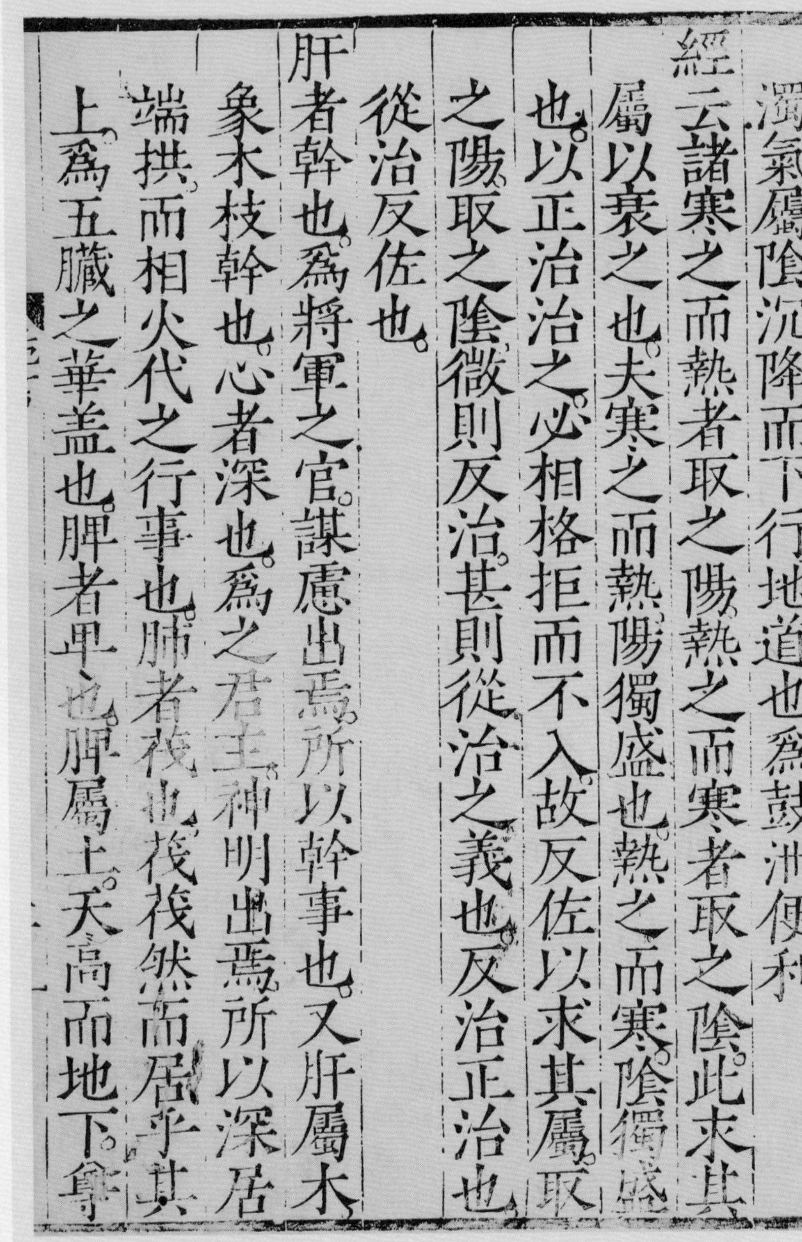

濁氣屬陰，沉降而下行，地道也，爲鼓泄便利。

經云：諸寒之而熱者取之陽，熱之而寒者取之陰，此求其屬以衰之也。夫寒之而熱，陽獨盛也；熱之而寒，陰獨盛也。以正治治之，必相格拒而不入，故反佐以求其屬，取之陽，取之陰。微則反治，甚則從治之義也。反治，正治也；從治，反佐也。

肝者，幹也，爲將軍之官，謀慮出焉，所以幹事也。又肝屬木，象木枝幹也。心者，深也，爲之君主，神明出焉，所以深居端拱，而相火代之行事也。肺者，茷也，茷茷然而居乎其上，爲五臟之華蓋也。脾者，卑也，脾屬土，天高而地下，卑

卑之義也。又脾裨也。所以爲胃行水穀而裨助乎四臟
也。腎者神也。神也者，妙萬物而爲言者也。爲作強之官，
技巧出焉。妙萬物者也。腸者暢也。實而不滿，貴通暢也。
胃者稟也。萬物之所聚者也。膽者敢也。爲中正之官，決
斷出焉。敢之義也。又曰膽者澹也。清淨之府，無所受輸，
淡淡然也。膀胱爲胞，胞者包也。旁上反下。水液滲而入
焉，猶包裹也。心包絡爲手心主者，包絡手心也。蓋以心
爲主，而以代之以用事也。三焦則取火能腐物之義也。
火之性自下而上。三焦者，始於原氣，用於中脘，散於胸
中，皆相火之自下而上也。其曰上焦主內而不出，下焦

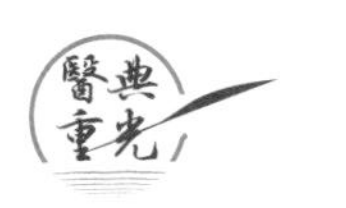

主出而不納其内其出皆係乎中焦之腐熟之爲義可見矣仁陽曰膀胱者脬之室也室以藏物猶包裹也彷彿後哲再考

十二經皆以俞爲原者非是理一分殊

寤寐者心之動靜也有思無思者又動中之動靜也有夢無夢者又靜中之動靜也但寤陽而寐陰寤清而寐濁寤有主而寐無主故寐然感通之妙必於寤而言之朱子

肺主呼吸天道也腎司開闔地道也故曰天地者萬物之上下也或曰天地者萬物之上在人身何以取之曰肺者天道腎者地道脾胃居中萬物之象也故胃者彙也號爲都市五味彙聚何所不容萬物歸土之義也脾則

禆之以灌溉四旁。

厥陰太陽，少氣多血。太陰少陰，少血多氣。陽明氣血俱多。少陽氣多血少。男子婦人均有此氣血也。男子多用氣，故氣常不足。婦人多用血，故血常不足。所以男子病多在氣分，婦人病多在血分。世俗乃謂男子多氣，女子多血，豈不謬哉。

寒涼之藥，水乃瀉火也。熱溫之助火，乃折水也。衄血，手陽明循經手上行，入清氣道中，咯血乃入於所合也，所合肺也。

吐血則足陽明隨經上行，滲溢胃脘而爲之也。小便血足

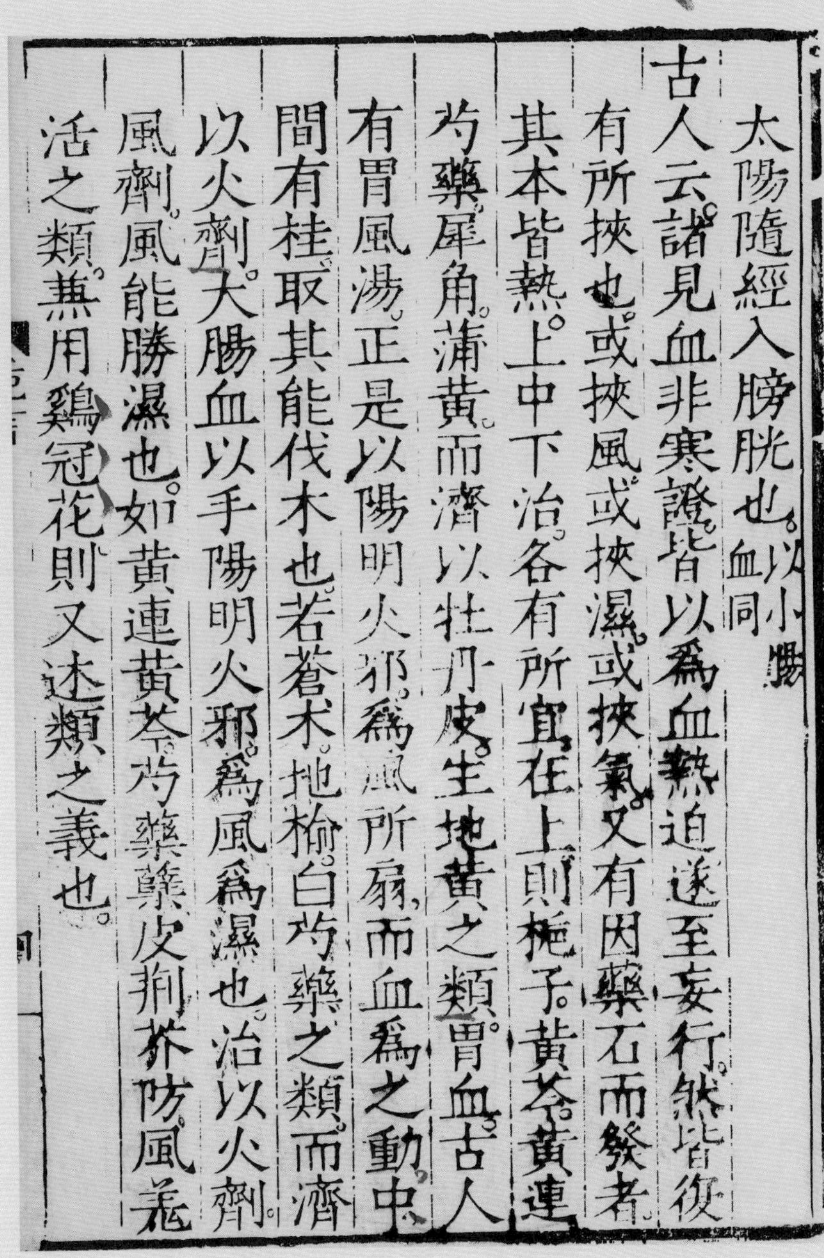

太陽隨經入膀胱也。以小腸血同

古人云。諸見血非寒證。皆以爲血熱迫遂至妄行。然皆從有所挾也。或挾風。或挾濕。或挾氣。又有因藥石而發者。其本皆熱。上中下治。各有所宜。在上則梔子、黃芩、黃連、芍藥、犀角、蒲黃。而濟以牡丹皮、生地黃之類。胃血。古人有胃風湯。正是以陽明火邪爲風所扇。而血爲之動。中間有桂。取其能伐木也。若蒼术、地榆、白芍藥之類。而濟以火劑。大腸血以手陽明火邪爲風爲濕也。治以火劑風劑。風能勝濕也。如黃連、黃芩、芍藥、蘗皮、荊芥、防風、羌活之類。兼用雞冠花。則又述類之義也。

大便前後下血，便前由手陽明隨經下行，滲入大腸，傳於廣腸而下者也；便後由足陽明隨經入胃，淫溢而下者也。古人所謂近血、遠血者是也。

咯血爲病最重，且難治者，以肺手太陰之經氣多血少，又肺者金象，爲清肅之藏，今爲火所制，迫而上行，以爲咯血，逆之甚矣。上氣見血，下聞病音，謂喘而咯血且咳嗽也。

從高墜下，驚仆擊搏，流滯惡血，皆從中風論，終歸於厥陰。此海藏之說，蓋厥陰多血，其化風木，是以然也。有形當從血論，無形當從常治。夏仲庸因蹈海驚怖，心爲不寧，

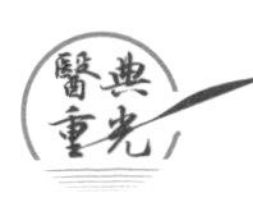

是爲無形從風家治之而愈。

血溢血泄諸蓄妄證，其治也，予率以桃仁、大黄行血破瘀之劑，以折其鋭氣，而後區别治之，雖往往獲中，然猶不得其所以然也。後來四明，遇故人蘇伊舉，閑論諸家之術。伊舉曰：吾鄉有善醫者，忘其姓字，每治失血蓄妄，必先以快藥下之。或問：失血復下，虚何以當？則曰：血既妄行，迷失故道，不去蓄利，則以妄爲常，曷以禦之？且去者自去，生者自生，何虚之有？予聞之，愕然曰：名言也。昔者之疑，今釋然矣。

婦人之於血也，經水蓄則爲胞胎，則蓄者自蓄，生者自生。

及其産育爲惡露則去者自去生者自生其醞而爲乳則無復下滿而爲月矣失血爲血家妄逆産乳爲婦人常事其去其生則一同也失血家須用下劑破血蓋施之於蓄妄之初亡血虛家不可下蓋戒之於亡失之後

唾血責在下焦陽火煎迫而爲之也腎主唾爲足少陰少血多氣故其證亦爲難治

驚而動血者屬心怒而動血者屬肝憂而動血者屬肺思而動血者屬脾勞而動血者屬腎

又有所謂腸風臟毒者腸風則足陽明積熱久而爲風風以動之也臟毒則足太陰積熱久而生濕從而下流也

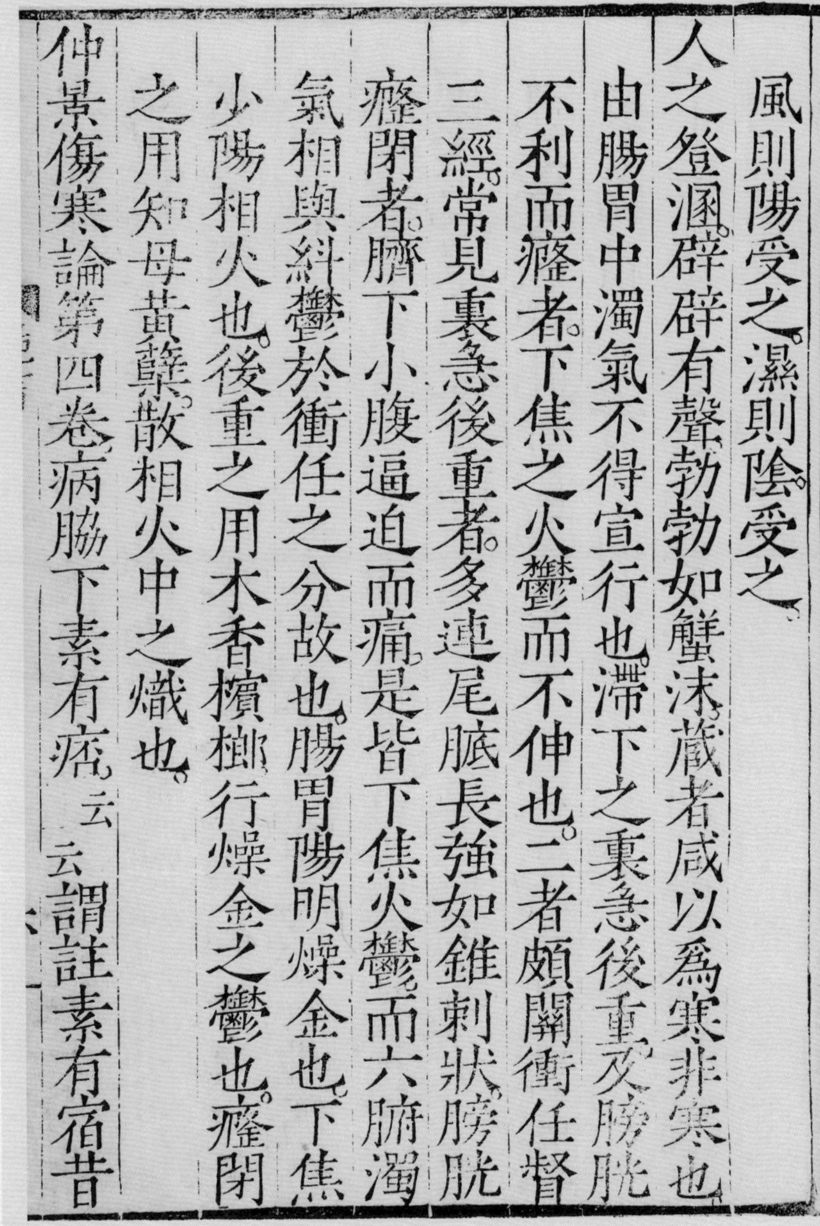

風則陽受之濕則陰受之

人之登溷辟辟有聲勃勃如蟹沫蔵者咸以爲寒非寒也由腸胃中濁氣不得宣行也滞下之裏急後重及膀胱不利而癃者下焦之火鬱而不伸也二者頗關衝任督三經常見裏急後重者多連尾骶長強如錐刺狀膀胱癃閉者臍下小腹逼迫而痛是皆下焦火鬱而六腑濁氣相與糾鬱於衝任之分故也腸胃陽明燥金也下焦少陽相火也後重之用木香檳榔行燥金之鬱也癃閉之用知母黄蘖散相火中之熾也

仲景傷寒論第四卷病脇下素有痞云 云謂註素有宿昔

之積。結於脇下爲痞。今因傷寒邪氣入裏。與宿積相搏。使真藏之氣結而不通。致連在臍傍。痛引小腹。入陰筋而死。凡雜病癖痞有此候者。亦必死矣。

仲景書。柴胡加龍骨牡蠣湯下註與柴胡湯云云雜錯之邪斯悉愈矣。詳此則凡病邪錯雜。皆可循此加減用之。

凡傷寒家服藥後。身熱煩燥。發渴冒瞀。脉兩手忽伏而不見。惡寒戰慄。此皆陰陽氤氳。正邪相爭。作汗之徵也。姑宜靜以待之。不可因而倉皇。及至錯誤。

心下逆滿者。下之過也。氣上衝胸起則頭眩者。吐之過也。肉瞤筋惕。足踡惡寒者。汗之過也。

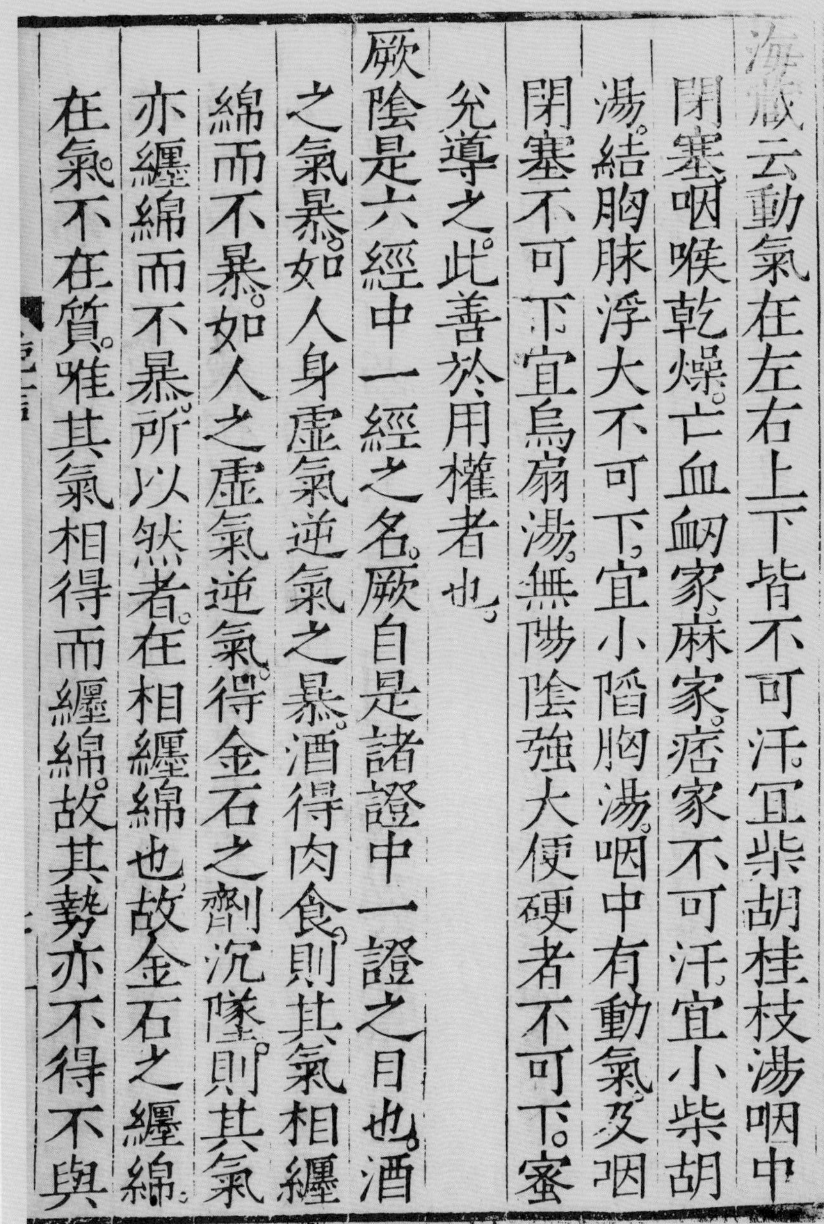

微云動氣在左右上下皆不可汗宜柴胡桂枝湯咽中閉塞咽喉乾燥亡血衄家麻家瘡家不可汗宜小柴胡湯結胸脉浮大不可下宜小陷胸湯咽中有動氣及咽閉塞不可下宜烏扇湯無陽陰強大便硬者不可下蜜兊導之此善於用權者也

厥陰是六經中一經之名厥自是諸證中一證之目也酒之氣暴如人身虛氣逆氣之暴酒得肉食則其氣相纏綿而不暴如人之虛氣逆氣得金石之劑沉墜則其氣亦纏綿而不暴所以然者在相纏綿也故金石之纏綿在氣不在質雖其氣相得而纏綿故其勢亦不得不與

之纏綿也。世人但知金石藥墜氣。而不知所以墜氣之義也。東垣家則用質陰。味厚。以沉降之。蓋氣陽質陰。陰陽相遇。則自然相得而不升走。亦金石纏綿之義歟。

酒氣厚陽也。上升。肉味厚陰也。下降。故酒必得肉而後不泛。蓯蓉有河西中土二種之別。丹溪謂蓯蓉能峻補信然。惟其峻也。乃有流弊也。始予在儀真。乃有人以河西蓯蓉遺陳德宣萬戸者。陳武人不諳藥性。徒知善補也。且遺之甚多。已與子朝夕茹之。若嗜果蔬。未幾皆遍體作大瘡。膿血淋漓。痛楚不禁。服凉竟劑乃愈。

世言睾丸爲外腎非也。越人爲肝者筋之合。筋者聚于陰

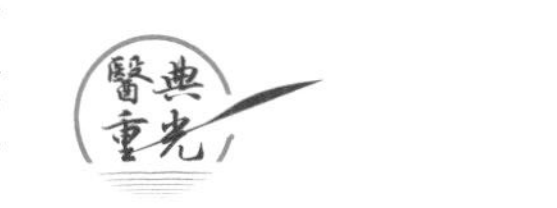

器陰器在男子爲睾丸也腎有兩枚睾丸亦然形復似之故世俗云云雖以褚澄之智亦以雙乳爲婦人外腎然則隨俗雅化其來久矣

廬陵謝堅曰謂脉訣雖非叔和書而其人亦必知讀脉經但不當自立七表八裏九道之脉遂與脉經所載二十四經種脉名大有牴牾蜀人張行成精象數觀物之學亦以七表八裏九道脉配之象數此盖行成精物觀物而不習於醫之故徒知以七八九爲可以配象數而不知脉之不可以七八九拘也行成有通變等書幾百卷其第八卷尤詳於靈樞腸胃長短之數而其言皆有合

乎陰陽尺度。是蓋觀物之深者也。常蓄此卷，將有撫於難經本義，而以至正十三年遭寇臨安，平昔所蓄書喪盡，遂不復得見，惜哉。凡數一爲奇，二爲偶，三爲參，五爲伍，如是則有統紀而無錯亂。醫書論脉云參伍不調，蓋謂參不成參，伍不成伍，大小不均，踈數不等，錯亂而無紀也。黄發有陰陽，天五之土，爲火所焚，陽黄也；地二爲火，爲水所溺，陰黄也

劉河間爲補瀉脾胃之本者，蓋以脾胃中和之氣也。燥其濕則爲瀉，潤其燥則爲補。

火多水少，爲陽實陰虚，其病爲熱；水多火少，爲陰實陽虚，

其病爲寔也。

或問十二經之病，皆有經治之藥，奇經入脉既不拘於十二經，奇有病也，將何以治之？曰：入脉雖不拘於十二經，然於十二經中，各有所附會也，隨其附會而治之可也。治奇經病，莫如用鍼，攻去其邪。攻去其邪，則正氣乃復。下中有兼，不害其爲守也。守者持其正也，持其正則邪無所入，不害其爲攻也。若畢而實同，相須之道也。河間完丘長於攻，而其間未嘗無守；易水東垣長於守，而其間未嘗無攻。

用藥如用兵，醫爲守將，藥爲甲兵，病則敵人，是故善攻者

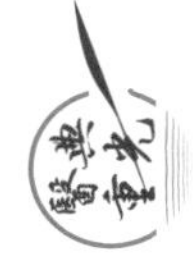

敵不知其所守。善守者。敵不知其所攻。

越人謂十二經有十二絡。兼陰蹻陽蹻之大絡。則爲十五絡也。又謂陽絡者陽蹻之絡。陰絡者陰蹻之絡。楊氏云。陰陽蹻二。男子數其陽。女子數其陰。蓋以男子主陽。女女主陰也。

心肺爲藏陰也。以通行陽氣而居上。陰體而陽用也。大腸小腸爲腑陽也。以傳陰氣而居下。陽體而陰用也。紀齊卿之註難經。佳則佳矣。但於諸家之說。辨論大過爾。理本宜紆者曲之宜焉止矣。以鵝湖之書老亭亦且未免。况在數家。數家猶喜吹毛。

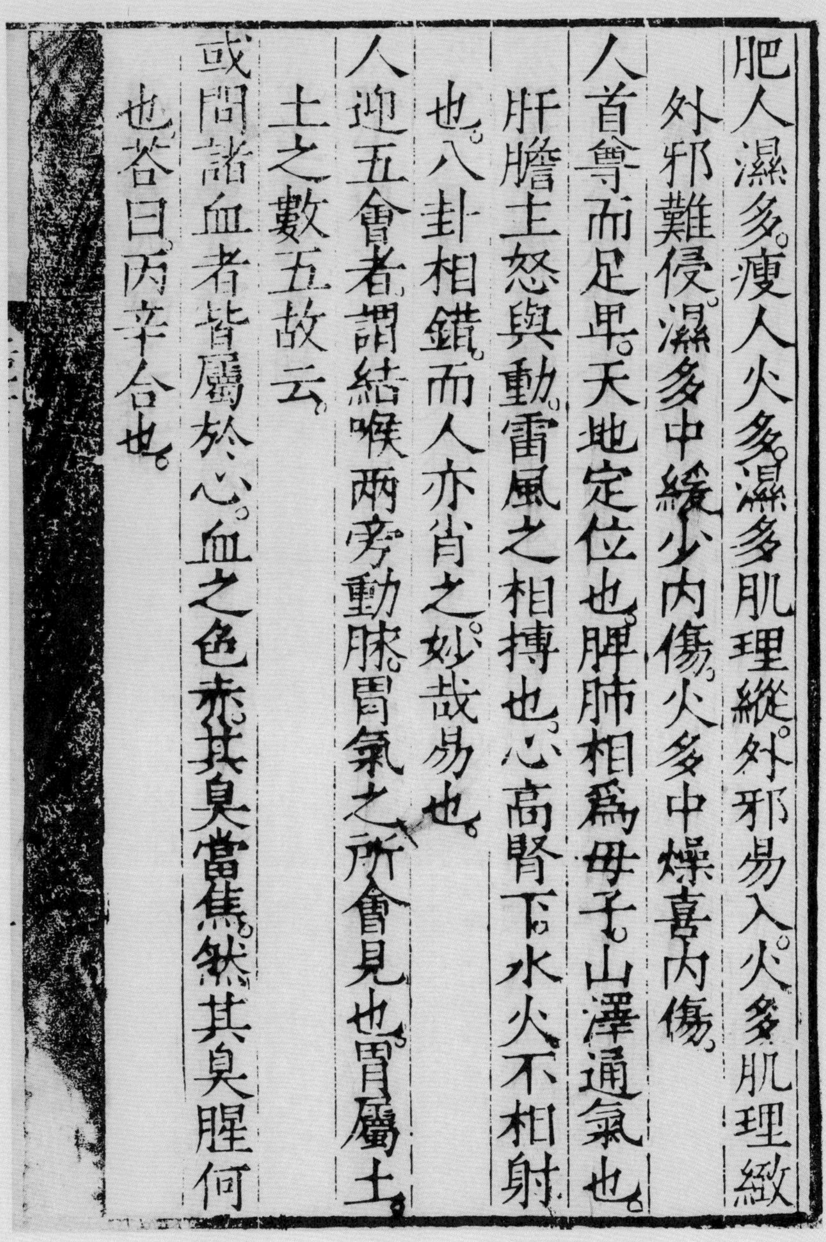

肥人濕多，瘦人火多。濕多肌理縱，外邪易入；火多肌理緻，外邪難侵。濕多中緩少内傷，火多中燥喜内傷。

人首尊而足卑，天地定位也；脾肺相爲母子，山澤通氣也；肝膽主怒與動，雷風之相搏也；心高腎下，水火不相射也。八卦相錯，而人亦肖之，妙哉易也。

人迎五會者，謂結喉兩旁動脉，胃氣之所會見也。胃屬土，土之數五，故云。

或問：諸血者皆屬於心，血之色赤，其臭當焦，然其臭腥，何也？答曰：丙辛合也。

醫學統宗 附雜録

儒謂醫類小道其說當否　海陵一陽何柬撰

南畿督學文院試卷

物理囿於形跡者據方體而可以形容物理妙乎造化者無窮盡而難於擬議大哉醫之爲道也天地以生物之心爲心元氣育靈有不備者醫爲裁成而輔相之即古補衮之說小道之言出自子夏當時或未必拘拘直指醫卜農圃也追啓於朱註之后指之真而言之切耳古聖繼天立極有稷教民稼穡有羲畫易有農嘗木石有帝叙內經首立民命皆四端之托始由出者豈數聖倡率蒸民而爲君子不爲之事乎先哲謂士窮達所就而以醫相相偶言同

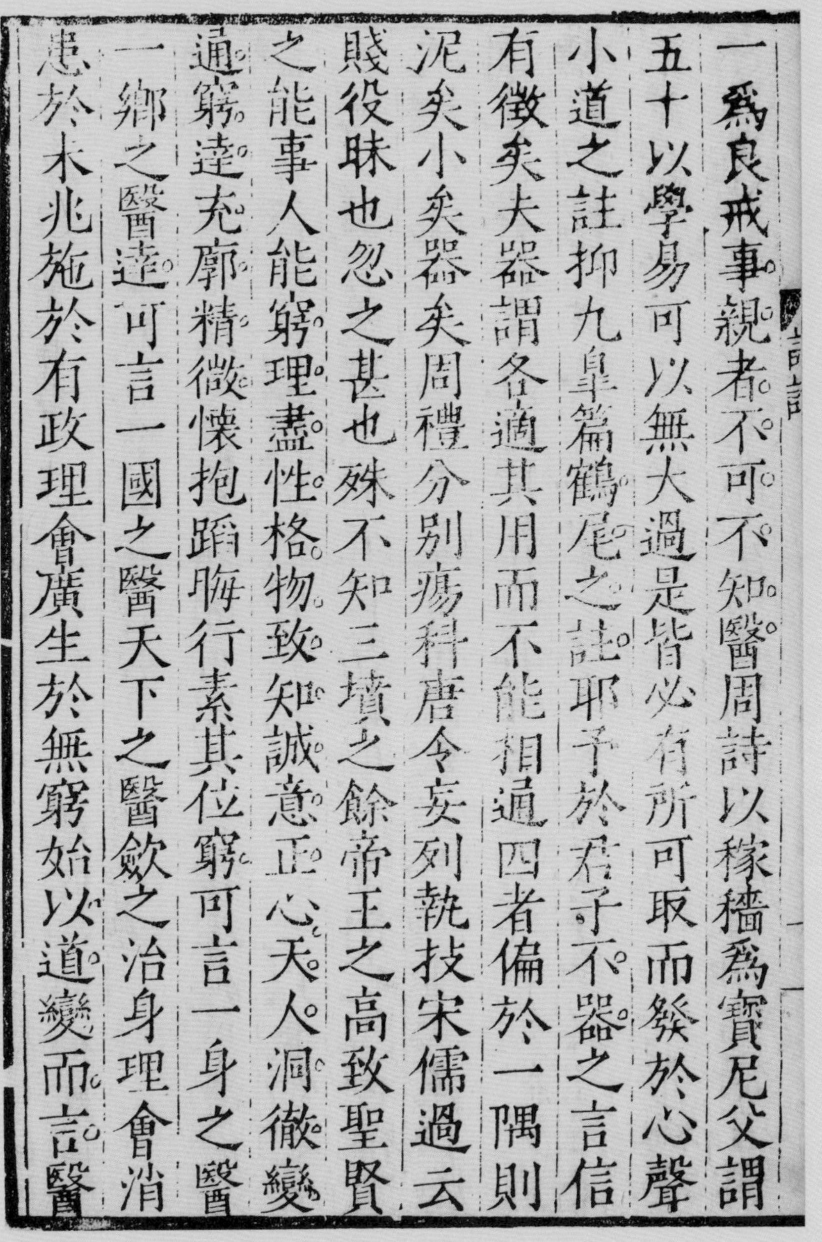

一爲良戒事。親者。不可不知。醫周詩以稼穡爲寶尼父謂五十以學易可以無大過是皆必有所可取而發於心聲小道之註抑九皐篇鶴尾之註耶子於君子不器之言信有徵矣夫器謂各適其用而不能相通四者偏於一隅則泥矣小矣器矣周禮分别瘍科唐令妄列執技宋儒過云賤役昧也忽之甚也殊不知三墳之餘帝王之高致聖賢之能事人能窮理盡性格物致知誠意正心天人洞徹變通窮達充廓精微懷抱蹈晦行素其位窮可言一身之醫一鄉之醫達可言一國之醫天下之醫欽之治身理會消患於未兆施於有政理會廣生於無窮始以道變而言醫

終以醫化而爲道得魚忘筌得道泯迹不以醫言醫而以理言醫不拘於理言醫而以範圍天地曲成萬物充周通變神吾心易以忘乎醫可以安老可以懷少可以事君事親可以捍患禦災可以鋤邪養正一理該貫形氣頓超古人論觀覆育之理而云火之尅金水之生木出入循環生尅嗣續老彭得之以養身君子得之以養民聖人得之而天下平夫攝生之法與脩齊之道理無二岐道同一軌道無往不載醫無往不寓如五穀爲養五畜爲益農之醫也五菓爲助五蔬爲充圃之醫也明消長識存亡脩省祿立趨吉避凶卜之醫也審陰陽表裏虛實調木火土金水五

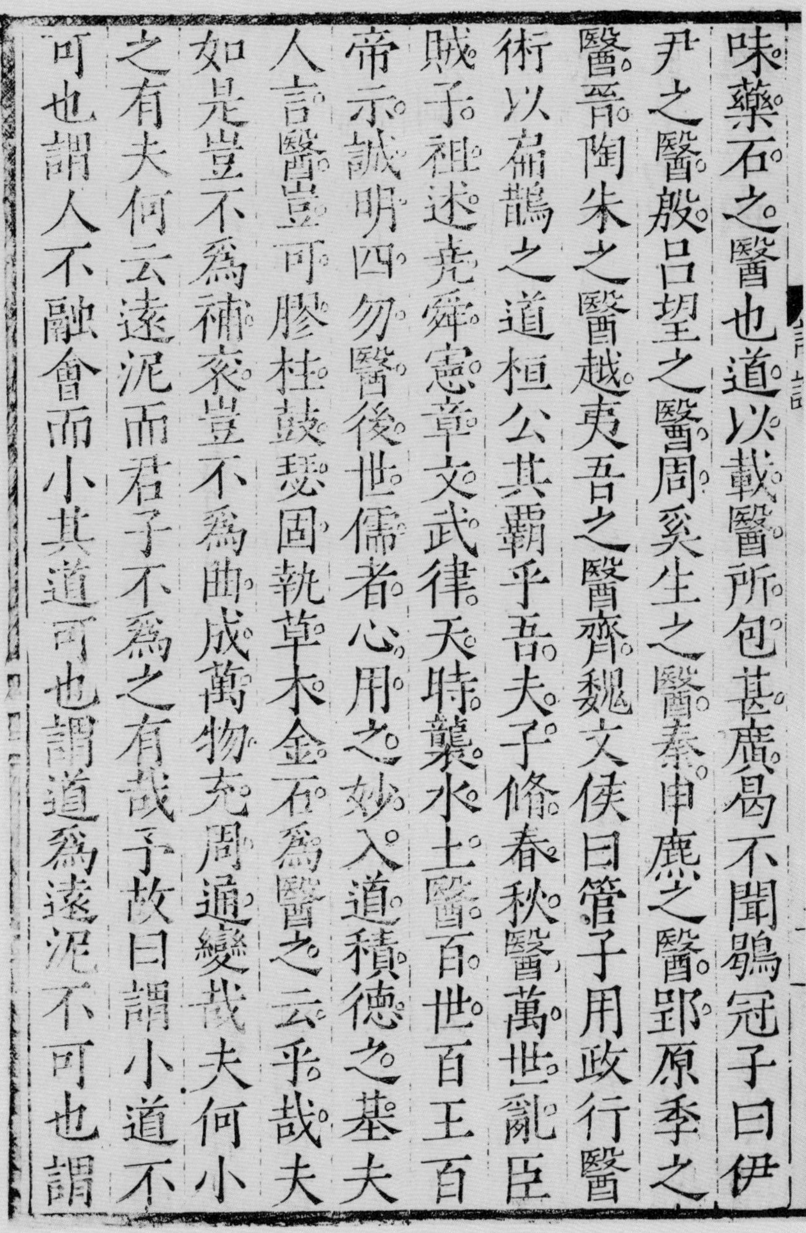

味藥石之醫也道以載醫所包甚廣曷不聞鶡冠子曰伊尹之醫殷呂望之醫周奚生之醫秦申麃之醫郢原季之醫晉陶朱之醫越夷吾之醫齊魏文侯曰管子用政行醫術以扁鵲之道桓公其覇乎吾夫子修春秋醫萬世亂臣賊子祖述堯舜憲章文武律天時襲水土醫百世百王百帝示誠明四勿醫後世儒者心用之妙入道積德之基夫人言醫豈可膠柱鼓瑟固執草木金石爲醫之云乎哉夫如是豈不爲補衮豈不爲曲成萬物充周通變哉夫何小之有夫何云遠泥而君子不爲之有哉予故曰謂小道不可也謂人不融會而小其道可也謂道爲遠泥不可也謂

心學失傳，囿於形跡，而泥其道可也。彼小之者，自因見道之小，非吾之所謂小也，我廣大之。彼泥之者，自因識道之泥，非吾之所謂泥也，我廓充之。傳曰：人能弘道，非道弘人。顧人造就力行之何如耳。志道者必先知所止，則志有定向，自不爲過論他岐惑，信夫。

不知易不足以言太醫

古人見道之真者，發言不苟，言必大有攸繫。窮理之至者，立論必精，論確誠爲準範。易豈易言哉？不知易不足以言醫，醫之尤不易言明矣。何也？蓋醫乃人之司命，攸繫匪輕，誤治死不復生，所慎莫踰。醫可粗率易言，則孟浪傷生而

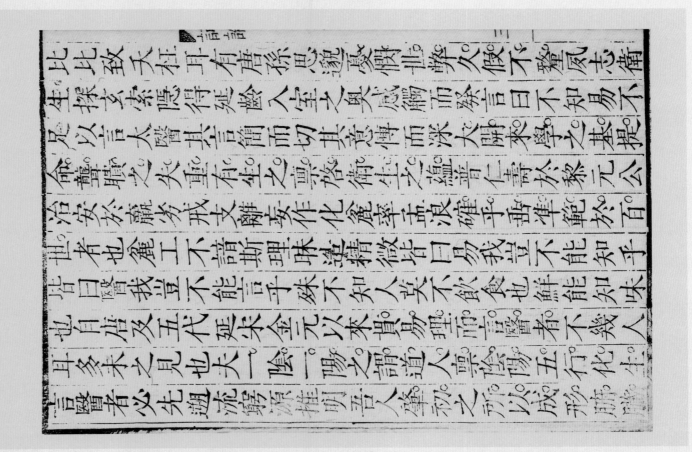

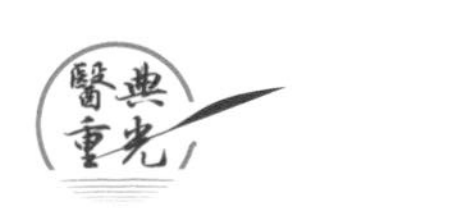

比比致夭枉耳有唐孫思邈憂憫世弊久假不鳌夙志衛生探玄索隱得延齡入室之奥感觸而發言曰不知易不足以言太醫其言簡而切其意博而深大開來學之基提命聾聵之失垂有生之稟啓衛生之蘊普仁壽於黎元公治安於羸劣戒支離妄作麄率孟浪確乎爲準範於百世者也麄工不諳斯理昧造精微皆曰易我豈不能知乎皆曰醫我豈不能言乎殊不知人莫不飲食也鮮能知味也自唐及五代延宋金元以來貫易理而言醫者不幾人耳多未之見也夫一陰一陽之謂道人稟陰陽五行化生言醫者必先遡流窮源推明吾人肇初之所以成形臟腑

經絡九竅百骸陰陽剛柔若何配合而結凝童幼壯老精形氣血若何升降而榮衛飲食入胃清濁若何輸分若何流經合精若何傳氣於肺傳血於肝若何傳水穀於脬腸五氣相貫若何循環無端脉自何而生若何而爲血之府若何形擬謂天真委和之氣若何謂君主相傅將軍中正臣使倉廩傳道受盛作強決瀆州都之名端倪浩祕工於此預當致知格物而委曲旁通不可害理忍心而糊塗矇昧夫人在氣交之中勝復更變之不濟而寒暑眚災之毎患寄醫審療必先瞭瞭胷中方自神神指下望聞問切剖白毫釐識感中傷三者標本之甚微明內外不內外因表

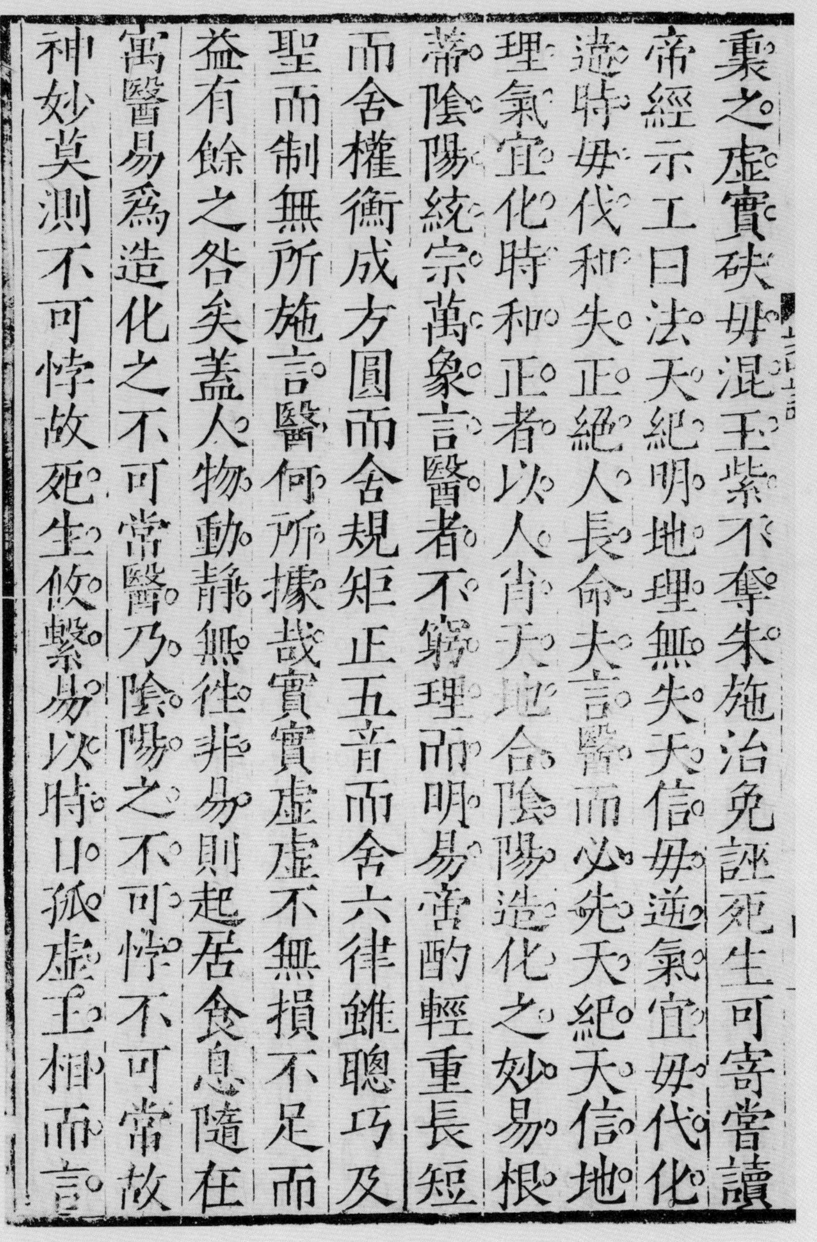

槖之虛實砆毋混玉紫不奪朱施治免誣死生可寄嘗讀
帝經示工日法天紀明地理無失天信毋逆氣宜毋代化
逆時毋伐和失正絕人長命夫言醫而必先天紀天信地
理氣宜化時和正者以人肖天地合陰陽造化之妙易根
蒂陰陽統宗萬象言醫者不窮理而明易斟酌輕重長短
而舍權衡成方圓而舍規矩正五音而舍六律雖聰巧及
聖而制無所施言醫何所據哉實實虛虛不無損不足而
益有餘之咎矣蓋人物動靜無往非易則起居食息隨在
寓醫易爲造化之不可常醫乃陰陽之不可悖不可常故
神妙莫測不可悖故死生倏繫易以時出孤虛王相而言

貞。悔。醫以。生。尅。制。化。而。兆。吉。凶。不知易而言醫輕生命而
終無以詰其醫之奧工言醫而據易方。有本而藉以。彰其
理之。玄。人命死不復生治失剪誤甚。於刃挺孫子體認帝
經親切欲工。造。窮。理。盡。性。之。學會。醫。易同原天。人。一理全
止命廓含靈不支妄龕孟而遺人夭殃耳古人言醫如此
醫其見天地之心。乎愚孤陋寡聞始有疑豫初學讀易徒
誦乾爲首坤爲腹震爲足巽爲股坎爲耳離爲目艮爲手
兌爲口蒙昧未通咀嚼無味存恒肄業廿有五年寒暑無
間研究斯理泝源圖洛剽竊先天理學之書見其以。天。地。
剛。柔。陰。陽。卦。象。廓。配。人。物。百。骸。九。竅。肇。初。原。始。表。裏。立。言。

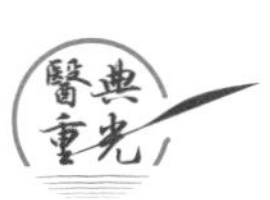

又以日爲心月爲膽星爲脾而辰爲腎水爲膀胱火爲胃土爲肝石爲肺陽與剛交而生心肺及三焦胞絡大小腸陽與柔交而生肝膽柔與陰交而生腎與膀胱剛與陰交而生脾胃一故神兩故化窮神知化而又推沖漠之滋生心又生目膽又生耳脾又生鼻腎生口膀胱生血胃生髓肝生肉肺生骨又推一步以乾爲心坤爲血震爲腎巽爲骨坎爲髓離爲膽艮爲肉兌爲脾泰爲目中孚爲鼻既濟爲耳頤爲口大過爲肺未濟爲胃小過爲肝否爲膀胱地中天而石中火心膽象之命在首者宜縱命在根者宜横心膽反之一脉三部一部三候三而天三而地三而人神

統於心氣統於腎形統於首形氣交而神主其中象三才言之天之神棲於日人之神發乎目寤棲心而寐棲腎動靜配之飛者翅依木食木走者趾依草食草人之手足翅趾也兼食草木而又食飛走於萬物貴之天地有八象人倍之而爲十六象合天地之所以生人合父母之所以生子以一萬三千五百合八百一十以二百七十合十六二分之數以人成形之理合天地以天地造化之理配人形天人一理昭著淵源本末始終至爲精密而始知脉之生合胃脘之陽之句血之府廼官府之府之稱天真委和之氣端詳野馬氤氳升降榮衛之機悉準干支旋轉君主相

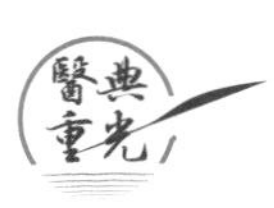

傳將軍中正臣使倉廩而有神明節制謀慮決斷喜樂五味之殊傳送受盛作強決瀆州都而有變化化物伎巧水道氣化之責支分節譬醫易初無兩岐不知易不足以言醫之言誠後世聾者之雷霆瞶者之日月金正命準範無窮信不我誣也誠哉百世之師乎今之言醫者輕天畀之生源視醫道爲技藝不求標本虛實罔推直達横行徒知四君四物爲氣血之宗師而七方幽微未晶執二陳二賢爲痰飲之主帥而十劑多少味從三療駁雜十形混淆治保輕視知陰知陽之說調攝不究三虛三實之玄資贍俗甄妬能世弊畏首畏尾藉王道之論恒談曰補曰攻賤藿

人冥行之譏不避以易專卜書視醫爲近理置古人立心立言立法求付虛文輕醫典從標從本從中筏同迂論白首誓不窮經青年僣擁虛器論及至此流涕慨夫醯雞管見陰懷負疥之羞明哲砭裁憲量舍田之誕也謹論

五運六氣變化勝復淫治抑果切於醫否（文院題試 外撰呈進）

觀天地萬物造化一陰陽氣理而已矣寂之原於一感之殊爲萬氣與理不可析言陰與陽相爲對待先儒謂天以陰陽五行化生萬物氣以成形而理亦賦焉斯言備矣粤自太虛寥廓肇基化元萬物資始五運終天曰陰曰陽曰柔曰剛幽顯既位寒暑攸張蓋陰陽爲萬物綱紀變化勝

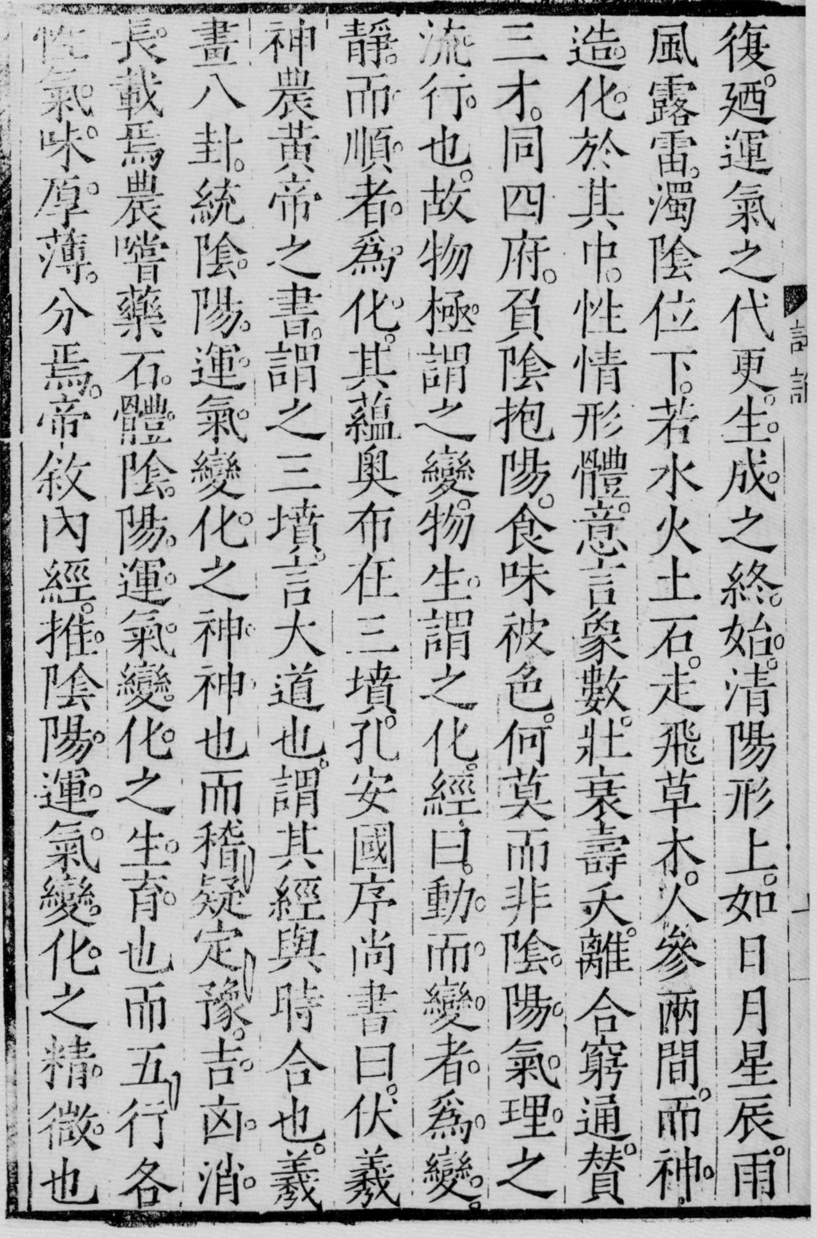

復迴運氣之代更生成之終始清陽形上如日月星辰雨風露雷濁陰位下若水火土石走飛草木人參兩間而神造化於其中性情形體意言象數壯衰壽夭離合窮通賛三才同四府負陰抱陽食味被色何莫而非陰陽氣理之流行也故物極謂之變物生謂之化經曰動而變者爲變靜而順者爲化其蘊奥布在三墳孔安國序尚書曰伏羲神農黄帝之書謂之三墳言大道也謂其經與時合也羲畫八卦統陰陽運氣變化之神神也而稽疑定豫吉凶消長載焉農嘗藥石體陰陽運氣變化之生育也而五行各性氣味厚薄分焉帝叙内經推陰陽運氣變化之精微也

而致中和，位天地，育萬物，生生之道，著爲三聖端倪。其理一揆，言醫者演其緒餘一二，而敷裁成之道。其運氣爲樞要之指南。據經曰：治病者，必明六化分治，味色所生，臟腑所宜，適可以言盈虛病生之緒；不知年之所加，氣之盛衰，虛實之所起，不可以言工。唐太僕王冰曰：天真氣運，尚未該通，人病之由，焉能精達？載人曰：不明五運六氣，檢遍方書何濟？至丹溪亦以人之腑臟，外應天地，司氣司運，八風動靜之變，及取楊太受五運六氣，須每日候之，記其風雨晦明之說。夫運氣變化勝復淫治，切醫道之宗，奉生之本矣。後此他岐，不知其本也。迨有傷巧成拙，嗜爲恠誕，浸若

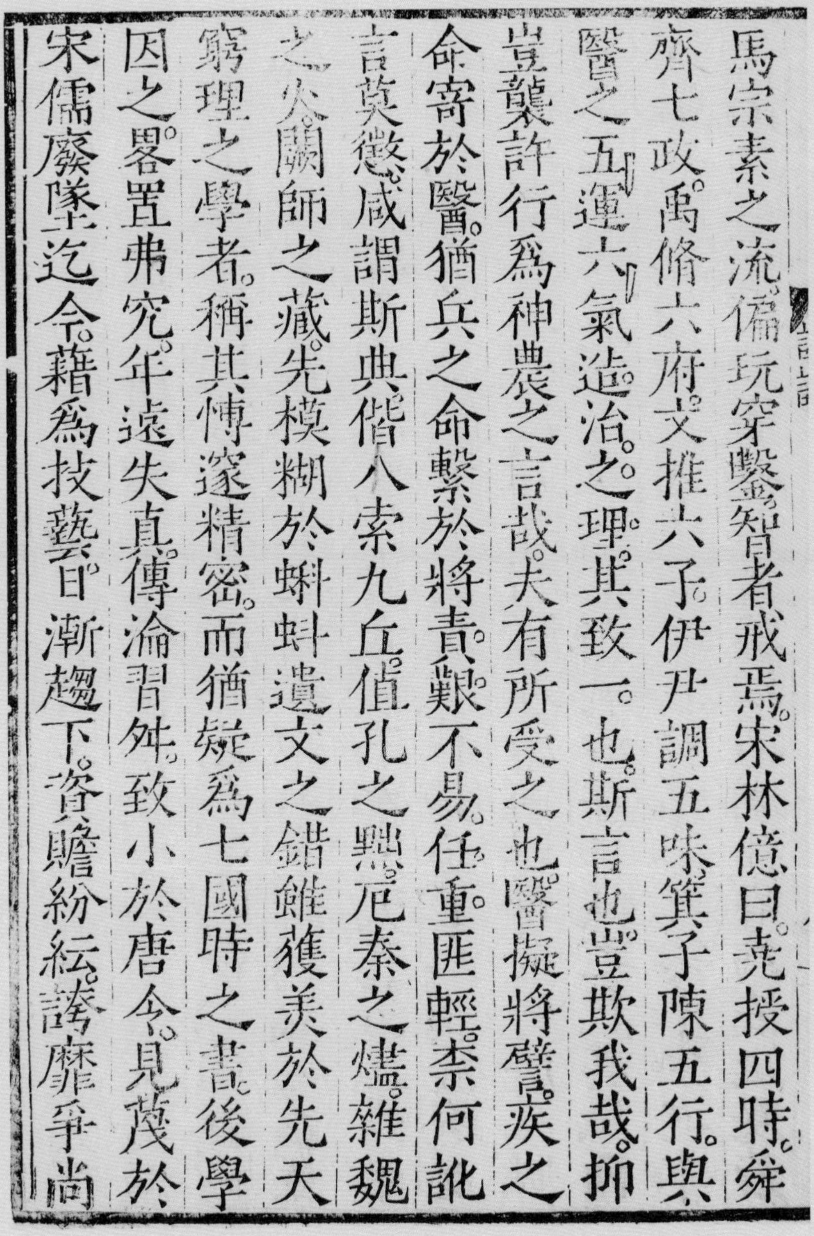

馬宗素之流。偏玩穿鑿。智者戒焉。宋林億曰。堯授四時。舜齊七政。禹脩六府。文推六子。伊尹調五味。箕子陳五行。與醫之五運六氣造治之理。其致一也。斯言也。豈欺我哉。抑豈襲許行爲神農之言哉。夫有所受之也。醫擬將。譬疾之命寄於醫。猶兵之命繫於將。責艱不易。任重匪輕。柰何訛言莫懲。咸謂斯典。偕八索九丘。值孔之黜。厄秦之燼。雜魏之火。闕師之藏。先模糊於蝌蚪遺文之錯雜。獲美於先天窮理之學者。稱其傳邃精密。而猶疑爲七國時之書。後學因之。畧置弗究。年遠失真。傳淪習舛。致小於唐今。見蔑於宋儒。廢墜迄今。藉爲技藝。日漸趨下。資贍紛紜。誇靡爭尚

加以嫉忌生而大道愈泯訕謗作而至理彌乖去聖久遠俗襲成弊慨夫以至精至微之道流爲至陋至淺之文議論棟充理要塞積秘古方而就今病歲氣何先分門類妄擅專利天和屢伐三天兩地一氣流行之理罔諶而刻舟求劍膠柱鼓瑟之誚牘坦踐也工時間有體運氣而言鍼藥則比比羣駭譖焉噫去道遠矣曷知昔黃帝氏重生命代天工而全天畀志福蒸民探玄索隱抑嘗以此勝復淫治天地之氣逆從變化之機得否宜運調味曲折旁通問於岐伯時伯曰昭哉問也遂從其類序分其部主別其宗師昭其氣數若何而候天道若何而調民病以人生有形

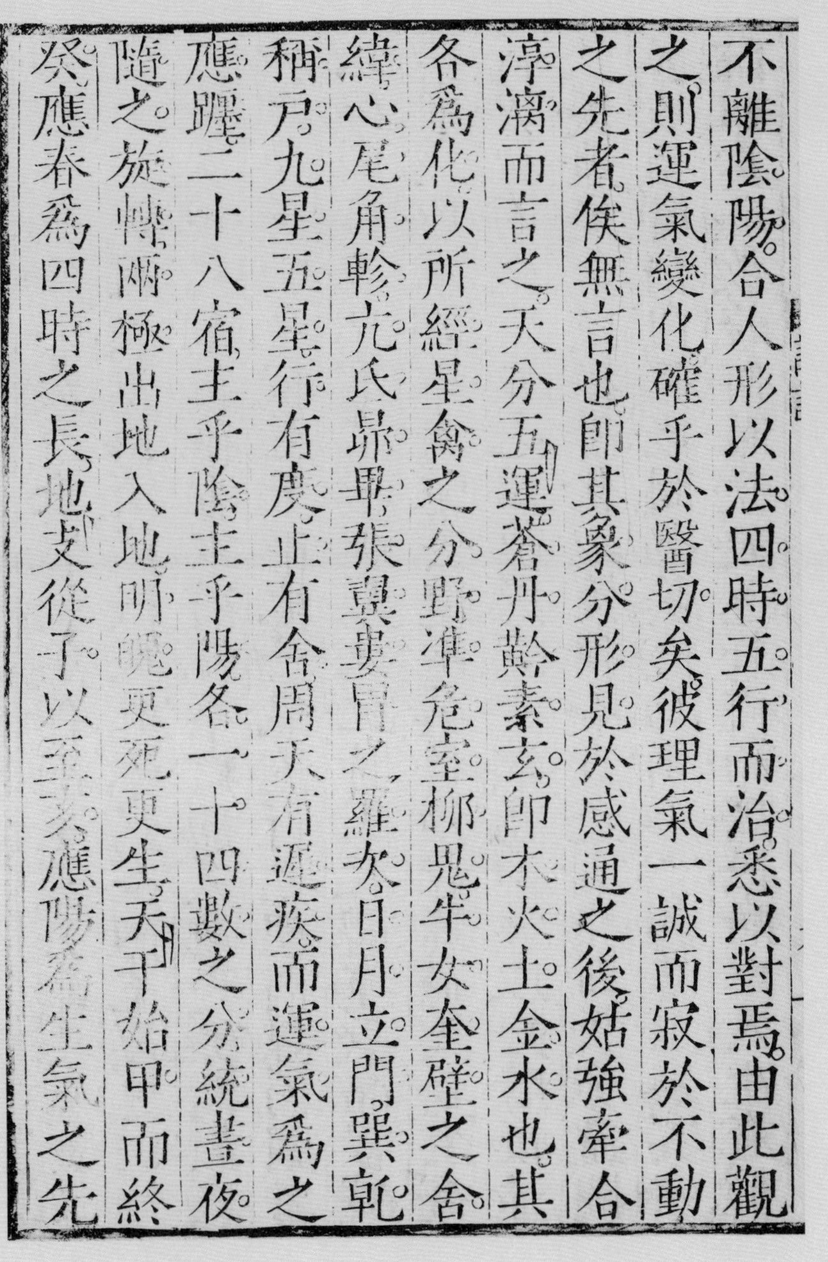

不離陰陽合人形以法四時五行而治悉以對焉由此觀
之則運氣變化確乎於醫切矣彼理氣一誠而寂於不動
之先者俟無言也即其象分形見於感通之後姑強牽合
渟漓而言之天分五運蒼丹黅素玄即木火土金水也其
各為化以所經星禽之分野準危室柳鬼牛女奎壁之舍
緯心尾角軫亢氐昴畢張翼婁胃之羅於日月立門巽乾
稱戶九星五星行有度止有舍周天有遲疾而運氣為之
應躔二十八宿主乎陰主乎陽各一十四數之分統晝夜
隨之旋幃兩極出地入地明晦更死更生天干始甲而終
癸應春為四時之長地支從子以至亥應陽為生氣之先

分日干支合曰歲立立號著名彰德表事曰起一月起二星起三辰起四天爲五水一火二木三金四土爲五四加一而天地之數五五之無窮三兩之而天地之數六六之有紀五味五色五聲六律六呂六節五六相合理氣錯綜以運氣合五味言之木化酸火化苦土化甘金水化辛鹹或收或散或潤或炎氣味有厚薄性用有躁靜治保有多少力化有淺深走入勝傷惡宜合欲凡辛甘主發散皆陽凡酸苦鹹主涌泄皆陰以運氣合五色言之在天曰青道赤道黄道白道黑道陽曆陰曆亘萬古之朝暮曰東赤南白西黄北黑曉午暮夜迺一日之四時於物有純駁榮悴

各遂其性之付應人肝心脾肺腎十形九氣華榮生尅徵兆天地之災祥變見人物之凶吉以運氣合五聲言之木角火徵土宮金商水羽值陰值陽有太過不及大少平正之殊曰敷和升明備化審平靜順曰委和伏明卑監從革涸流曰發生赫曦敦阜堅成流衍各五而三之十五紀之應在天地彰勝復淫在人物審尅應休悔以運氣合律呂言之月分十二隔八相生氣根於子曰竒十一月起自黄鍾寅太簇辰姑洗午㽔賓申夷則戌無射氣值於合曰耦十二月起自大呂卯夾鍾巳仲呂未林鍾酉南呂亥應鍾一三五七九爲六陽辰二四六八十爲六陰辰三分下

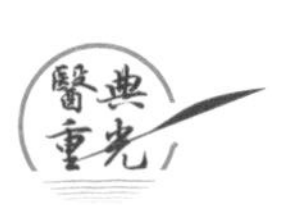

生上生三分損一益一列管位方飛灰制氣候大動小動驗氣灰氣和律度量衡皆由此積元會運世體物不遺以運氣合六節言之節制相涵真靈推盪天以六六爲節天之紀六期一備地以五五爲制地之紀五歲一周地五歲而右遷天五歲而餘一始少陰而終厥陰者天之氣分六節也始厥陰而終太陽者地之氣應六節也日月四四一十六位天地四四一十六變日有進六退六行陽贏而行陰縮數有二八二六統體始而分用終至於二大二小二分二至極北大寒極南大暑三氣小滿六氣小雪春秋二分卯酉氣平分而始異冬夏二至子午氣至極而變生正

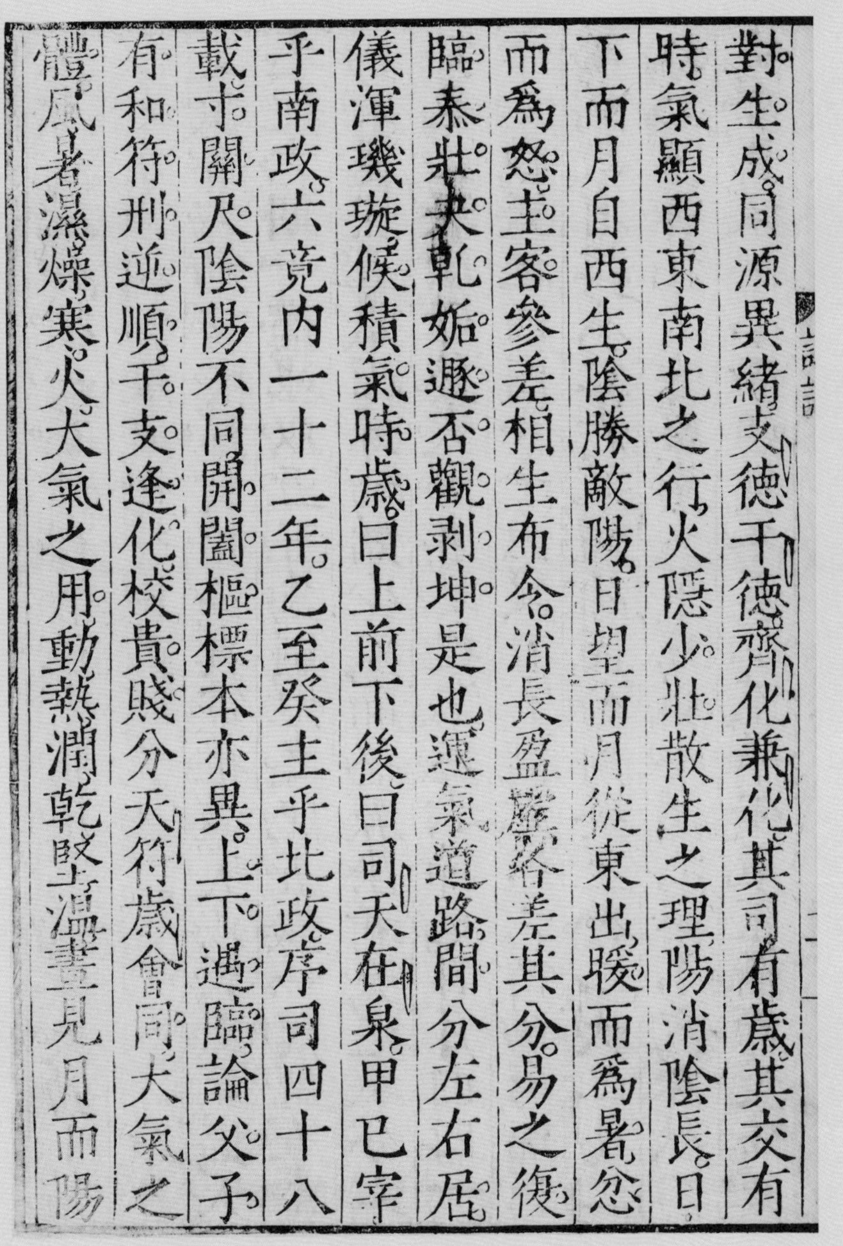

對生成同源異緒支德干德齊化兼化其司有歲其交有時氣顯西東南北之行火隱少壯散生之理陽消陰長日下而月自西生陰勝敵陽日望而月從東出暖而爲暑忿而爲怒主客參差相生布令消長盈虛參差其分易之復臨泰壯夬乾姤遯否觀剝坤是也運氣道路間分左右居儀渾璣璇候積氣時歲曰上前下後曰司天在泉甲巳宰乎南政六竟內一十二年乙至癸主乎北政序司四十八載寸關尺陰陽不同開闔樞標本亦異上下遇臨論父子有和符刑逆順干支逢化校貴賤分天符歲會同大氣之體風暑濕燥寒火大氣之用動熱潤乾堅温晝見月而陽

中有陰夜列星而陰中有陽地氣之上爲雲雲出天氣天
氣之下爲雨雨氣地生升已而下下者謂天下已而升升
者謂地天地依附互爲其根動靜循環寒來暑往大運氣
不能真淳而真邪爲之交薄是以感召或偏於瀉雜而變
化勝復相淫先儒謂變者化之漸化者變之成然勝復寓
於變化之中言醫之切要安得不詳分時司氣德之屈伸
政令變報之往復哉經曰感於人則形體具而爲神機之
樞變之之謂達於天則寒暑運而爲生生之本化之之謂
日時謂時化之常厥陰所至爲和平少陰所至爲暄太陰
所至爲埃溽少陽所至爲炎暑陽明所至爲清勁太陽所

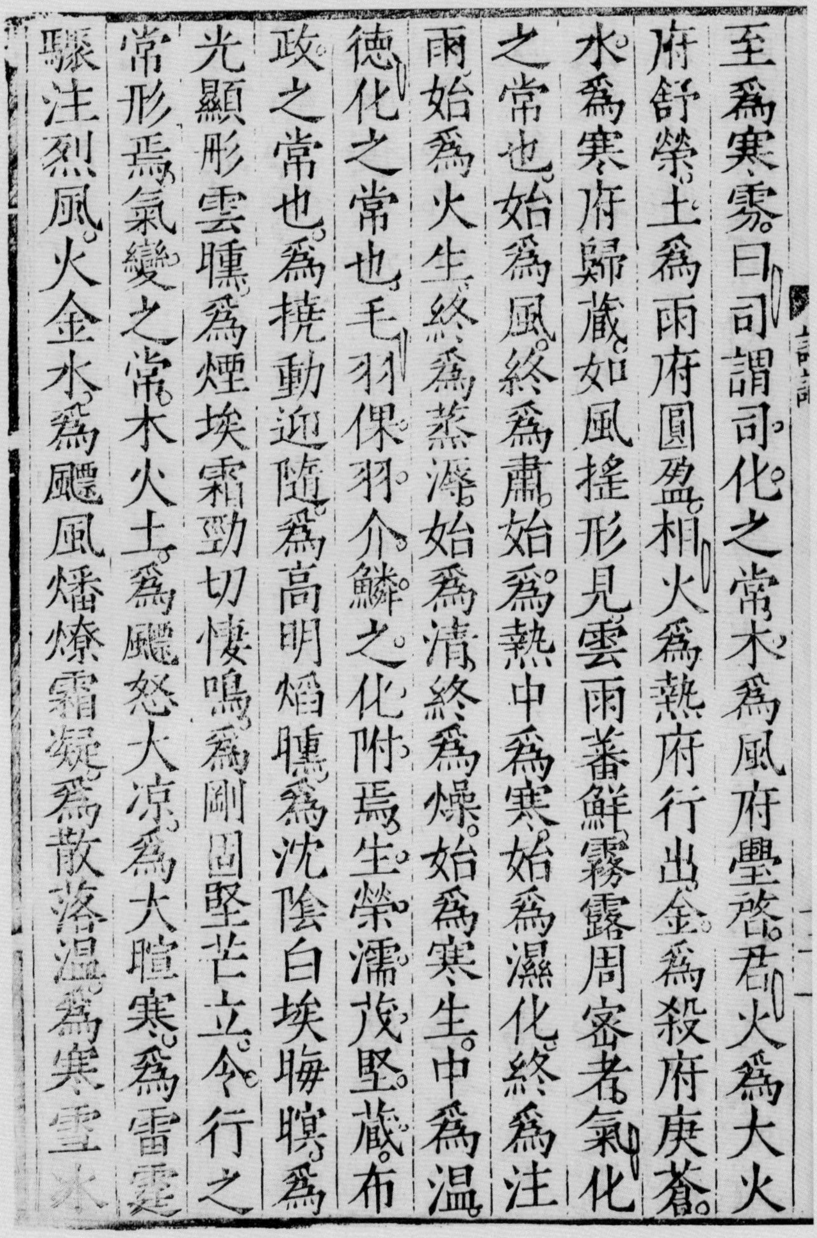

至爲寒雰。曰司謂司化之常。木爲風府璺啓，君火爲大火
府舒榮，土爲雨府圓盈，相火爲熱府行出，金爲殺府庚蒼，
水爲寒府歸藏。如風搖形見雲雨蕃鮮霧露周密者，氣化
之常也。始爲風，終爲肅，始爲熱，中爲寒，始爲濕化，終爲注
雨，始爲火生，終爲蒸溽，始爲清，終爲燥，始爲寒生，中爲溫
德化之常也。毛羽倮羽介鱗之化，附焉生榮，濡茂堅藏，布
政之常也。爲撓動迎隨，爲高明焰曛，爲沈陰白埃晦暝，爲
光顯彤雲曛，爲煙埃霜勁切悽鳴，爲剛固堅芒立，令行之
常形焉。氣變之常，木火土，爲飄怒大涼，爲大暄寒，爲雷霆
驟注烈風，火金水，爲飄風燔燎霜凝，爲散落溫，爲寒雪冰

雹白埃上下相召損益昭彰所以然者按於經曰德化者氣之祥政令者氣之章變易者復之紀災眚者傷之始此之謂也又曰鬱極迺發待時而作盖氣有多少則發有微甚如木發而毀折火發而曛昧土發而飄驟金發而清明水發而雹雪實勝虛烈敵剛堅制柔強攻弱陰消陽位下各乘以所勝者皆謂之報皆謂之物極則反之象皆謂之亢則害承迺制之徵皆涵水生於土火潛於石之理也據六紀而論變化勝復淫治夫變於上者應乎下變於外者應乎中玄珠謂九星懸朗七耀周旋取化源先奪其時候天占謹守其日以吾象有大小則省視應遠近如巳亥厥陰之

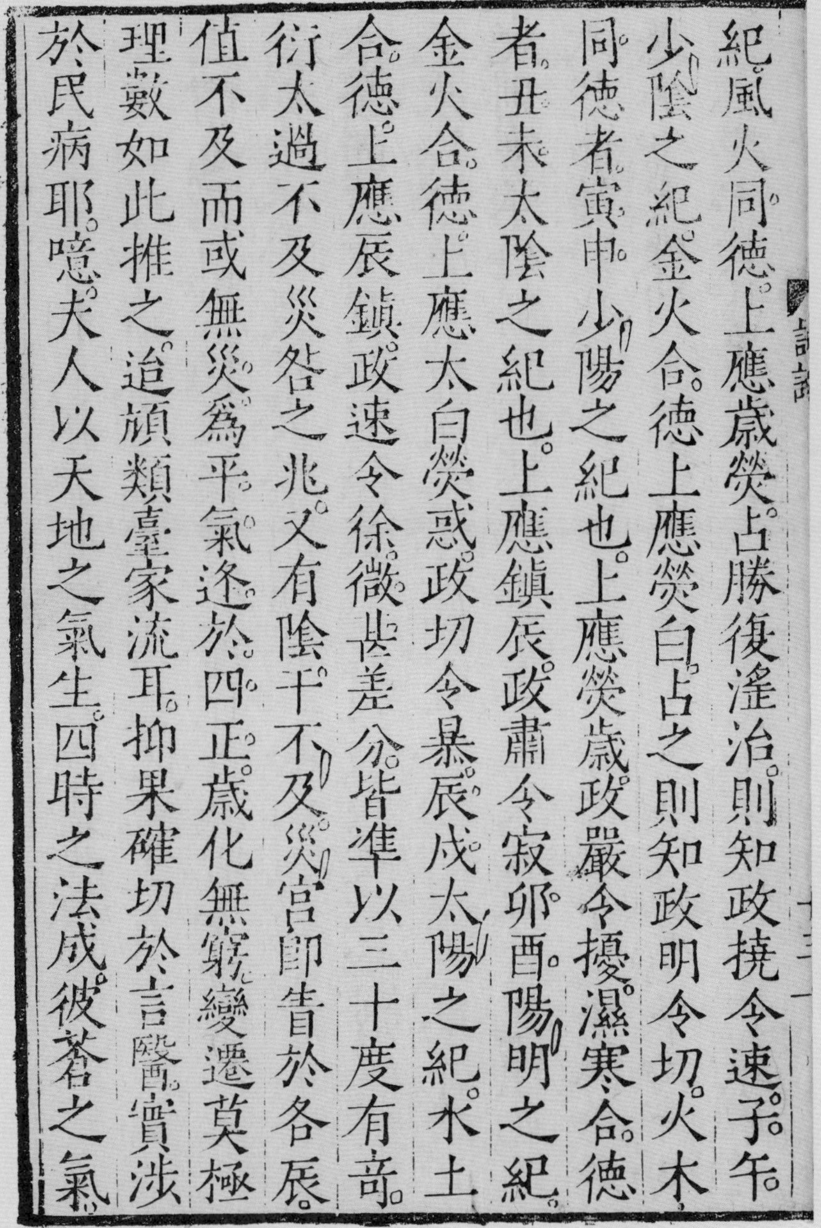

紀風火同德上應歲熒占勝復淫治則知政撓令速子午少陰之紀金火合德上應熒白占之則知政明令切火木同德者寅申少陽之紀也上應熒歲政嚴令擾濕寒合德者丑未太陰之紀也上應鎮辰政肅令寂卯酉陽明之紀金火合德上應太白熒惑政切令暴辰戌太陽之紀水土合德上應辰鎮政速令徐徵甚差分皆準以三十度有奇衍太過不及災眚之兆又有陰干不及災宮卽眚於各辰值不及而或無災爲平氣逐於四正歲化無窮變遷莫極理數如此推之迨頏類臺家流耳抑果確切於言醫賓涉於民病耶噫夫人以天地之氣生四時之法成彼蒼之氣

尚不越乎五行，人在氣中，豈不應於天道。經曰：天樞之上，天氣主之；天樞之下，地氣主之；氣交之中，人氣從之，萬物由之。氣相得者和，不相得者病。是以升降出入，翕闢氤氳，陰平陽秘，順四時之典，少踈則營亂衛虛，而八風之邪易客。故諸風掉眩，爲肝木；痛痒瘡瘍，心火；屬濕腫痞滿，脾土經氣；膹鬱痿，肺金；伏寒之收引，腎水。司五運主病樞要目。六氣淫勝，或爲諸暴彊直，支痛裏急，筋縮緛戾，或爲血溢暴注，喘嘔吐酸，瘤氣結核，䖂衄淋秘，或爲積飲痞膈稸滿腫痿，或爲瞀瘛懊憹，掇瘛瘲瘖，昧躁擾驚駭，耳鳴喉痺，或爲乾勁揭皴，澀枯涸閉，或爲癥瘕癩疝，急痛閉痞，食饑禁固

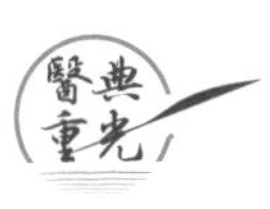

厥逆利水膚陳戕槩皆德化政令之報高下前後中外之感。言醫者誠能窮天紀諳於指節察地理融於掌紋體人情熟於交際合聲聞於五音合色望於五行合脉候於陰陽不併內外之邪滋甚於來年之虗失時之和遇月之空謹候病機隨氣所在而審變各歸不勝以保化務期體用鑑衡違權逆變桴鼓相應斯執樞矣帝經攸萃至理而慮工麄以爲迂或罔執已見鹵莽偏縱候格陽爲熱認拒陰作寒治失剪誤苑不復生衆曰可言屋漏難掩仁者鑒茲於心安忍帝岐設論故恒言陰陽四時逆之則裁害生從之則苛疾不起治不法天紀不明地理災害至矣無失天

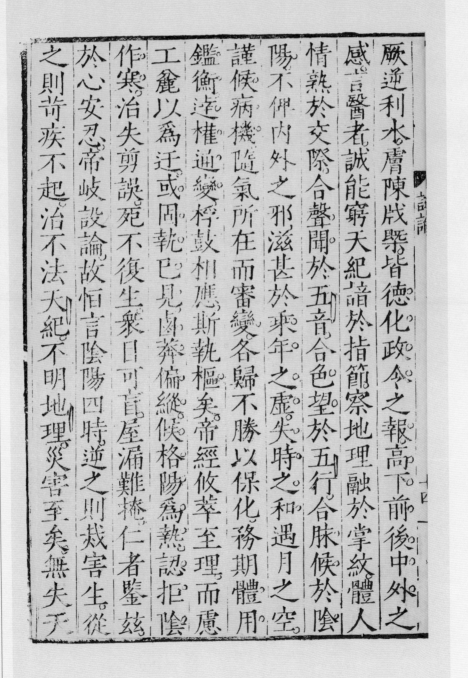

信無逆氣宜無翼其勝無贊其復叮嚀告戒諄諄懇切於宣遵調味達木發火奪土泄金折水謂無犯熱無犯寒不遠熱不遠寒至於上淫於下以所勝平之至於外淫於內以所勝治之用辛凉以治風淫用鹹寒以治熱淫用苦熱以治濕淫用鹹冷以治火淫用苦温以治燥淫用甘熱以治寒淫司天民病較在泉民病佐味不同淫勝民病與復氣民病臣使亦異其氣之勝也微者隨之甚者制之其氣之復也和者平之暴者奪之熱因寒寒因熱潤燥而耎堅塞因塞通因通温勞而除客邪之眚人也辯虛實正微賊工之診候也識母子夫妻乘察其是動察其所生扶衰抑

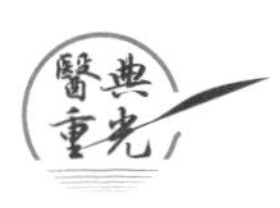

強攻留散結宜鍼治者先知治神補寫按月之死生時日審剌之巨繆慧慧冥冥妙開妙闔烏烏稷稷熟方熟圓宜按蹻者玄微固難擬語然和衛調榮導引五禽八法造還虛抱一圓融月窟天根宜調味治者七方十劑心傳標本宗源六法六門神運逆從指趣日月診度求和取從折屬驅役草木召遣金石制勝伐勢資化助生諸此筌俔不可勝紀大抵不過以民命爲重生物爲心欲工克通跡各安其氣以平爲期若鍼焫藥蹻必宜治於其方泥矣順天道調民病如此工有專恃一方一法偶爾中療輒自矜伐獨賢詢以運氣變化勝復淫治行行曰素所罕言但於施治

惟能作効殊未知微邪雖祛逐於暫驗而元氣實偏損於無形昧足如斯不可以要語也盍不聞經云自古通天者生之本必先歲氣毋伐天和無盛盛無虛虛而遺人夭殃化不可代時不可違無致邪無失正無絕人長命言醫者奚有悖陰陽造化氣理而肆言別有簡捷切近之道求哉雖然資全責任寄工而怡養樞機由己若恃三治而意恣動妄盖藥石終非同類而發實歸走攻取必偏茲又昧奉生益攝之主賓也亦弗思矣昔帝以往古人皆度百歲而動作不衰今時之人年半百皆衰疑而致明於岐岐對以今時人竭精耗真快心逆生不若古也愚謂人有定壽聖

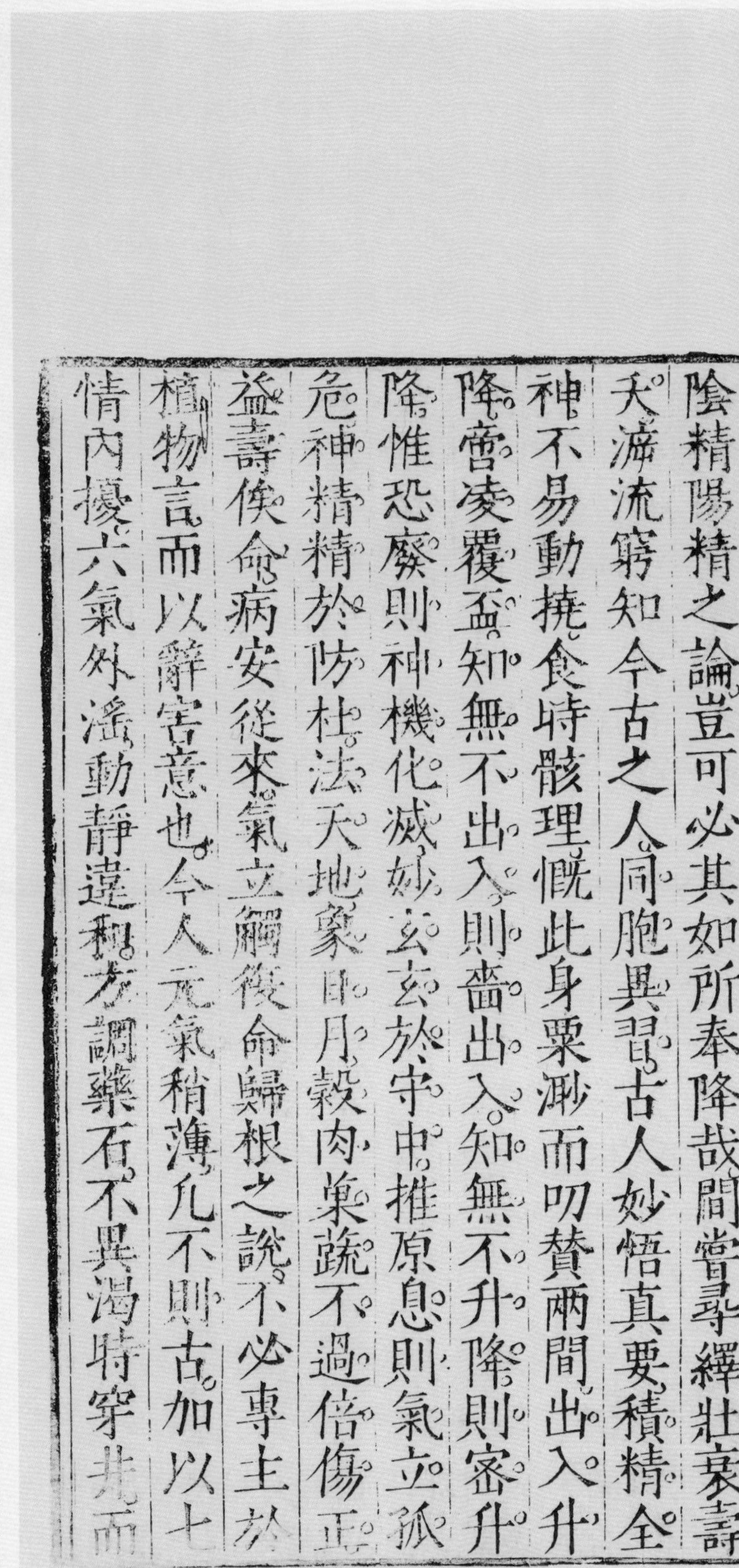

智不能加多然每見失養遘疾非正致危其機端由已矣陰精陽精之論豈可必其如所奉降哉間嘗尋繹壯衰壽夭濟流窮知今古之人同胞異習古人妙悟真要積精全神不易動挽食時骸理慨此身粟渺而叨贊兩間出入升降營凌覆盃知無不出入則嗇出入知無不升降則密升降惟恐廢則神機化滅妙玄玄於守中推原息則氣立孤危神精精於防杜法天地象日月穀肉菓蔬不過倍傷正益壽俟命病安從來氣立觸復命歸根之說不必專主於植物言而以辭害意也今人元氣稍薄凡不則古加以七情內擾六氣外淫動靜違稱方調藥石不異渴時穿井而

臨鬭鑄兵故小病則甚大病或危根本失培毋歸工拙矣先儒謂善於養生者以氣而理形以理而理氣理順則氣和氣和則形和形和則天地萬物無不和矣義養氣踐形以全天畀者醫之最上一乘道也易謂勿藥有喜然至於鍼焫藥餌二義也愚妄曰醫傳之誠在於自治何如耳醫理玄微思苦味甘自不能舍始悟指豎子呵醫和鍼妖剖腹將謂藥石乎醫乎小道乎凡有志於斯者苟能不畫於謭劣不安於小成不視爲技藝不泥於形迹不惑於他岐釋誇靡爭尚之心華嫉忌訕謗之習脫去凡近悁竭心力日就月將爲之猶賢乎已必有可觀者焉或有人曰盧

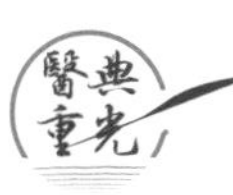

國之扁魏國之華晉之叔和士安漢唐之仲景思邈下而易水老子戴人諸張河間東垣海藏謙甫丹溪攖寧生劉宗厚輩專美於前者命世奇傑吾匪人不可思齊也如此論之大道湮矣夫何諸賢歷歷相繼而出耶斯言不爲暴棄之甚其蠹斯道阻來學害尤甚也道之不明不行弊端不基於此哉仰慕古人信以堯舜禹湯文武周公孔子配天地悠久無疆之功業道統自承有曰予何人也有曰予私淑諸人也愚不揣庸駑祖述三墳憲章列聖詢師質友尋註會經假得池水玄通真機默契剽竊精微闡揚至理俾醫道不淪於遠泥而僅達中和致治之功調御陰陽燮

除疾苦。廻夭枉之期。協延齡之望。庶慰志道之初心矣。伏讀溫公家訓有曰。積陰德以爲長久計。深有昭於斯夫。來值授學無隱。愚陋俟而資覺焉。將命不絕。闕黨而潔進。尚與互鄉。諒毋靳也。夫人若徒能記誦經讀。喋喋附會。而爲知要自驕。上工無益於用者。其趨向造就。名實遼絕。惑世誣衆。譬虛車徒飾。焉可以言醫云乎哉。誕敷

臺下。語竊齊東。懽鄙井蛙。敢詑遼東之豕。包羞管見。妄爭囊裹之錐。希振新而曲誘。俾他山石可爲玉攻。當仁不讓於師。事有成於恒德。

痰火鬱病源形症脉治

泗州按院試

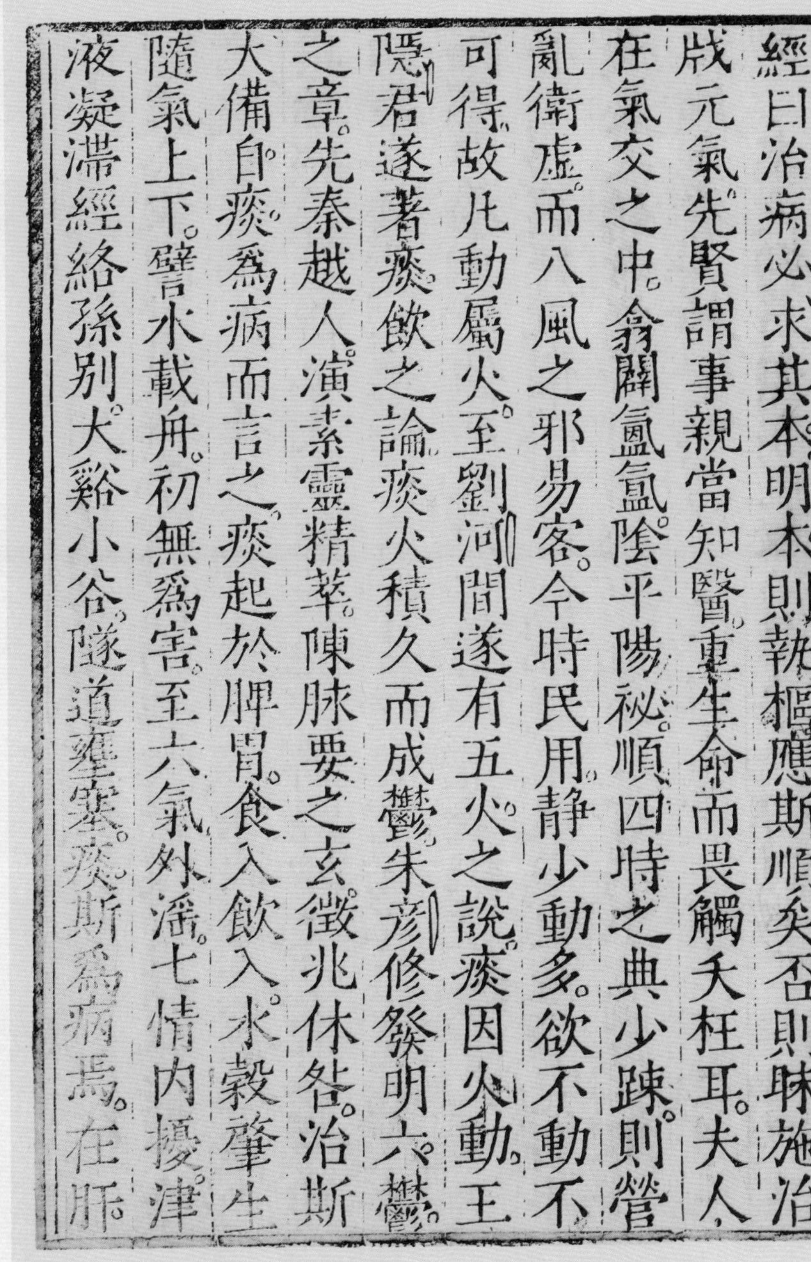

經曰治病必求其本。明本則執樞應斯順矣否則昧施治戕元氣先賢謂事親當知醫重生命而畏觸夭枉耳。夫人在氣交之中。翕闢氤氳陰平陽祕。順四時之典少踈。則營亂衛虛。而八風之邪易客。今時民用靜少動多。欲不動不可得。故凡動屬火。至劉河間遂有五火之說。痰因火動王隱君遂著痰飲之論。痰火積久而成鬱。朱彥修發明六鬱之章。先秦越人演素靈精萃。陳脉要之玄微兆休咎。治斯大備。自痰爲病而言之。痰起於脾胃。食入飲入。水穀聚生隨氣上下。譬水載舟。初無爲害。至六氣外淫。七情內擾。津液凝滯經絡孫別。大谿小谷。隧道壅塞。痰斯爲病焉。在肺

膽則頭面烘熱。眩暈耳鳴。常奥而怒。在心分則怔忡驚悸如畏人捕。坐卧不安。夢寐恍惚。在脾胃則噯氣吞酸嘈雜嘔噦齦浮頰腫。舌硬唇乾。在肺與大腸則喘急膹逆。咽燥嗌痛。或咳或咯。或爲大便不勻。在腎與膀胱三焦命門則爲拘攣跛躄。膕腕痠軟。或骨節煩疼。或眼澁口糜。或胸膈壅塞。或腹間如二氣交紐。非痛非飢。儼如中氣不充。或噎塞妨悶。或血隨痰出。甚則或吐冷涎。或嘔緑水。或倒黑汁。湧上則神浮。流下則便潤。婦女患之。經閉不通。嬰幼患之。驚癇搐搦。王好古有五飲之分。曰支飲留飲痰飲懸飲溢飲之治。論痰之本。水也。原於腎。論痰之動。濕也。主於脾。備陳痰凝日久色似煤炲形如破絮畨桃膠狀蜆肉辯新久輕重之殊格黃白清濁之異上者宣而下者奪濕者燥而熱者清軟老痰攻頑痰消積痰開鬱痰痰之病源形症非止百端槩舉如此自火爲病而言之五行各一其性火獨二焉君火以名相火以位人火龍雷之不同而相火又寄於肝腎二臟之間二火之火出於天造一水不勝二火者是也五火之火出自人爲五臟之火隨感而起一水不勝五火者是也夫五行理氣天人所同故河間申明內經曰諸風掉眩屬於肝火之動也諸痛痒瘡瘍屬於心火之用也諸濕腫痞滿屬於脾火之勝也諸氣膹鬱屬於肺火之

升也。諸蒸瘵汗。屬於腎。火之奮也。又有思極損神。脫營失精之火。醫不易療。原諸豬瘈。皆屬於火。諸禁鼓慄。如喪神守。皆屬於火。諸逆衝上。皆屬於火。諸燥擾狂越。皆屬於火。諸病胕腫。疼痠。皆屬於火。迫至喘嘔吐酸。暴注下迫轉筋。小便渾濁。腹脹大鼓之有聲。癰疽瘍疹。瘤氣結核。吐下霍亂。鼽衄衊污。血溢血泄。笑悲譫妄。皆火所致。朱彥脩擬元氣混一之說。謂氣有餘便是火。實瀉虛補。火之病源形症如此。至論鬱之為病。謂病久生鬱。鬱久成病。互為其根。氣血冲和。百病不生。諸病皆生於怫鬱。此一句在內因上說。彥修分氣鬱、濕鬱、熱鬱、痰鬱、血鬱、食鬱六者而詳主治。蓋

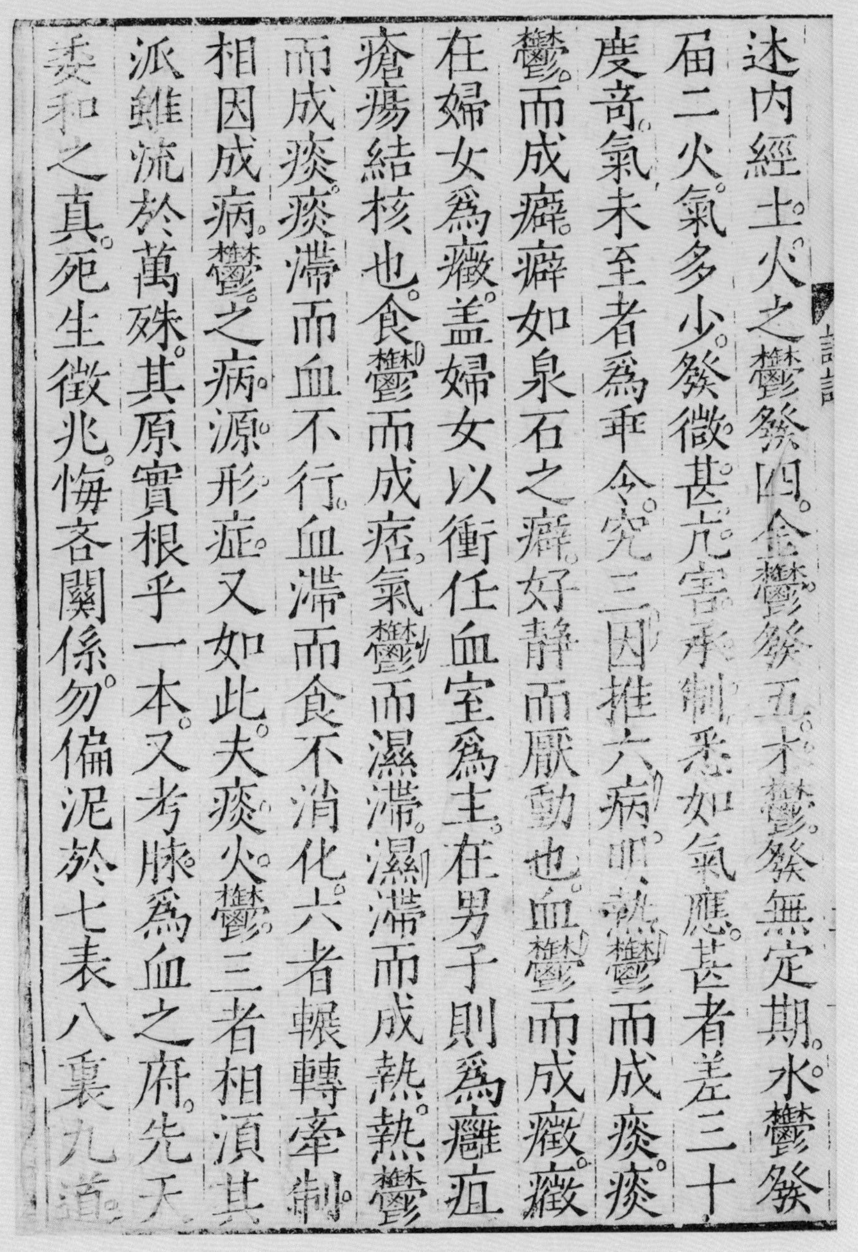

述內經土火之鬱發四。金鬱發五。木鬱發無定期。水鬱發偪二火。氣多少。發微甚。亢害承制。悉如氣應。甚者差三十度奇。氣未至者爲乖令。究三因推六病。明熱鬱而成痰。痰鬱而成癖。癖如泉石之癖。好靜而厭動也。血鬱而成癥。癥在婦女爲癥。蓋婦女以衝任血室爲主。在男子則爲癰疽瘡瘍結核也。食鬱而成痞。氣鬱而濕滯。濕滯而成熱。熱鬱而成痰。痰滯而血不行。血滯而食不消化。六者輾轉牽制相因成病。鬱之病源形症又如此。夫痰火鬱三者相須其派雖流於萬殊。其原實根乎一本。又考脈爲血之府。先天委和之真。死生徵兆。悔吝關係。勿偏泥於七表八裏九道。

浮沉遲數。但分脉之虛實。診之虛實。病之虛實並法。不見
不聞之中。貴乎潛神。經云。知其要一言而終。玄玄微微。心
悟神領。夫春弦夏洪秋毛冬石者。四時脉理之大要也。甲
巳宰乎南政。六竟内一十二年。乙至癸主乎北政。序司四
十八載。寸關尺陰陽不同。開闔樞標本亦異。上下遇臨。論
父子有符和。行逆順。干支逢化。較貴賤分天符歲會同虛
實。正微賊子母。夫妻乘千緒萬端。運氣脉理之變化也。王
冰曰。不知年之所加。氣之盛衰。虛實之所起。不可以言工。
據今六脉而言。
左寸心與小腸。臟裏而腑表。六部聯屬皆然。心主血脉。診

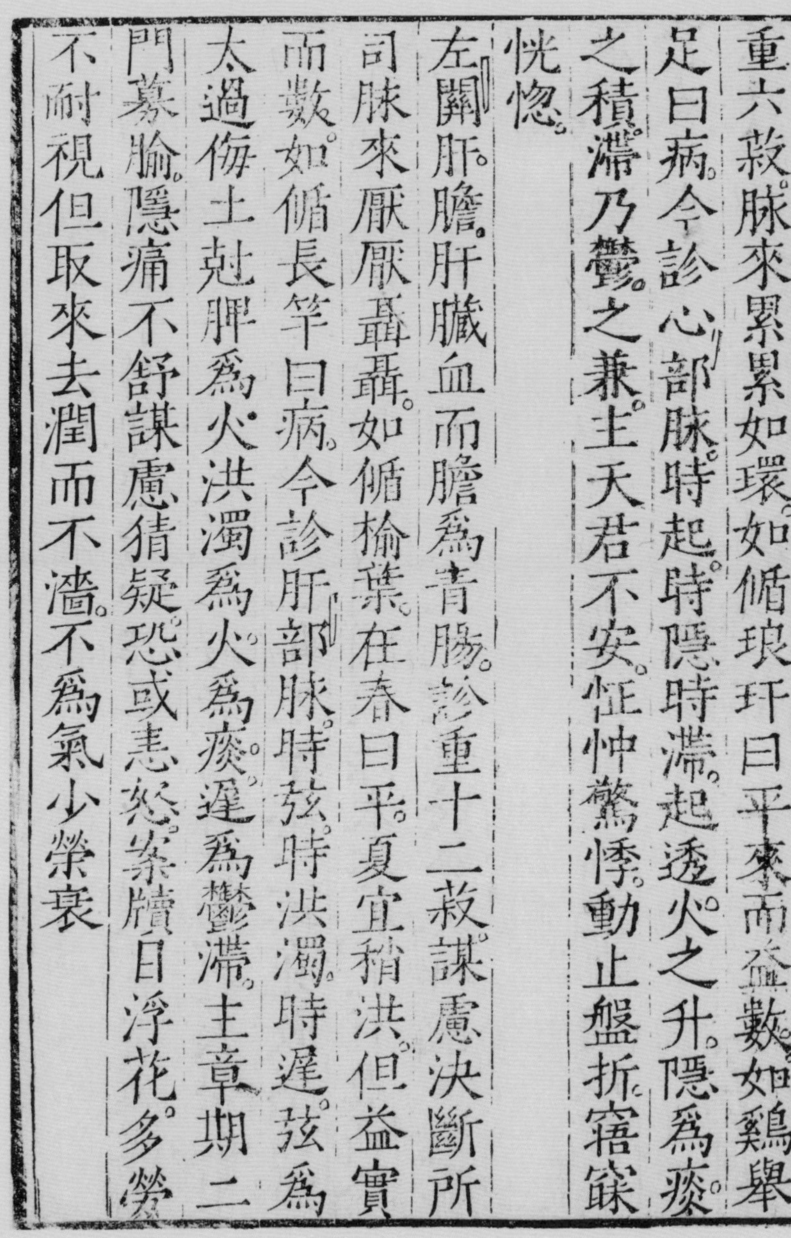

重六菽。脉來累累如環。如循琅玕曰平。來而益數。如鷄舉足曰病。今診心部。脉時起時隱時滯。起透火之升。隱爲痰之積。滯乃鬱之兼。主天君不安。怔忡驚悸。動止盤折窘窣恍惚。

左關肝膽。肝臟血而膽爲青腸。診重十二菽。謀慮決斷所司。脉來厭厭聶聶。如循榆葉。在春曰平。夏宜稍洪。但益實而數。如循長竿曰病。今診肝部。脉時弦時洪濁時遲。弦爲太過侮土尅脾爲火。洪濁爲火爲痰。遲爲鬱滯。主章期二門纂腧。隱痛不舒。謀慮猜疑。恐或恚怒。紊牘目浮花。多勞不耐視。但取來去潤而不濇。不爲氣少榮衰左尺腎與膀胱化基根蒂。主藏精。象坎水。其體本靜。診按至骨。脉來上大下兊。濡弱曰平。啄啄連屬。其中微曲曰病。今診腎部脉時大。時小。診候以一月爲率。大少而小多。大爲濕熱之火。溜蘊於膀胱。小爲沉靜之源。奠安乎本位。大主溺黃或熱。上弦下弦前後。相火間 妄征

右寸主氣。肺與大腸。診重三菽。脉來靄靄如車盖曰平。不上不下。如循鷄羽曰病。毛令當秋。一洪四貫。彷彿不離。今診肺部脉。或沉或滑。沉爲痰積。滑主壅多。主肺腧肩胛脊臂。或時痿疼。或遍身皮毛急驟不舒。或膻中氣膹不續。中氣懸懸如飢。

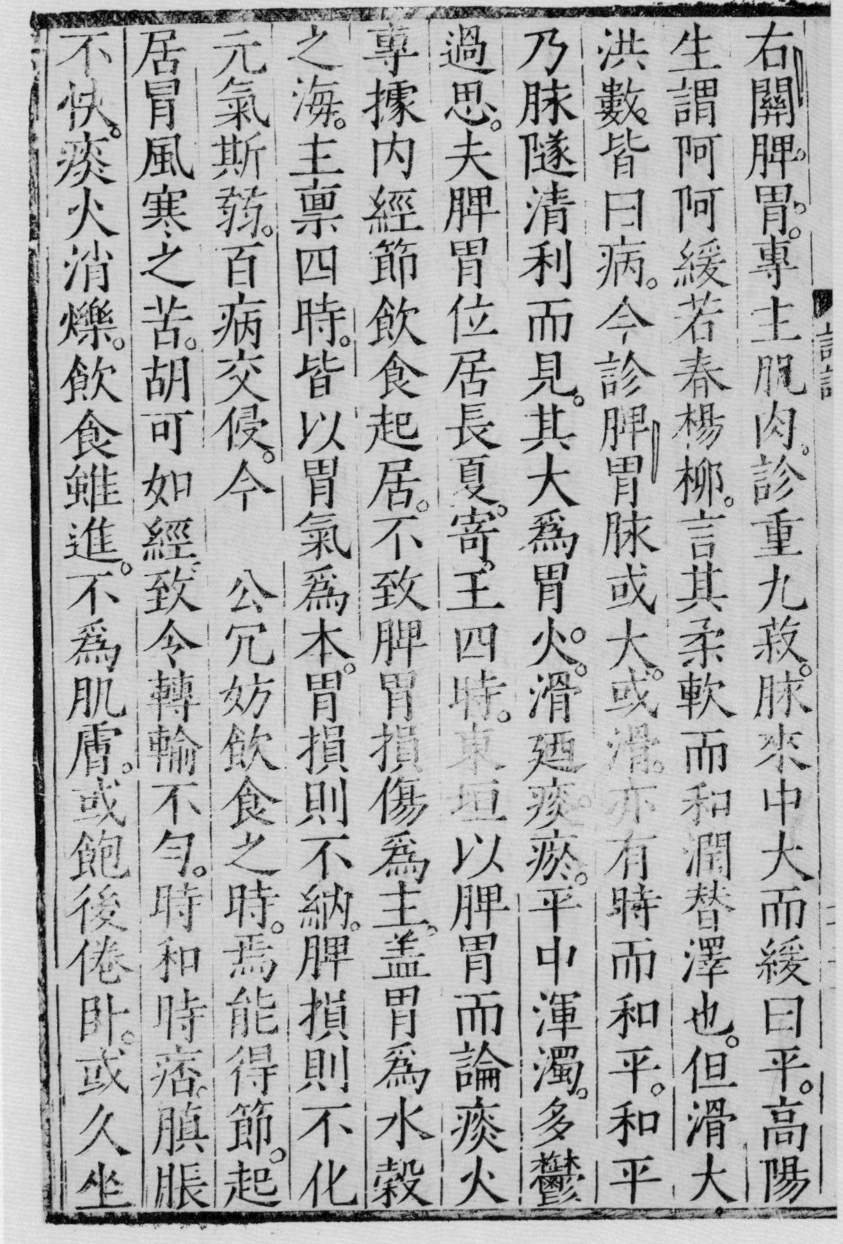
右關脾胃。專主肌肉。診重九菽。脉來中大而緩曰平。高陽生謂阿阿緩若春楊柳。言其柔軟而和潤替澤也。但滑大洪數皆曰病。今診脾胃脉或大或滑。亦有時而和平。和平乃脉隨清利而見。其大爲胃火。滑翅痰。痰平中渾濁。多鬱過思。夫脾胃位居長夏。寄王四時。東垣以脾胃而論痰火尊據内經節飲食起居。不致脾胃損傷爲主。盖胃爲水穀之海。主禀四時。皆以胃氣爲本。胃損則不納。脾損則不化元氣斯弱。百病交侵。今　公冗妨飲食之時。焉能得節。起居冒風寒之苦。胡可如經。致令轉輸不勻。時和時痞。䐜脹不快。痰火消爍。飲食雖進。不爲肌膚。或飽後倦卧。或久坐

致傷

右尺命門三焦所寄。位同腎部。診不論兹。脉來淵靜微洪曰平。單洪滑疾曰病。老年人假火以爲元氣者。因壯火之氣衰。正此部也。元氣之所繫。精神之所舍。又謂水穀之道路。氣之所終始。又曰十二經之根本。今診右尺部脉常靜時一洪。洪爲煩勞日張。火隨稍熾。靜得本體。洪廼煩心。夫痰火鬱客於諸經。而天真委和。不能暢漑乎四體。求其能勞而不病者。未之有也。其抑火升水。養陰退陽。清痰開鬱。補母瀉子。五治三療。意味精詳。默該方品。但專主綏導。故以順氣爲先。爲切戒峻攻。故只用養正居首。氣味厚薄。

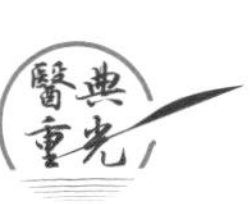

方劑陰陽斟酌湯丸。保不犯禁。謹啓　毋過思。毋憂恐此病爲害。毋恚怒。夫怒則氣逆。思則氣結。恐則氣下。又爲湯丸之妨也。誕敷

臺下。語近踈迂。不揣樗櫟之庸。敢效涓埃之懇。製方加減以衛其外侵。伏乞順時制宜。以怡其内養。地天交泰。真元自復乎太初。人我兩忘。疾眚應蠲於桴鼓也。井蛙叩首謹

論

右附湯劑一道。不敢執一。五日一候應候加減。斯爲必先歲氣。毋伐天和。衛營浮沉遲數驗日月之盈虧。氣味君臣佐使。順陰陽之厚薄也。

附試論主方 化痰 抑火 開鬱 從緩治戒峻攻

半夏壹錢伍分 陳皮鹽水拌一宿秋冬鹽二宿晒乾用壹錢貳分 白茯苓柒分

甘草肆分生用 香附子童便浸一宿秋冬浸二宿冉用水淘洗晒乾壹錢貳分

山梔仁壹錢冬月姜汁炒用 天花粉壹錢貳分冬月減貳分只用壹錢

瓜蔞仁柒分大便潤減叁分不甚潤不減 黃芩壹錢冬月或間用或炒用

右用水二鍾薑一片煎至七分去柤常服

五臟加減食藥所宜。如某經有某病，即加某藥於前主方内煎服。

肝部左脇氣滯加柴胡伍分○或脇下或當臍幷少腹隱痛加青皮叁分○或生恚怒加甘草叁分○肝欲緩急食甘以緩之○鬱加川芎伍分○肝欲散急食辛以散之○左脇氣滯痛間服當歸龍薈丸

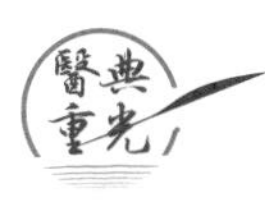

一服○氣不快服
枳术寬中越鞠丸

心部 心神不寧加酸棗仁伍分○內熱加黃連伍分冬
月炒用○養心育神加當歸壹錢常用亦可○膻
中虛氣飽悗亦加黃連伍分○小腸熱加木通伍
分○心神不寧多忘加遠志伍分◎內熱三黃枳
术丸白湯下○天王補心丹○寧神定志丸○天
水丸俱白湯下

愚謂心神不寧皆痰火鬱遏。心虛不寧者。別治經驗治
實痰一方於此。

半夏曲貳錢伍分○陳皮貳錢伍分○黃連壹錢
○枳實壹錢○梔子仁壹錢○川芎伍分
右水二鍾薑三片竹茹一團煎
服嘔啘服此神效姙婦戒服

脾部 胃火盛加梔子仁伍分○胃火牙疼加牡丹皮壹
錢○痞滿加枳實壹錢○鬱加蒼术伍分○飽悶
加山杳壹錢○陡健脾經加白芍藥壹錢冬月炒
用○中氣覺空加白术壹錢臍下有動氣戒用○

十分有胃火加石膏壹錢無妨○鬱加香附伍分
○脾熱加芍藥柒分○胃熱亦加黄連伍分○脾
熱和桑白皮柒分○血熱犀角地黄湯
○枳朮寬中麯糵丸○三黄枳朮丸

肺部 內熱加黄芩肆分○燥加天門冬壹錢貳分○微
熱加沙參壹錢○微燥加玄參壹錢○火鬱加桑
白皮壹錢○痰嗽加地骨皮壹錢○鬱加桔梗柒
分○以苦下之桔梗之苦○清氣化痰丸

腎部 益火之源以消陰翳壯水之主以鎮陽光火之源
在命門上說○濕熱加鹽水炒黄栢壹錢○滋腎
水加知母壹錢○腎氣渾濁加玄參壹錢○膀胱
血熱加生地黄壹錢○脬中熱加牡丹皮柒分○
補腎水天一生水丸○古八味丸
○丹溪大補等丸○神仙延壽丹

五運六氣爲病。木火土金水，應人肝心脾肺腎。如有一
氣爲病，前主方內加某藥。中病即止，不可常服。

風巳亥 ○頭眩暈加天麻伍分○頭目眩暈加蔓荆子柒分
○脊痛頭痛身痛加酒炒羌活柒分○或加川芎

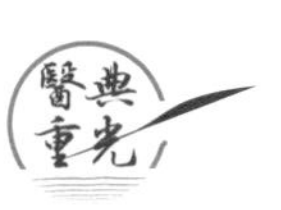

伍分○遍身倦怠或痛加防風柴分○陽明頭痛
加石膏壹錢冬月戒用○頭目風眩或加菊花壹
錢○風寒頭痛加麻黃柴分○痰厥頭痛加半夏
麯壹錢無妨○白术半夏天麻湯○九味羌活湯
內熱眩暈口苦舌乾十味香薷料叁錢○或天木
料壹錢錢伍分○傷暑飽悶加厚朴叁分姜汁炒○

暑（太徵 子午）

或加砂仁子二粒○精神不爽加五味子十五箇
○傷暑懶食加白扁豆壹錢○小水短加澤瀉捌
分○汗多加黃蓍伍分○或加人參伍分○咽嗌
燥加天花粉伍分○或加麥門冬壹錢○清暑益
氣湯○六和湯○二
香散○知母四苓湯

濕（宮 丑未）

身臂㾜痛加蒼术壹錢○身臂痛羌活防風各柴
分○或當歸拈痛湯○或清燥湯○或獨活寄生
湯○下部治
法同寒門

火（少徵 寅申）

肺熱加黃芩伍分○腎熱加玄參壹錢○脾熱加
赤芍藥伍分○心熱加黃連伍分○胃熱加梔子
參分○肝熱加柴胡伍分○天水丸○三黃枳术
丸○清氣化痰丸○涼膈散○黃連解毒湯○肝

熱清氣散○小便
赤八正散無妨

燥商卯酉　肺氣不爽加天門冬壹錢可常服○腎燥加知母
壹錢可常服○或加麥門冬壹錢可常服○大便
閉加郁里仁壹錢○或
火麻仁搗碎加壹錢

寒羽辰戌　身臂痛加酒炒威靈仙柒分○兩足無力加牛膝黃
栢蒼朮各壹錢○兩足痺瘆加獨活柒分○兩足
不耐立加當歸壹錢○脚氣加木瓜萆薢各壹錢
○足膝痛腫龍膽瀉肝湯加黃栢壹錢○脚膝痛
加酒炒防已壹錢○或足痛要行藥勢湯劑內加
附子壹錢無妨○風寒濕合而為痺與濕門通用

凡春夏秋冬四時宜加之藥不必泥古方經云或有所
假不必拘之

[一陽曰]試方主佐加減拘於貴公堅同衆議統治三疾而
陳恐矛盾偏見致譖姑委彷符深慙依樣畫葫蘆也予造

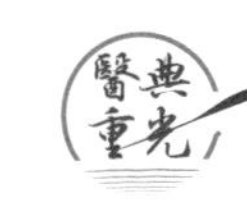

斯道施治悉如前撰運氣論內所言不敢畏首畏尾假如卽時傷寒法融仲景溫暑火暍法體河間內傷分七情勞逸房室飢飽法仰東垣六鬱雖取彦修所述乃博採往哲多方損益調理體認機宜親切汗吐下和三從五治時措合宜捷驗桴鼓宋三百年出錢乙陳無擇輩而無擇尚有不善用方之議東垣元之首稱而彦修尚昧輕發用東垣之藥効仲景方之語將來恒志素難高賢鑿茲俚贅毋輕立欵傷生千載是懇

附試論

傷寒傳足不傳手辯

或有問於一陽子曰：傷寒爲病，傳足經，不傳手經，定論乎？子對曰：妄也，非窮理格致之言也。夫傷寒肇自仲景述經立法，成書久矣，而仲景言治即時病也，有不即病，至春暖氣觸發，病名曰溫，至夏熱氣觸發，病名曰暑。劉河間言傷寒變古法，非河間識見高出仲景也，然爲溫暑病例耳。氣宜不同，病機亦異，六氣人在其中，天樞已上，天之三氣主之，天樞已下，地之三氣主之。冬值六之氣用事，正太陽寒水攸司，即病苦頭疼身熱脊強者，則知是太陽經寒水相

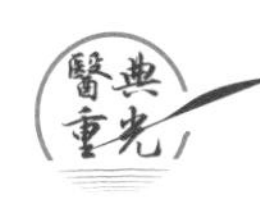

承卽時言傷寒故先自足經始寒多居下氣類感投傷寒形症各以其經所見而名若陽明經則見目痛鼻乾不眠少陽經則見耳聾脇痛寒熱嘔口苦太陰經見腹滿自利尺寸沉津不到咽少陰經見舌乾口燥厥陰經見煩滿囊拳於中又分兩感併病合病又辯巡經越經過經次第不拘拘必始於太陽而治理必確確據症體經察脉之準的足經先受手經亦傳故言足而不言手也傳足經不傳手經有是理哉前人屢立辯矣而草窻劉子指足經所屬水土木手經所屬金與火有涸氷坼裂葉落枝枯愈堅不襲之譬證傷寒傳足經不傳手經脉者竒之引贅丹溪遺書

噫傷寒閫奥豈井蛙可僣吹哉試劉子將人學衛經[illegible]
下截斷不相聯屬下一段受病上一段無干痛失氣血旋
轉周身瞬息罔間之旨曷不考流注成歌曰肺寅大卯胃
辰經脾巳心午小未中申膀酉腎心胞戌亥三子膽丑肝
通百骸潛循五道默貫妙天地大氣升沉應璇璣刻漏上
下秒塵失度災眚立見血氣不續十二官立危援古治以
辯朗如日星夫人起居失宜寒邪偶襲必先皮毛燥熱鼻
塞息麤肺主皮毛手太陰辛金先受病矣王海藏有傷寒
自皮毛入之語師氏有桂麻羌芎之設藥雖太陽表之表
之劑施汗法舍皮毛何自而解蹠更衣悖常結泄溏閉手

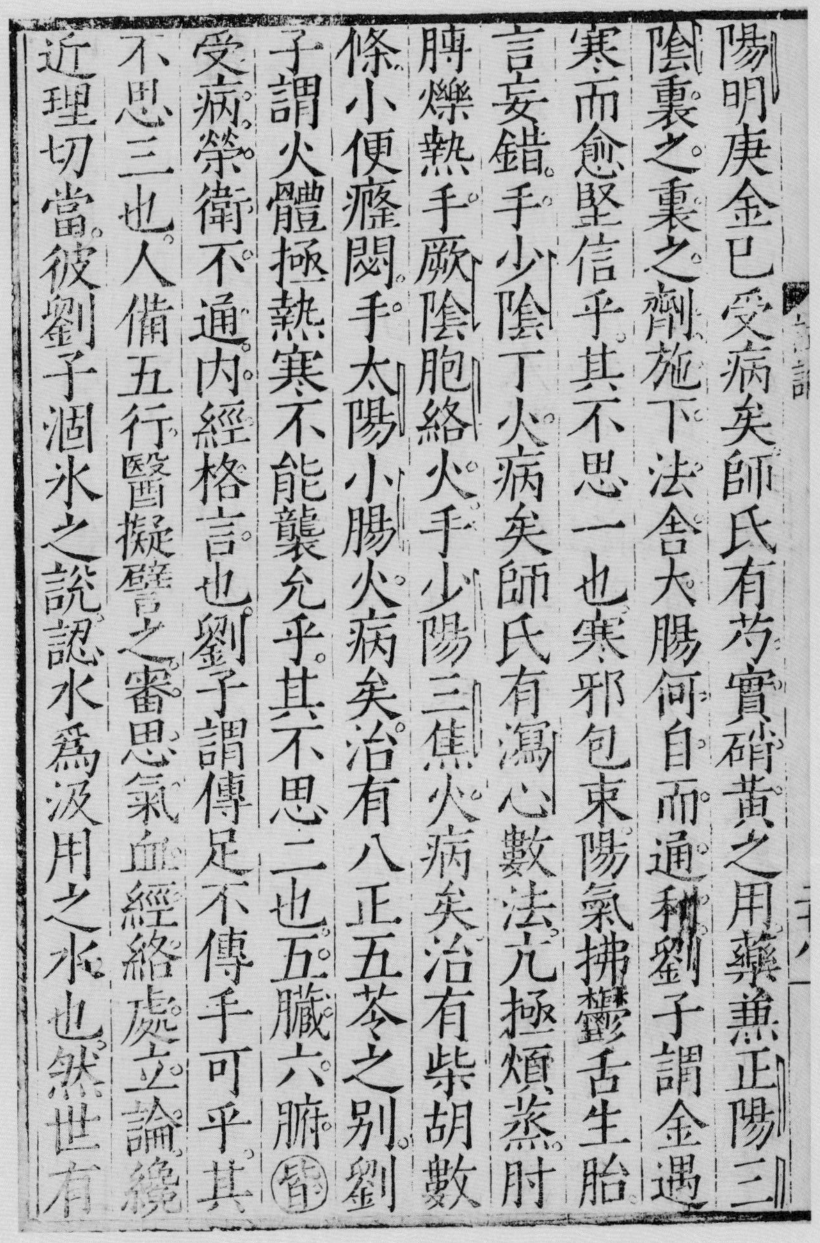

陽明庚金已受病矣師氏有芍實硝黃之用藥兼正陽三陰裏之裏之劑施下法舍大腸何自而通利劉子謂金遇寒而愈堅信乎其不思一也寒邪包束陽氣拂鬱舌生胎言妄錯手少陰丁火病矣師氏有瀉心數法九極煩蒸肘膊爍熱手厥陰胞絡火手少陽三焦火病矣治有柴胡數條小便癃閟手太陽小腸火病矣治有八正五苓之別劉子謂火體極熱寒不能襲允乎其不思二也五臟六腑受病榮衛不通內經格言也劉子謂傳足不傳手可乎其不思三也人備五行醫擬譬之審思氣血經絡處立論纔近理切當彼劉子涸冰之說認水爲汲用之水也然世有

温泉之水川流之水不舍晝夜寒不能涸而冰人之腎水遇寒而溺反頻涸而冰者未之有也土坼之説認土為地土之土也然世有向離之土陽谷之土春氣恒存寒不能坼人之脾土遇寒裂而不堅者未之有也譬木為林木之木世有檜青松栢霜雪不凋人之肝木遇寒而目盲者未之有也以金為金玉之金以火為鑽燧之火劉子言不訥而人物混淆造未精而誕論穿鑿倒欺來學未造堂室者偏執藉口謬唱横傳蠹道殊甚夫傷寒自仲景立法千有百年而後之叔和奉議安常無已輩歷繼迥出人表者尚皆率由舊章拾掇殘缺法外未駕片言未式施治又據內

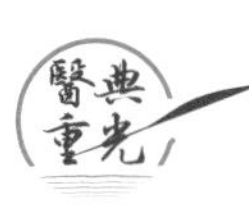

經帝問於岐伯曰。今夫熱病者皆傷寒之類也。岐對以人之傷於寒也則為病熱既云病熱。則無水冰土坼木枯之。說而有爍金火亢之徵矣劉子彼何人斯敢恃管見惑世誣譽哉先哲戒工不明運氣經絡開口動手便錯其劉子人乎傷寒為病變遷死生寄於旬日愚不揣謭陋率陳委曲為辯以俟哲者裁之。

二陳湯即脾胃藥

一陽曰。人皆知二陳湯治痰陳皮半夏茯苓甘草。恒見病家求痰藥。向醫云。祈於二陳湯中加些脾胃的藥醫答云治痰正要加脾胃的藥。是何昧哉夫二陳湯隱先時取化源之機補母瀉子之法失傳日久人鮮體認殊不知吾人一身之痰起於脾胃古人論痰之本水也原於腎論痰之動濕也主於脾脾胃和平痰自不生轉輸失職痰日生焉故用陳皮辛温疏暢而令脾土運化半夏辛烈大和脾胃然脾胃惡濕喜燥以半夏燥濕譬如磨子石燥自然下物快虛則補其母心乃脾胃之母故用茯苓補心脾胃常將濕處求又借茯苓滲泄去濕甘草是脾胃本經藥又恐土中隱火生甘寒而瀉火不俾太過務求適中恐木來侮土故用甘草緩肝四物相須一舉四得或曰二陳湯古方不在脾胃門噫不思甚也大凡嘔吐屬陽明橘皮半夏湯治

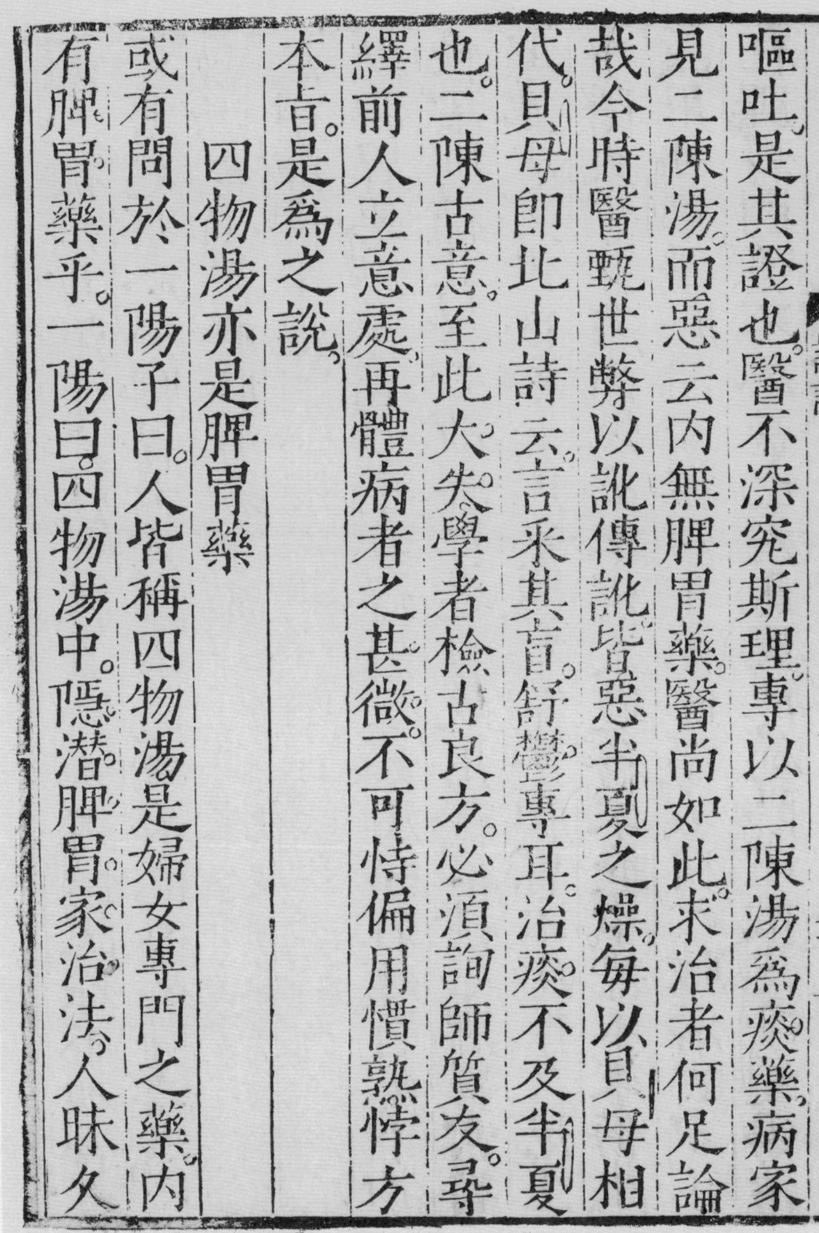

嘔吐。是其證也。醫不深究斯理。專以二陳湯爲痰藥。病家見二陳湯。而惡云內無脾胃藥。醫尚如此。求治者何足論哉。今時醫甄世弊以訛傳訛。皆惡半夏之燥。每以貝母相代。貝母即北山詩云言采其莔。舒鬱專耳。治痰不及半夏也。二陳古意。至此大失。學者檢古良方。必須詢師質友。尋繹前人立意處。再體病者之甚微。不可恃偏用慣熟悖方本旨。是爲之說。

四物湯亦是脾胃藥

或有問於一陽子曰。人皆稱四物湯是婦女專門之藥。內有脾胃藥乎。一陽曰。四物湯中。隱潛脾胃家治法。人昧久矣。且脾經少血多氣。四物湯中，當歸、地黃生血灌溉脾經，土畏賊邪，木來侮土。四物湯中白芍藥，能瀉木補脾。或曰：酸爲木化，芍藥味酸，木類也。如何補脾？一陽曰：芍藥味酸，是求屬衰之之法。木侮土泄，芍藥止瀉可證。經曰：風淫所勝，治以辛涼。風淫木化也。以川芎之辛涼，肝欲散，用川芎之辛以散，非制木補土。脾胃之藥平，雖俗云專門婦女血藥，然皆脾胃中藥也。但醫用有差等耳。或曰：產後禁用白芍藥否？一陽曰：新產氣血未平，恐芍藥酸收作痛耳。本草謂芍藥專治血虛氣痛，新產正血虛氣痛之時，用醇酒拌，芍微炒，和平酸味，正合經旨，用之何妨？而朱彥修云：白乃

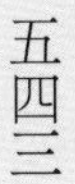

西方庚辛金大伐木生之氣過論也產中用芎歸湯而佐以益母草山查消散惡露虛熱大作加炒乾姜血痛加玄胡丹皮鬱金眩暈加瓦上炒的荊芥穗乳少加天花粉口乾加麥門冬七八日後方可食葷腥氣虛加參芪血塊凝滯作禍不可泥於大補氣血放膽用玉燭散下之無妨推陳致新亦是補法因時制宜有何不可血流漂杵不必拘拘盡信矣學者見得病多用得藥熟理明心暢自不爲金伐木之言執是懇是懇只因產後大補氣血之言致積血而殞者恒有可勝嘆哉

引內經辯彥修論瘧似鬱

一陽子曰彦修論瘧以三日一發者受病一年間日一發者受病半年一日一發者受病一月發於子午卯酉日少陰經寅申巳亥日厥陰經辰戌丑未日太陰經按子午爲少陰而遺卯酉陽明兩經巳亥爲厥陰而遺寅申少陽兩經丑未爲太陰而遺辰戌太陽兩經引機要夏至後處暑前爲三陽經處暑後冬至前爲三陰經然處暑前亦有子午巳亥丑未日可允爲三陰經乎夫歲有四時二十四氣夏至後冬至前只半年二時十二氣其餘半年二時十二氣不言瘧抑必人絶無發瘧之病乎槩畧鋪敘混似近理逐細推究確乎漏鑿人在氣交之中禀養不齊氣血盛衰

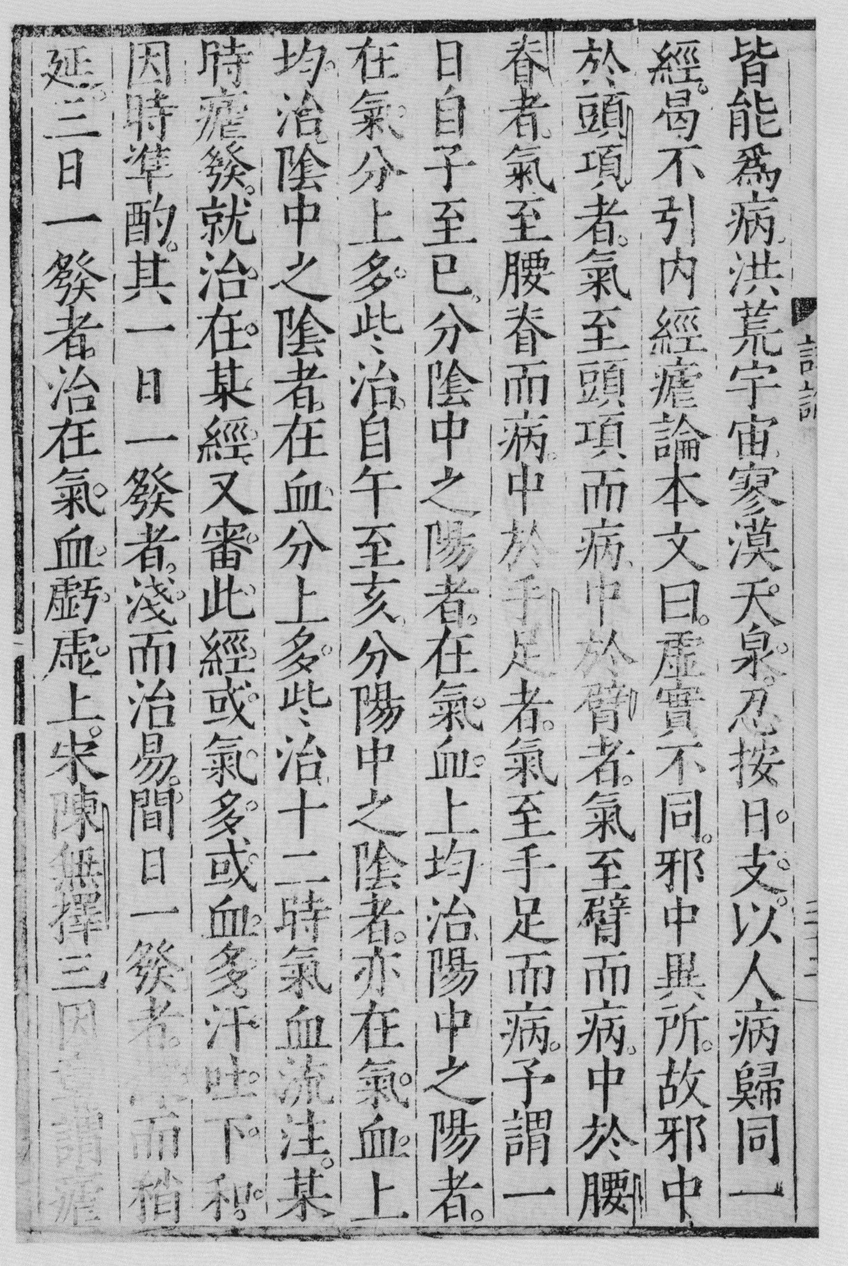

皆能爲病洪荒宇宙寥漠天泉忍按日支以人病歸同一經曷不引内經瘧論本文曰虚實不同邪中異所故邪中於頭項者氣至頭項而病中於背者氣至背而病中於腰脊者氣至腰脊而病中於手足者氣至手足而病子謂一日自子至巳分陰中之陽者在氣血上均治陽中之陽者在氣分上多此治自午至亥分陽中之陰者亦在氣血上均治陰中之陰者在血分上多此治十二時氣血流注某時瘧發就治在某經又審此經或氣多或血多汗吐下和因時準酌其一日一發者淺而治易間日一發者深而稍延三日一發者治在氣血虧處上宋陳無擇三因論瘧

有外感四氣內動七情飲食飢飽房室勞逸感觸不一似出內經夏傷於暑及水氣舍於皮膚之內與衛氣并居之欵究其一日一發間日一發三日一發等數日又發或早或晏益早益晏先寒後熱先熱後寒單熱不寒四時異發內經備載全文獨溫瘧有冬中風寒至夏大暑與汗皆出一條亦未曾有某一年某半年某一月之分彥修所造述經論理敷以新意密緻處頗多何論瘧有不顧照之疵歷代先哲議論悉祖內經彥修雖遠不可傾伊景而近不及東垣其操筆亦不致悖戾經意抑遺稿壞於盧和之手妄附已意未可必無予恐來學誤執藉談偏認經絡陰賊真

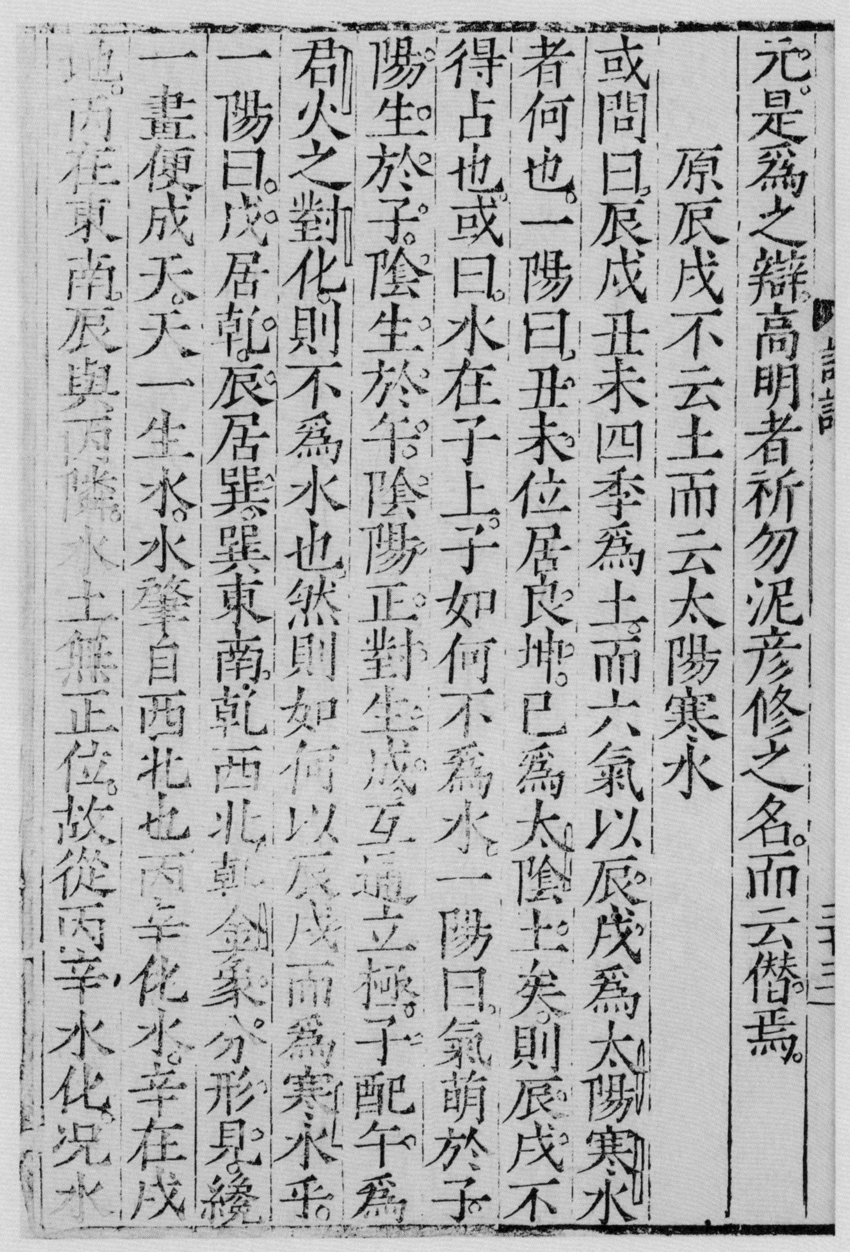

元是爲之辯高明者祈勿泥彥修之名而云僭焉

原辰戌不云土而云太陽寒水

或問曰辰戌丑未四季爲土而六氣以辰戌爲太陽寒水者何也一陽曰丑未位居艮坤已爲太陰土矣則辰戌不得占也或曰水在子上子如何不爲水一陽曰氣萌於子陽生於子陰生於午陰陽正對生成互通立極子配午爲君火之對化則不爲水也然則如何以辰戌而爲寒水乎一陽曰戌居乾辰居巽巽東南乾西北乾劍象分形見繞一晝便成天天一生水水肇自西北也丙辛化水辛在戌地丙在東南辰與丙隣水土無正位故從丙辛水化況水

爲土用濕氣生之遁甲經曰六戊爲天門六巳爲地戶故辰昏占雨於天門地戶諺云朝看東南暮看西北則水爲土用濕氣之生明矣又曰土之化曰濕曰雨又曰濕則土生乾則土死泉在地下濕化信矣又内經云地氣上爲雲天氣下爲雨雨出地氣雲出天氣則土雨之化見矣辰戌爲水有何疑焉戌爲正化在辛位也曰太陽者以人生於寅三才備於寅以寅居首爲少陽卯爲陽明三陽極於辰故辰爲太陽曰寒水者以陽極陰生經云火位之下水氣承之亢則害承迺制也太陽寒水于明之乎夫三陽皆東西三陰皆南北問者唯唯而悟色似未慊姑録梓以俟哲

者稽正云。

論醫固執陋見

一陽曰：清任和三聖，自宣尼以下，尚各一偏；自軒岐越人仲景以下，亦各一得。伯夷，聖之清；伊尹，聖之任；柳下惠，聖之和。夫至於聖，而尚隘於一偏，較宣尼時中之聖，便見差等。今之盲醫，一槩固執方言，何曾廣見博求，融會體貼，遂不分美惡，不反躬自究。明者斥其所說差錯，他便固執己見，云出自某書，自是其是，引前人之言撫口，終身不能入室，可勝慨夫！一陽子所首願學者，勿執儒者看通鑑，先要識這一朝代制度禮樂文章成敗舉錯興衰得失之由。然

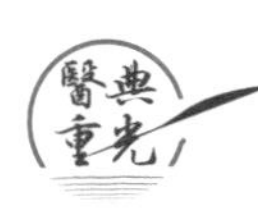

後細記事實甚容易今人看醫書不曾多見且不理會素靈便自家恃記的此須皮膚之論自以爲能見士夫患家朗誦可笑之甚這醫義理幽玄應來病因無盡處所以學醫亦無盡處正合諺云做到老學到老不會到老信乎淺近之言挌言也學者能體貼諺云三句不爲上工亦爲中工矣

論註內經甚難

一陽曰王太僕校內經志堅力竭註雖間有小疵而大成之功不泯自仲景以下多賢隱而不方其抵牾而或立別條詳明其奎滑氏伯仁別立素問鈔不幸至朱彥修屢斥

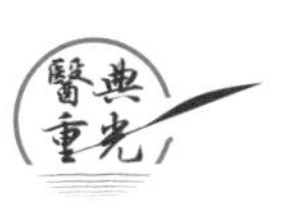

其強解之非。大誤來學。藉口忽略註釋。遂至運經文不究。然此經採軒岐至唐肅宗時。算三千四百五十八年。殘廢日久。零落散亡。假使不經冰之手。而彥修遽然操筆。吾恐瀰漫失真。確無指歸。武樂美善未全盡。豈可容易着眼。吹毛求疵。夫彥修甚有方人之病。襲人之長。揚人之短。即議東垣製方之謗。毀罵高陽生之說。不識何苦如此。正合諺云奮說見成話的。如局方發揮。大眛當時氣運人事食飲之失子考彥修方論。皆前人成言。敷以新意。述多作少。取捨致餘論不治已病治未病等篇。較冰之內經序文。并註脉要精微。平人氣象。玉機真藏。三部九候。藏氣法時。宣明五氣

八正神明其神化拔萃後世人難於操筆而游夏不能助
一詞者若天元紀大論五運行大論氣交變大論五常政
大論六元正紀大論至眞要大論篇篇萬世人所不及朗如
日星震妄毀敢與抗衡行潦河海彰彰矣縉紳於醫理大
槩據文悟釋未經師氏心玄忽於直窮到底且未廣集衛
生群書皆奇彥修之述爲撰擬譬張劉李爲四子稱而又
云彥修集大成矣集大成者聖也予考歷代高賢遺蹟君
以岐伯越人爲醫中尼父則仲景可爲顏曾之階而河間
東垣在子貢子夏之到若滑　伯仁義理精明製作詩萃
可續游夏之班論彥修又下一等耳噫人或有當時色莊

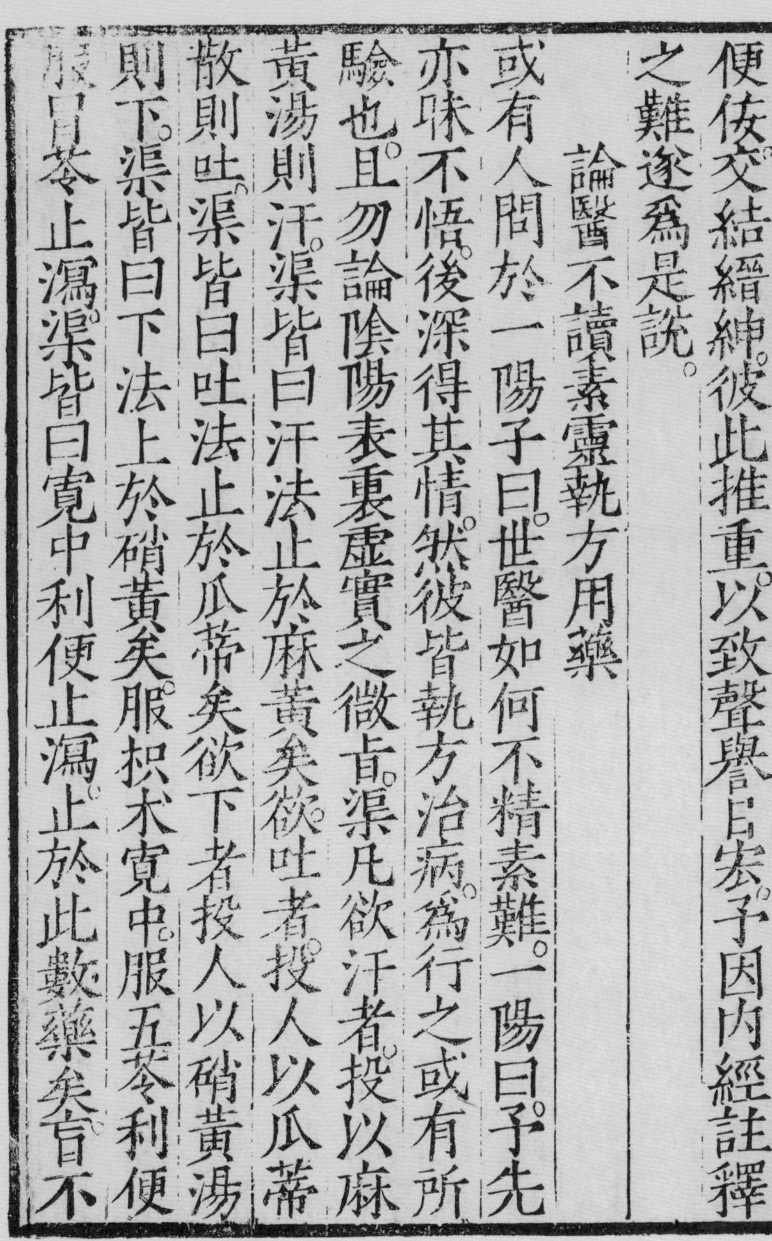

便佞交結縉紳。彼此推重。以致聲譽已宏。予因内經註釋
之難。遂爲是説。

論醫不讀素靈執方用藥

或有人問於一陽子曰。世醫如何不精素難。一陽曰。予先
亦昧不悟。後深得其情。然彼皆執方治病。爲行之或有所
驗也。且勿論陰陽表裏虛實之微旨。渠凡欲汗者。投以麻
黄湯則汗。渠皆曰汗法止於麻黄矣。欲吐者。投人以瓜蒂
散則吐。渠皆曰吐法止於瓜蒂矣。欲下者投人以硝黄湯
則下。渠皆曰下法上於硝黄矣。服枳术寬中。服五苓利便
服胃苓止瀉。渠皆曰寬中利便止瀉止於此數藥矣。皆不

尋繹。病有外寒内熱，有表實裏虛。有新病觸動舊病。有久病脉似暴病，有病似在皮毛肌膚而禁汗者。似在上焦而禁吐者。似在中焦有不可寬不可下者。在膀胱小腸大腸有便不可利，瀉不可止者。不畏有陽斃於挂下咽而陰亡於黃入胃。七方微肯。十劑機樞，幼未授於明師，長恥詢於賢友，偶爾一藥幸投輕病，自謂醫道得矣，止於此而已矣。色莊僭妄，以驕貧脅，有鑽刺以諂富，虛譽日張，縉紳高彥聞而延之，未歷試之，誑之不以道，亦允曰良工也。里俗農商諸家，望聽於高人藉重。宜乎不知。亦皆曰良工也。皆知賴良工之治病。不知或有陰被良工夭生。年久歲深，接親

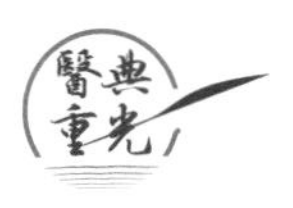

信篤治有差忒付之於命愚者受之是以啓玄子有寃魂塞路之嘆知者疑之疑而不專信者有命矣宣尼慎疾藥未達不嘗高疆論其三折肱取譬皆眞能重命畏死不兩生且思今之人非炎農之聖若遇毒藥可能神解化哉予不忍世弊浸入骨髓深爲切近之災悖天地生物之仁虐聖賢治生之典且士有爭友不離於令名一陽子叩首諸業醫者勿謗勿毀今後留心於經文勿恃醫道行恃才自足閑中不接人閑談會飲乎不釋卷爲之循賢乎矣必有名實可觀焉

論上古中世議論今人到不得

內經八十一篇。七十四篇皆理緻。七十五至八十一在用上說。亦有意味。精微處未備。下世議論終不及。予讀七國時文字。姑即孫子十三篇七國時書。孫子兵法。不但可於當時。至今談兵。未有出其右者。大抵孫子露些圭角。三國時武侯亦用的孫子法。武侯用得渾厚。故稱王佐之才。孫子作十三篇。恐儒議詭詐術。他先自訴出兵者詭道也已。能而示之不能。用而示之不用。是謙受益。退步誘他。似有若無。實若虛的道理。但他心術欠正些。素靈論治生之道。說上知天文。下知地理。中知人事。孫子論兵。重在天時地利人事。利而誘之。譬醫之從治。亂而取之。譬醫之急攻的

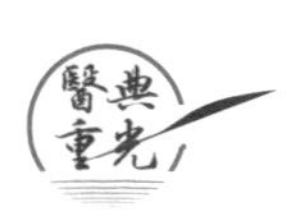

法一曰道二曰天三曰地四曰將五曰法是醫之木火土金水是儒之仁義禮智信到那令民與上同意可與之同生死而不畏危這功夫雖是籠絡的事在心上說也難將者智信仁勇嚴儘有許多大道理不用武的官途與學者味他亦資識見大抵治民修身的匡廓正大不要偏在詐術上是以七國時議論校之頗高觀後世言治生沒有強似素靈言用兵沒有強似孫子可見當時人出人一頭地今人雖援引會褒貶終是到他不得劉温舒文論辭語漸下亦可以觀時世元氣貞淳漓薄處

隆慶三年己巳歲孟春刊行